U0308682

"十二五"国家重点图书出版规划项目

中国针灸名家特技丛书

王氏平衡针疗法

王文远　著

中国中医药出版社

·北　京·

图书在版编目（CIP）数据

王氏平衡针疗法/王文远著．—北京：中国中医药出版社，
2016.1（2019.7重印）

（中国针灸名家特技丛书）

ISBN 978－7－5132－2876－3

Ⅰ．①王… Ⅱ．①王… Ⅲ．①针灸疗法 Ⅳ．①R245

中国版本图书馆 CIP 数据核字（2015）第 264863 号

中国中医药出版社出版

北京经济技术开发区科创十三街 31 号院二区 8 号楼

邮政编码　100176

传真　010 64405750

廊坊市祥丰印刷有限公司印刷

各地新华书店经销

*

开本 710×1000　1/16　印张 20　彩插 0.5　字数 300 千字

2016 年 1 月第 1 版　2019 年 7 月第 6 次印刷

书号　ISBN　978－7－5132－2876－3

*

定价　88.00 元

网址　www.cptcm.com

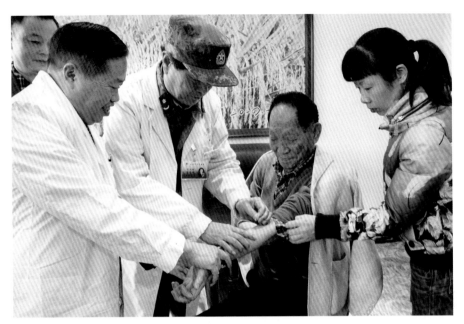

王文远教授于 2015 年 11 月 19 日，为"杂交水稻之父"袁隆平院士进行平衡针灸治疗

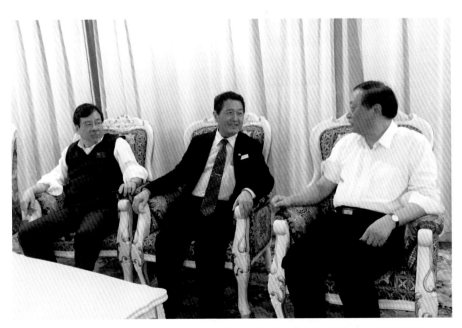

2015 年 11 月 21 日国家卫计委副主任兼国家中医药管理局局长王国强听取
王文远教授关于平衡针灸学科发展的汇报

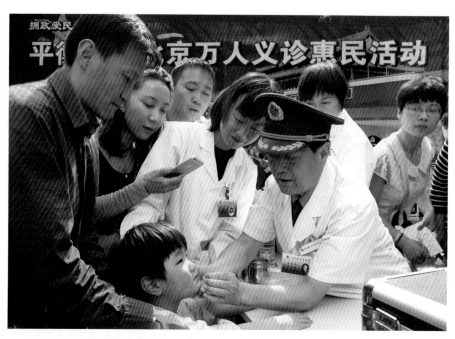

2015 年 8 月 13 日王文远教授携弟子在朝阳区麦子店社区开展平衡针灸万人义诊惠民活动

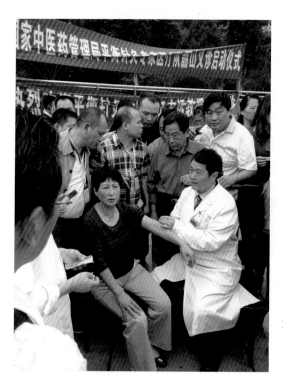

2014 年 9 月 24 ~ 25 日王文远教授在革命老区湖南韶山毛泽东广场进行义诊活动

内容提要

○ ○ ○

　　本书是一部临床实用性很强的现代针灸单穴疗法专著。上篇理论部分，主要介绍了王氏平衡针疗法的中枢调控理论和针刺外周神经靶点在大脑中枢靶轴调控下依靠病人自己达到病变靶位新的平衡的作用机制。中篇穴位部分，着重介绍了平衡穴位的名称、取穴定位、局部解剖、取穴原则、针刺特点、功能、主治、治疗原理等。下篇临床部分，重点介绍了平衡针在治疗内科、外科、妇科、儿科、五官科等临床常见病的诊疗经验。

王文远教授简介

○ ○ ○

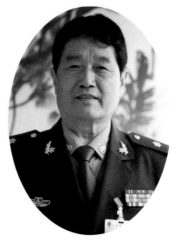

王文远，男，山东省临沂市人，中共党员，主任医师，平衡针灸学科创始人。北京军区总医院专家组专家，全军平衡针灸中心主任，兼任北京中医药大学教授，中国针灸学会常务理事，中国医促会理事，中华中医药学会民间疗法专业委员会副主任委员，中国老年学和老年医学学会理事兼平衡针灸学委员会主任委员，全军中医药学会常务理事兼针灸专业委员会副主任委员。

成果与荣誉：历经50余年潜心研究，10万多部队训练伤的防治，60万门诊病人的临床研究，全国4000多家医院的临床验证，成功创立的一门现代平衡针灸学。在平衡针灸学科理论指导下，创立了现代平衡心理学、现代平衡推拿学、现代平衡火罐学等平衡医学系列。先后开展新技术500余项。获军地科技成果奖20余项。培训军内外平衡针灸人才三万余人。被列为国家973项目，卫生部、国家中医药管理局农村与社区适宜技术推广项目。荣立二等功2次、三等功3次，被评为全军中医药先进个人，全军中医技术能手，中华中医药学会首届传承先进个人，北京军区文职干部标兵，育才有功专家，优秀共产党员，科技先进个人，北京市精神文明先进个人，军警民先进个人，全国首届百名敬老志愿者标兵，享受国务院特殊津贴。

前　言

○　○　○

　　《王氏平衡针疗法》被列入新闻出版署十二五国家重点图书出版规划《中国针灸名家特技丛书》，近日由中国中医药出版社出版，十分高兴。因为平衡针灸学科是在20世纪六七十年代的特殊历史发展时期，针对人民军队这个特殊群体，承担特殊的历史使命，执行特殊的国防任务的特殊条件背景下创立的。平衡针是在各级领导的支持下，在继承祖国医学的基础上，吸收现代科学理论，历经40余年的潜心研究，数万次的针感体验，全军10万多人训练伤的防治，全国4000多家医院的临床应用，军内外3万余人的推广，成功创立的绿色安全、操作简便、一针单穴、立刻见效的现代平衡针灸学。

　　从我的记忆中，1959年国家卫生部下发文件，以师带徒方式来抢救名老中医的经验。我们公社分配了两个师带徒名额，其中一个是戴帽下来的老中医的儿子，只有一个名额在全公社挑选。也许是命运的安排吧，这个名额竟然降临到我的身上。由公社选拔、区政府审查、县卫生局批准，于1961年12月，我成为临沂鲁南三代名医刘春啓老先生的门生，国家第一批师带徒的学员。经过随师3年学习，又是一个特殊机遇，当时作为政治特种兵和中医骨干人才，于1964年12月特招入伍来到北京卫戍区部队。那时正值全军开展军事大比武，步兵战士天天进行"五大技术"——投弹、射击、刺杀、爆破、土工作业的基础训练；训练强度比较大，颈、肩、腰、肘、膝、踝关节等伤痛出现比较多。打针、烤电、吃药、贴膏药，效果都不明显。当时我作为团里唯一一名军营郎中，心想：怎么能用最快的方法解除战士的痛苦？能不能采用中医治疗？通过反复思考，认为吃中药绝对不可能，只有针灸可以不需要投资，一根针反复使用。可又一想，传统针灸治疗外伤痛症有上百个穴位，一扎一大片，还要留针 30 分钟，不光战士们看着心里打鼓，时间上也绝对不允许。部队需要的就是时间，"时间就是生命，时间就是胜利"，只有围绕这个"时间"做文章，才是中医技术进入军队医学唯一的突破口。

带着这个问题，我开始了新的探索。通过向各级军政领导请教，向基层士兵征求意见，查阅军内外大量文献，大胆提出了能够纳入部队军事医学中医干预技术的最高标准"安全、单穴、3 秒见效"八字准则。可以说这是对自己提出的也许是无法完成的一个最高幻想，也可能是一名军营郎中给自己描绘出的亮剑精神。想到好想，说到好说，几千年的中医做不到，我能做到吗？虽然有想法，有标准，有定位，可靶点定位在哪里？没有先例，再说临床中又不能拿我们的战士做试验，更没有条件去作动物试验（动物又不能准确反映针感），那就只有一条路——在自己身上扎，亲自体验针感！由于当时部队训练强度大，投弹引起外伤性肩周炎较多，我就把外源性肩周炎作为军训伤防治的突破口。当时，为了走一个捷径，从传统针灸治疗肩周炎穴位中，筛选了 20 多个穴位，在临床中一个穴位一个穴位进行观察，结果没有一个穴位能在 3 秒钟见效。在走投无路的情况下，只好另辟蹊径，想到了神经。因为到部队后，我在北京军区军医学校补了一个西医课，了解了神经，当时就想神经不就是人体有形的经络吗？那就先从神经开始研究吧！可是，神经与经络分布，理论定位绝对是不一样的。一个是无形的，一个是有形的。神经虽然是有形的，但由于分布于软组织中，从体表看不见摸不着，怎么办？我就对照人体解剖神经分布图，把体表划分为 300 多个试验区，一个试验区域一个试验区域、一个点一个点地在自己身上体验。几年下来，全身被扎得"千疮百孔"！有时因为针感过强，疼出一身冷汗，甚至出现晕针现象。经过 6 年多、2200 个日日夜夜的摸索，终于在 1972 年的一个冬夜，我又像往常一样，在自己身上试针，当扎到小腿腓浅神经时，突然在大脚趾与二脚趾之间产生了一种强烈的触电般针感，这是以前从未有过的。我体会最多的是传统针灸代表性穴位足三里穴的针感，从扎针这个部位产生的以麻为主的向下放射性针感。按照神经定位，足三里的针感正是腓深神经针刺后产生的针感。这次发现的针感是远距离触电式针感，针感的反应可以超过足三里针感的几十倍或几百倍。由于传导速度快，省略了从靶点到足面长达 40 多厘米距离中的针感反应。当将此穴应用到临床肩周炎病人身上，三秒钟的止痛效果立竿见影！从此，治疗肩关节病变的第一个特定靶位——"肩痛穴"就这样诞生了。两年以后，当遇到双侧肩周炎的病人时，当扎第一针时，病人反应同侧疼痛减轻了，对侧肩关节完全不疼了，这才想到大脑两个半球的双向调节作用，从此改为交叉取穴。紧随着此穴的产生，引发了许多的新问题，为什么病变部位在肩，靶点却出现在下肢？为什么针感不在靶点却出现在足面？为什么左肩痛扎右下肢效果好？为什么 3 秒钟能见效，物质基础是什么？这么多神奇的现象，不由得逼着我去做更加深入的思考和临床研究，于是我想只要下决心继续研究就一定能打开几千年来祖先留给我们的神秘针灸科学的大门。

经过 20 多年的黑箱探索和数万次的针感体验，陆续在神经干和神经支上找到了相应治疗全身十一个部位训练伤的特定靶穴，并从中发现人体"大脑交叉平衡"规律。成功发现了位于脚上的头痛穴可治疗头痛，位于前额正中的腰痛穴可治疗腰痛，位于肘关节的膝痛穴可治疗膝痛，位于踝关节的腕痛穴可治疗腕痛等，均能 3 秒钟疼痛缓解。在研究训练伤的基础上，又经过 20 多年的不断实践、总结和完善，在平衡理论指导下又先后发现了感冒穴、过敏穴、失眠穴、胃痛穴、抑郁穴、牙痛穴、明目穴等常见病多发病的平衡穴位。在常见病的基础上又扩展了高血压、糖尿病、冠心病、脑中风、肾病综合征及五脏平衡穴位、三高平衡穴位、妇科平衡穴位、五官平衡穴位、急诊平衡穴位等重大疑难病的平衡靶点的临床探索。从临床发现的 50 多个平衡穴位当中，最终筛选了 38 个，可以用来调节心理性、生理性、病理性 800 多种疾病。平衡针的创新点，定位大脑中枢神经，充分体现了"凡刺之真，必先治神"的论断。所有的疾病不治疗病人有病的地方，而是治疗大脑中枢管理疾病的地方。在病人"大脑中枢调控"下，依靠病人自己去治疗自己的疾病。

40 多年来，秉承"平衡针灸源于部队，服务官兵"，"平衡针灸发展于社会，造福百姓"的服务理念，先后到陆、海、空军和二炮、总装的3000 多个连队，为官兵治疗训练伤 10 万余人次。其中有：中国人民解放军三军仪仗大队，北京军区特种侦察大队，1984、1999、2009 年国庆首都阅兵部队，2006年国际联合军演部队，2008年奥运会参演部队，第二炮兵52基地，东海舰队航空兵，北海舰队，杨村机场，酒泉卫星发射中心，新疆、西藏、内蒙古等边防部队，七个战区。一针有效率98%，一针临床治愈率38%。自20世纪80年代以来，在总后卫生部、北京军区卫生部、北京卫戍区后勤部、北京军区总医院的组织下，先后为全军举办平衡针治疗部队训练伤培训班60多期，为全军38所疗养院举办首长保健培训班6期，还举办军地两用人才培训班14期；还作为第31届国际军事医学大会、世界传统医学大会、海峡两岸学术论坛等20多次国内外会议的特邀嘉宾，进行平衡针灸技术的现场演示和专题报告；同时，在部队建立平衡针灸防治军事训练伤基地28个，承担名医在基层师带徒10批21名，培养针灸骨干8000多人。2009年以来，连续4年参加全军中医中药军营行华益慰专家医疗队，6次深入内蒙古阿拉善、呼伦贝尔边防部队和21次深入老山沟体系部队，为官兵疗伤传技，诊治训练伤和常见病3000余人次，举办培训班15期，培训学员2000余人，受到部队首长和官兵、家属的高度评价。在卫计委、国家中医药管理局、中国中医科学院、北京中医药大学、中国针灸学会、中华中医药学会、中国老年学会组织与支持下，先后深入社区、农村、革命老区、边疆地区为百姓义诊8万余次，为全国26个省市举办平衡针灸培训班30余期，培养1万余名针灸骨干。1995年10月在广东省中医院成立省级医院平衡针灸示范基地，2004年5月在山东临沂市人民医院成立市级综合医院平衡针灸示范基地，2012年7月在江苏泰州市中医院成立市级中医院平衡针灸示范单位，2011年10月在北京顺义区沙岭卫生院成立了社区卫生院平衡针灸示范基地。先后召开了五届平衡针灸国际会议，五届平衡针灸全国会议，共有1500多名平衡针灸骨干参加，交流论文900余篇。

作为一名中医，我做了一件应该做的本职工作，部队首长、广大官兵和军内外专家给予了极大的鼓励与支持。1995年11月12日，时任中央政治局常委军委副主席刘华清将军批示："王文远同志的中医技术应传播全军。"原国家主席杨尚昆，时任全国政协副主席杨成武、万国权，国防部长迟浩田、总参谋部副总参谋长徐信等老首长，原卫生部钱信忠部长，中国工程院院士程莘农教授、石学敏教授、中国中医科学院路志正国医大师，301 医院赵冠英国医名师等分别为平衡针灸学科题词。在各级领导的关怀下，由 1988 年 8 月设在北京卫戍区医院（第 292 医院）的平衡针灸科逐步发展为 1995 年 12 月总后卫生部批准成立的"全军平衡针灸治疗培训中心"，1998 年由北京军区总医院正式挂牌，1994 年被评为北京市精神文明先进单位，2002 年被国家中医药管理局批准为重点针灸专科。2005 年被评为全军中医药工作先进单位，1988 年、1995 年、2000 年、2005 年、2009 年被列为全军基层部队中医药适宜技术推广项目，2010 年被北京军区列为军事训练健康保护行动适宜技术，2012 年被总政、总后列为全军继续医学教育一类项目；2001 年 10 月出版了《中国平衡针灸平衡医学杂志》，创建平衡针灸网站。2005、2006 年分别被国家卫生部、国家中医药管理局列为全国农村与社区适宜技术推广项目和中医药科技成果推广项目，2007 年被列为国家 973 重大理论研究课题，2009 年被列为国家科技支撑计划研究课题，2012 年被国家中医药管理局列为中医技术协作项目，2006 年、2007 年被列为民政部老年医学课题。先后开展新技术 500 余项，荣获军地科技进步奖 20 项，在韩国、新加坡、美国、澳大利亚、马来西亚、日本、英国等 50 多个国家和地区得到广泛传播。

作为一名军医，从事一辈子军事医学的中医事业，能为部队官兵服务，能为祖国医学的传承与创新做出点贡献，造福于百姓，我感到无比自豪！是解放军这座大熔炉锻造熔炼出来的平衡针灸技术，没有部队就没有平衡针灸学科的创立。没有卫计委、国家中医药管理局、科技部等部委提供的国家级平台，就不会有平衡针灸学科发展的今天。平衡针灸学科的落脚点永远服务于官兵、奉献给人民，造福于社会，这就是我毕生最大的追求！

在改革开放的今天，在新的历史变革时期，军队执行多样化的军事任务，承担抢险救灾、维稳防恐、国际维和等急难险重任务；同时，很多部队驻守在边远艰苦地区，远离医疗机构；我们的农村，我们的社区，我们的革命老区，我们的边疆人民都需要安全、简便、单穴、即刻见效的平衡针灸技术。因此，根据中国中医药出版社要求，专门编写了这本《王氏平衡针疗法》，毫无保留地将半个世纪用心血铸成的平衡针灸创新理论、创新技术、创新穴位和对常见病的干预技术浓缩其中，为平衡针爱好者提供一册简便、实用、安全、易学的临床应用指南。为人民的幸福安康，为祖国的繁荣昌盛，奉献自己的一份力量，这是我的职责，也是一份义不容辞的历史责任！

王文远
2015 年 8 月 1 日于北京

目　录

○　○　○

上篇　平衡针疗法概论

　　平衡针疗法从中医学的心神调控学说，进一步阐明了人体最高平衡系统是"心为君主之官"的最高平衡系统，通过西医学中枢调控理论进一步论证了中医脏腑学说理论的正确性。心理失衡可以改变遗传基因程序，提前启动、激发重大疾病的发生。心理失衡是引发功能性疾病与器质性疾病的主要原因，平衡针灸疗法通过针刺中枢神经分布在周围神经上的特定靶穴来调节、修复大脑基因程序，使失调、紊乱、破坏的中枢管理程序系统恢复到原来的平衡状态，间接地依靠病人自己去调节、修复、治疗病人自身的疾病。平衡针疗法概论的重点是从平衡针疗法的定义、理论核心、理论定位、理论来源、技术特点、作用原理、取穴原则、针刺方法、注意事项等分别进行阐述。

第一章　平衡针疗法的定义

○　○　○

　　平衡针疗法是在继承中医学的基础上，吸收现代科学理论而发展的一门现代针灸学。平衡针疗法是以中医心神调控学说和西医神经调控学说为理论基础，形成了针灸与心理、生理、社会、自然相适应的整体医学调节模式。因为人体本身就是一个最高平衡系统、管理系统，这个系统实质上就是人体内的大脑高级中枢指挥系统。机体在大脑高级指挥系统调控下，保持对各个子系统的支配作用，来维持生命程序的正常运转。平衡针灸针对的就是人体最高司令部对下面子系统的调节修复。

第二章 平衡针疗法的理论核心

○ ○ ○

　　平衡针疗法以心理平衡为理论核心。心理平衡是生理健康的基础，生理健康又是心理健康的标志。平衡心理贯穿于我们人生的整个生命过程之中。作为中医学的理论核心，从健康人群的预防保健到有病群体的自然医学干预，保健医学和临床医学都是围绕心理与生理、生理到病理、病理与生理、生理到心理的平衡为目的。早在《黄帝内经》中就明确提出了心理失衡（"七情"）是造成功能性、器质性疾病的主要原因。外因是条件，外因是通过内因而发病。因为人体是一个有机整体，具有高级的心理行为能力，参与社会活动、从事生产劳动的能力，也同时具有自身适应家庭、社会、自然生存环境的平衡能力（一个人的心理健康会直接影响一个人的生理健康，一个人的生理健康又必然体现一个人的心理健康）。

第三章　平衡针疗法的理论定位

○　○　○

第一节　平衡针疗法的治疗定位

平衡针疗法的治疗定位首先定位于病人大脑高级中枢的平衡系统，也就是中医讲的治"本"。中医认为，人体最高平衡系统就是脏腑学说中的"心"。中医学认为，心为五脏六腑之首，心为五神之帅，心为七情之巅，心为大脑中枢之府。中医治病求本，本的定位我认为是心，心为脏腑之主，是君王之官。心脑同源，心不但包括生理上的心，也包括了生理上的大脑。从西医学来讲，心脏是大脑司令部能量物质的保障系统、指挥系统，大脑最高司令部又有专门负责心脏的心跳中枢来管理心脏。

人体是一个有机整体，具有自身的调节功能、修复功能、平衡功能，有些疾病不需要看医生，通过患者自身调节、心理调节、膳食调节、运动调节就可以使机体恢复平衡。平衡针灸就是利用人体内的自我平衡系统的整体调节原理，通过针刺大脑中枢管理系统反应在体表神经上的密码定位（也称为特定靶穴），将医生的指令性信息通过神经反馈于病人的大脑高级中枢，达到依靠病人自己来修复遗传基因程序，让病人自己去治疗自己的疾病。因为心神调控系统（中医认为心脑同源）是一个高度发达的信息调控系统，能够控制、调节心脏中枢、呼吸中枢、体温中枢、运动中枢、血压中枢、血脂中枢等内脏肢体的各个系统。平衡针灸的治疗定位不在病人的病变部位，而是在于病人大脑高级中枢的最高平衡系统。通过特定的靶穴，在大脑高级中枢的作用下，实施对子中枢、子系统的调节作用。不管是功能性疾病还是器质性疾病定位均在病人的心脑最高平衡系统。改变了过去头痛医头、脚痛医脚的治病原理，而是采用了头痛医脚、脚痛医手的中央集权制的调控原理。

第二节　平衡针疗法的疾病定位

平衡针疗法的疾病定位在于病人大脑高级中枢的管理系统。也就是中医脏腑学说的"心"。因为心理定位在心（心脑同源），先天遗传基因程序在心。因此由心理引发的各种疾病定位必然在"心"。因为大脑中枢管理系统专门分工负责血压调节的血压中枢、分工负责心脏功能的心跳中枢、分工负责糖代谢的血糖中枢等，虽然病变反应在不同的部位、不同的脏腑，根源是在大脑高级中枢的最高管理系统。问题表现在下边，根源在于中央指挥系统。比如脑中风病人，右侧发生脑血栓、脑梗塞，表现的都是左侧上下肢体的瘫痪。腰椎间盘脱出症病变表现在腰部，根源却是大脑中枢中的运动中枢对腰部的管理程序出现了问题。我认为，不管是功能性疾病还是器质性疾病，均定位于病人的大脑高级中枢的管理调控系统。

第三节　平衡针疗法的病因定位

平衡针疗法的病因定位在于病人大脑高级中枢的心理适应系统。中医认为致病的病因有内因、外因、不内外因。内因起关键作用，外因只是条件，外因通过内因而发病。剖析致病之本，早在两千多年前的《黄帝内经》中就明确提出是"七情"——喜、怒、忧、思、悲、恐、惊。"七情"反应的、代表的是人的情绪，是人的精神，是人的心理的外在表现。"七情"过极必伤其正，正伤日久必损其根，损及其根必然影响基因程序的改变。因为人的心理的定位在大脑中枢，对机体管理的最高系统在大脑中枢，遗传基因程序在大脑中枢，提前启动遗传基因程序还在大脑中枢。因为人的心理情绪每个人都有自己的调控阈值，如果反复超过自己的耐受阈值，必然引起大脑中枢系统的紊乱、失调，时间久了必然启动重大疾病的基因程序，造成病理性的改变，由 10 年左右的亚健康状态逐步过渡到病理性状态，造成血压升高、血脂升高，引发毛细血管的痉挛，血管壁的硬化，脂质代谢紊乱，免疫功能下降。再经过 10 年左右的病理改变，必然累及到心脑血管系统，引发冠心病、脑血管病，甚至肿瘤等重大疾病。

第四章　平衡针疗法的技术特点

○ ○ ○

第一节　突出人体自身平衡

突出人体自身平衡这是平衡针疗法的理论核心。因为我们每个人都存在一个平衡系统，都具有自身的调节功能。这个调节平衡系统就是我们的大脑高级中枢神经系统。平衡针灸就是利用人体内的这个平衡系统，充分利用人体内的信息高速公路，将医生的指令性信息反馈到病人的大脑高级中枢，使病人恢复到原来的平衡状态，然后依靠病人自己来激发、调动、调整机体内的物质能量，促进机体对病理状态下的良性转归。这个平衡系统还具有被动加强的特性，能够接收外界给予的合理刺激。因此，人体出现的生理失调，病理改变等各种临床表现，均为人体内平衡调控系统失衡的反应。传统针灸把治愈病人的疾病作为一种目的，因此进针多，留针时间长。平衡针灸的目的不是去治疗病人的疾病，而是把针刺作为一种人为的外因刺激手段，来通过患者大脑高级中枢神经系统的自我修复调整达到恢复体内的平衡，间接地依靠病人自己来治疗自己的疾病。实际上平衡针灸充分地去发挥依靠机体自身调节平衡的独立性，同时也改变了过去头痛医头、脚痛医脚的局部取穴与循经取穴方法，而是改为头痛医脚、脚痛医手的交叉的逆向思维取穴方法。

第二节 突出人体信息系统

人体信息系统中医学称为经络系统，西医学称为神经系统。这两个系统的共同点都是以传递信息为主，平衡针灸就是通过直接针刺感受器或直接针刺神经干，将术者的信息送入人体高速公路——神经，以最快的速度反馈于大脑高级中枢。因为人的大脑高级中枢是当代最尖端、最完善的高级自动控制系统，对信息的处理结果和对一切事物的认识及处理意见再通过神经信息高速公路来完成对机体各系统的调控作用。平衡针疗法就是充分利用了人体的信息系统。据有关资料报道，针刺神经干的传导速度每秒钟100米以上的速度，而针刺经络（感受器）传导速度每秒钟0.1米的速度。因此平衡针灸选择了最快速度最佳捷径的国家级高速公路——神经系统的信息传递。其他还相对借用了人体内的省级高速公路——血管神经系统，县级公路——肌腱骨膜神经系统，乡级公路——末梢神经系统。均是以不同的途径、不同的时间、不同的速度向大脑高级中枢指挥系统传递良性信息，最快速度0.1秒，最慢速度168个小时。

第三节 突出单穴疗法

平衡针疗法的特点是取穴少，病人痛苦小，原则上一病一穴，一症一穴。因为平衡针灸的目的不是直接去治疗病人的疾病，而是利用针刺特定靶穴，间接地依靠病人自身中枢平衡系统，来不断修复不断完善达到扶正祛病之目的。传统穴位413个（其中腧穴361个，经外奇穴52个），给针灸学的普及带来了极大困难。所以大多数临床医生采取了"人民战争"，宁多勿少，体现对病人的重视，一个病人扎几十根针，重点不突出，给病人带来了一定的恐惧心理。平衡穴位总计38个穴位，不足传统穴位的1/10。一个临床医生常用的也就十几个穴位。早在16世纪《医学入门》一书中，作者李梴就提出了"百病一针为率，多见四针，满身针者可恶"的观点。

第四节　突出快速针刺

平衡针疗法的特点突出快速针刺。快速针刺亦称三快针法，即进针快，找针感快，出针快，整体针刺过程控制在 3 秒钟以内。如果解剖层次清楚，针刺准确，时间用不到 3 秒。但是对每个病人不一定都针刺得那么准确，因此留出 3 秒钟的时间，让你把针感找准确即可。因为不同穴位有不同的针感要求，只要扎出针感也就产生了针刺的治疗效果。但对一些老年人，不害怕针刺而喜欢留针的病人，可以给予留针，以满足病人的心理要求。但必须根据病情选择既安全，又不影响走路、生活的穴位方可留针，如偏瘫穴。

第五节　突出即时效应

平衡针疗法的特点突出即时效应，亦称一针见效，临床症状90%以上 3 秒钟治疗完毕后即可得到改善。对发病时间短、症状轻、体质好、年龄小的患者，经一次治疗即可痊愈。一些慢性消耗性疾病绝对治不好，但经过治疗当时症状即可减轻，减少病人痛苦，提高生存质量，可延长病人生存时间。如癌症病人虽不可能治愈，但针刺的镇痛效果最短也能维持30～120分钟，3 秒钟之内均可产生止痛效果，比吗啡、杜冷丁止痛效果都快。并能增加食欲，提高睡眠质量，增加机体的免疫机能，真正体现了中医学的技术特色。

平衡针疗法的疗效不是决定于医生，而是决定于病人自身的调节平衡能力。其中病人发病时间的长短，病情的轻重，年龄结构的大小，体质的强弱直接决定病人的疗效。疗效本身直接与病人大脑基因程序的功能修复有关。

第六节　突出针感效应

突出针感效应是反映平衡针灸疗效的重要标志。因为效应来源于针感，针感产生于效应。不同的平衡穴位有着不同的针感要求，只要将要求的针感扎出来即可产生相应的临床效果。此外，平衡针灸在针刺手法中不过于强调针法，传统针刺手法常用的有补法、泻法、平补平泻三种。由于医生的经验水平等因素，有些医生很难掌握针法的到位程度。平衡针灸只强调一步到位法、两步到位法、三步到位法、提插到位法、加强到位法。针感的体现为触电式针感、远距离针感、局部针感、刺痛针感、混合性针感。从某种意义上讲，针感就是疗效，疗效来源于针感。如腹痛穴、肩痛穴触电式针感要求反应在足面或足趾，失眠穴的触电式针感要求向中指传导。

第七节　突出离穴不离经

平衡针灸不过于强调穴位的定位，而是要求扎到相应的神经节段而出现的针感。传统针灸对穴位的定位要求既严格又准确，绝对一点不能变。平衡针灸要求扎的是神经，因为神经分布有它一定的客观规律，不可能是一个点，一般都是一条线。在实际临床中不可能对每个病人的取穴都十分准确，因为每个人胖瘦高矮不一样，针刺之前不可能都用尺子量一下，所以针刺穴位的部位只能是相对的，而不是绝对的。因此，进针后一旦取穴未找到针感时，可据自己的判断，利用针体的提插手法从左右或上下方向来探索针感。

第八节　突出穴名通俗化

平衡针疗法突出穴名的通俗化。平衡穴位名称通俗易懂，易于普及，是以部位、功能、主治来命名。如治疗头部病变的平衡穴位叫头痛穴，治疗腰部病变的平衡穴位叫作腰痛穴，治疗胸部病变的平衡穴位叫作胸痛穴，治疗糖尿病的平衡穴位叫作降糖穴，治疗半身不遂的平衡穴位叫答偏瘫穴。传统穴位由于产生于不同的历史时代和历代医家，穴名繁多各异，五花八门，叫什么名字都有。如承浆穴、神门穴、太阳穴、承山穴等好多穴名都不知其意。仅国家规定的 14 条正经就有 361 个腧穴，给临床普及带来了极大困难。有的本科生在学校学习五年，有些穴位还记不清楚，遇到病人不得不去现翻书。

第九节　突出安全无副作用

突出安全无副作用是平衡针疗法最根本要求，也是平衡针疗法的主要特点。因为平衡针灸始终把安全放在第一位。即使疗效再好的穴位，如果不安全临床也不去采用。针灸最为常见的副作用是晕针，而平衡针灸采用的快速针刺，最长时间不超过 3 秒钟。所以病人来不及晕针，针体就迅速拔出，病人立即解除了紧张恐惧心理。针刺常见的医疗事故是刺伤脏器，而平衡针灸穴位均为安全部位，不会刺伤脏器，避免了医疗事故和医疗差错的发生。

第十节　突出临床实用性

平衡针灸来源于临床，先有的临床后有的理论。平衡针疗法是经过实践检验与时间检验的临床医学、经验医学、创新医学，这就完全符合我们中医学几千年发展不衰的历史经验。在这种平衡调控理论指导下用于临床，先后经过军内外 200 余期培训班、全国 4000 多家医院、两届全国平衡针疗法学术会议，四届国际平衡针疗法会议交流的 2000 余篇学术论文进一步证明了平衡针灸是一门经得起重复，深受广大农村、社区病人欢迎的实用医学。特别受到急需一技之长来谋生的个体开业医生、西医离退休医生、出国医生，以及来国内参加中医院校学习或参加 3 个月、6 个月的针灸培训回国后很难打开局面的外国留学生和外国医生的欢迎。

第五章　平衡针疗法的技术优势

○　○　○

一、突出安全

（1）安全部位：平衡穴位主要分布于四肢安全部位，不会刺伤脏器，避免发生医疗事故。

（2）安全技术：平衡针不治疗病人有病的地方，而是治疗大脑中枢管理病变部位的地方。因此，充分体现了头痛扎脚、脚痛扎手的逆向思维原理。

（3）安全针具：要求平衡针学员必须采用一次性无菌针灸针。

二、突出单穴

平衡针灸创新技术的特点是取穴少，病人痛苦小，原则上一个脏器、一个部位、一个病、一个症一个穴位。

三、突出有效

3 秒钟 90% 以上病人即可见效。对发病时间短、症状轻、年龄小、体质好的病人可一针治愈。

第六章 平衡针疗法的理论来源
○ ○ ○

平衡针疗法理论来源，主要来源于中医学的心神调控学说和西医学的中枢调控学说。这两个调控是从中西医两个不同的角度、两个不同的视角来阐述的一个定位、一个系统。实质上就是人体内固有的自我平衡系统——大脑高级中枢指挥系统，也是一种高度精密的自动化控制系统。这种平衡系统是天生的、高效的、自然的、神奇的、强大的。这种平衡系统也是人类适应内外环境繁衍生息的物质基础。中医是从宏观来认识平衡，西医是从微观来认识平衡。中医学的心神调控学说是通过阴阳五行，气血津液，脏腑经络来完成对机体子系统的管制作用。西医学的神经调控学说是通过神经、内分泌、免疫三大系统网络中心来完成对机体子系统的调节作用。中西医学阐述的都是一个有机整体，都是一个平衡系统。具体讲人体的平衡系统就是人类大脑高级中枢指挥系统、管理系统、调控系统，这个系统是对待一切事物的认识而产生的一种本能反应。平衡针疗法就是充分利用了人体的这个平衡系统核心原理，通过针刺特定靶穴，促使病人达到扶正祛邪之目的。平衡针疗法是心理学、哲学、化学、生物学、物理学、生理学、病理学、力学等多学科交叉渗透的现代科学。其中学术思想充满了信息论、相对论、系统论、调控论、矛盾论、实践论、整体论、平衡论。

第一节 心神调控学说

心神调控学说是平衡针疗法的理论基础、理论核心，因为它来源于两千多年以前《黄帝内经》的理论体系。心神调控不但代表了针灸理论的核心，而且代表了中医理论的核心。心神调控学说实质上就是现代的中枢调控学说。中医对心神调控理论早在《黄帝内经》藏象学说中就已经进行了明确阐述："心者君主之官，神明出焉"（《素问·灵兰秘典》）；"心者，五脏六腑之大主，精神之所舍也"（《灵枢·邪客》）。这些由大脑所赋予的对机体五脏六腑的指挥调控功能都归功于五脏之首——心。因此，"心"不仅代表了我们生理功能上的心，更是代表了我们生理上的大脑高级中枢调控系统。西方心理学的理论正巧与两千多年以前我国中医理论相吻合。人的心理活动实质上是精神意识和思维活动的外在表现，也是大脑的生理功能的具体定位和体现。中医学则把大脑生理功能活动归属于心，也就和现代心理学的理论相一致。中医学认为人体是一个有机整体，人体的各种生理功能活动统归于五脏。正如《素问·宣明五气》所说："心藏神，肺藏魄，肝藏魂，脾藏意，肾藏志。"五脏化生五气，五气化生喜、怒、思、忧、恐五种情志。但五志过极均能损伤心神，引发出神志病变。所以"愁忧恐惧则伤心"（《素问·邪气脏腑病形》），"忧愁思虑则伤心"（《素问·本病》）。古人把心作为"五脏六腑之大主"，即人体的最高主宰和最高统帅。其与心藏神而主神明的功能是分不开的。所以明代医家张介宾在《类经》中指出："心为脏腑之主，而总统魂魄，并该意志，故忧动于心则肺应，思动于心则脾应，怒动于心则肝应，恐动于心则肾应，此所以五志唯心所使也。"为进一步阐明心为主宰统帅的定位，又明确提出了"心脑同源"的心脑定位学说。

从以上论点来看，人的大脑心理活动从西医学讲直接影响人的脏腑的生理功能。只有心主神志的生理功能正常，则精神振奋、神志清晰、思维敏捷、对外界信息能够作出及时而正确的反应。相反心主神志的生理功能异常则可出现精神意识活动的异常，如失眠多梦、神志不宁，甚则谵狂，或出现反应迟钝、健忘、精神萎靡，甚至昏迷等各种生理与病理的各种表现。中医讲的心神调控学说是人对无数外界客观事物或现象通过君主之官的正确思维活动，进行分析判断所采取的应激反应。人类生活在社会环境中必然要进行一定的社会活动，外环境如何必然影响内环境的平衡。这种平衡状态可影响人的心理状态、精神面貌、情绪变化等，这会对疾病的发生发展和预后都起着重大的影响。古人对脑的认识，在《锦囊秘录》中记载："脑为元神之府，主持五神，以供脏腑阴阳四肢百骸之用"。"脑为髓海"，诸髓者皆属于脑。这些不仅阐明了大脑是人体的指挥调控中心，而且进一步阐明了大脑最高指挥系统是通过脊髓神经系统来完成的。在《医林改错》中更加明确地将语言记忆等思维活动以及视、听、嗅等感官功能均归功于大脑。因为中枢的理论核心是以心脑调控平衡为核心，因此各脏器在心脑的调控指挥下，保持阴阳水火五行气血脏腑经络的相互制约、相互依存、相互发展，保持机体的协调统一；完成心主血脉而藏神明，肝主疏泄而藏血，脾主运化而统血，肺主呼吸而通调水道，肾主水而藏精的整体平衡，按照先天基因程序来完成心对机体的调控管理程序。且上述功能也完全符合西医学通过大脑中枢系统对神经－内分泌－免疫网络中心对机体各系统的程序实施调控作用。例如，临床中经常遇到的"皮质源病"，就进一步说明了这个问题。当人的大脑皮质过度紧张，脑细胞能量消耗过多，脑调控机能下降，致使自主神经失控，必然出现功能紊乱、胃酸分泌增加、胃液中氢离子透入黏膜，使胃黏膜瘀血、水肿、甚至形成溃疡等疾病。

第二节　中枢调控学说

中枢调控学说是从西医学的角度来阐述心神调控的理论依据，实质上神经调控学说就是心理平衡学说调控原理的具体体现。客观地反映了大脑高级中枢神经系统对内外环境的变化，而采取相应的应急对应措施来保持体内生理的相对平衡。人类与高等动物都具有形成条件反射的功能，但人类具有高度发达的大脑皮质，有思维、有思想、有情感和语言功能。这是人类与动物在条件反射上的本质区别。这是人类参与社会活动后逐渐形成的大脑中枢神经调控功能，也就是人类通过对外界环境事物和现象进行抽象概括，产生概念进行推理判断，做出合理正确的结论来认识一切事物的过程。大脑皮质是借助语言来表达思维，通过语言来进行思维活动。人类的思维功能区域定位于大脑高级中枢神经调控系统，一般分布于大脑皮质的中央前回下部、额中回后部以及颞上回后部等区域。中枢神经系统是由大量神经元所组成，人体传出神经元约有数10万，传入神经元约为传出神经元的3倍，而中间神经元是数量最多的，仅大脑皮质估计约有140亿。机体的神经调控系统是在大脑高级中枢神经的参与下，完成对机体内外环境刺激的规律性应答。科学研究发现，人的大脑高级中枢系统每分钟可接收6000万个信息，其中来自视觉信息2400万个，来自触觉信息3000万个，来自听觉、嗅觉、味觉的信息600万个。这些信息都是贮存在神经细胞的化学反应器上。因此，一般信息的传递规律为感受器、传入神经、神经中枢、传出神经、效应器。简而言之，在一定的外界刺激作用下，首先使感受器发生兴奋，兴奋以神经冲动的方式经传入神经传到神经中枢，通过大脑高级中枢的分析与整合作用，产生兴奋或抑制的心理反应，再经传出神经到达效应器，来完成神经调控下的心理效应。日本大阪大学的研究成果表明，位于大脑左右半球的神经细胞为了形成神经网络，把称为"轴索"的长枝向位于脑中心里侧的"基底细胞"延伸。在被称为"轴索"的脑神经细胞长枝尖端具有类似开关一样的结构，这种"开关"结构可以控制神经网络的形成。大阪大学准备从分子水平研究这种"开关"结构，有利于搞清大脑发达的机制和产生疾病的原因。平衡针灸的理论定位就是利用针灸针刺激神经干或神经支，使感受器直接通过神经信息高速公路传入大脑高级中枢调控系统，即基因程序系统、大脑高级中枢调控系统对医生给予的特殊信息立即做出应激反应，使失调紊乱的管理系统瞬间进入正常程序状态，充分调动机体内所贮存的能量物质——神经递质，以最快的速度，最佳捷径，通过信息高速公路——传出神经和一切可利用的其他信息通道，达到病变的子系统。

一、中枢调控（神经递质）的主要物质基础

中枢调控的主要能量化学物质（统称为神经递质）种类较多，主要分为三类。

（一）乙酰胆碱

乙酰胆碱广泛存在于脊髓和各部脑组织中，现已确认脊髓中的闰绍细胞是受运动神经元的轴突返回侧枝释放的乙酰胆碱所激活的。经脑的感觉投射系统第三级神经元与其相应的皮层感觉区细胞形成的突触，脑干网状结构上行激活系统，纹状体（尤其是尾状核），边缘系统的某些神经元都是以乙酰胆碱为递质的。

（二）单胺类

1. 多巴胺　脑内含多巴胺的神经元胞体主要位于黑质，它们的轴突形成黑质——纹状体束，其末梢分布于纹状体。此外，还有多巴胺神经元起源于中脑，分布于边缘皮层，以及起源于下丘脑，分布于正中隆起。

2. 去甲肾上腺素　含有去甲肾上腺素的神经元胞体主要位于低位脑干（包括中脑，脑桥和延髓），其纤维投射到大脑皮质，与维持觉醒状态有关；投射到下丘脑和边缘前脑者，与情绪反应及内分泌机能调节有关。从脑干下行的去甲肾上腺素能纤维，则与调节躯体运动和内脏活动有关。

3. 5 - 羟色胺　其神经元主要位于脑干中线的中缝核，其纤维向上投射到纹状体、丘脑、下丘脑、边缘前脑和大脑皮质，均与觉醒、睡眠、情绪反应、下丘脑内分泌调节等功能有关。下行纤维到达脊髓，与痛觉和调节躯体、内脏活动有关。

（三）氨基酸类

主要包括谷氨酸、甘氨酸、γ - 氨基丁酸等。谷氨酸是兴奋性物质，在中枢内分布较广；甘氨酸是抑制性物质，闰绍细胞可能以甘氨酸为递质；γ - 氨基丁酸也是抑制性递质。

（四）肽类

中枢神经内还有肽类递质，如 β - 内啡呔、脑啡呔等。

二、中枢调控的机能定位

人类对事物的各种感觉传入冲动最后都要到达大脑皮质，通过大脑皮质的分析与整合，产生各种意识性感觉。因此，大脑皮质是感觉分析的最后和最高级部位。根据各种感觉的特性，可将皮层分为若干个感觉代表区。

（一）体表感觉区

体表感觉区也称为第一体表感觉区，主要投射区在中央后回。其特点具有交叉投射，即一侧体表感觉投射到对侧皮层的相应区域，但头面部的感觉投射是双向性的。投射区的空间分布是侧置的，下肢代表区在中央后回的顶部，上肢代表区在中间部，头面部代表区在底部，但头面部的内部安排是正立的。投射区的大小与灵敏度有关。例如，唇舌、手指感觉灵敏度较高，其投射区所占面积大，而躯干感觉迟钝，则其投射的面积较小。此外，大脑还有第二体表感觉区，位于中央前回和岛叶之间，面积较小，体表感觉在此区的投射是正立、双侧的。它对感觉仅有粗糙的分析作用。

（二）本体感觉代表区

感受体位和运动的肌肉感觉投射的代表区位于中央前回。中央前回既是运动区，也是本体感觉代表区。

（三）内脏感觉代表区

分布范围较广泛，常与体感区重叠。如上腹部的传入和躯干区重叠，盆腔传入可在下肢体感觉代表区引出诱发电位。此外，边缘系统也是内脏感受投射区。

（四）视觉

枕叶皮层是视觉的投射区域，左侧枕叶皮层接受左眼、颞侧和右眼鼻侧视网膜的传纤维投射；右侧枕叶皮层接受右眼、颞侧和左眼鼻侧视网膜的传纤维投射。

（五）听觉

颞叶皮层是听觉的投射区域，其投射是双侧性的，即一侧皮层可接收双侧耳蜗感受器的传入纤维。人的听觉代表区位于颞横回和颞上回。

（六）嗅觉和味觉

嗅觉冲动投射于皮质边缘叶的前底部区域，味觉投射区在中央后回头面感觉投射区的下侧。两侧大脑皮质的机能是相关的，两侧大脑皮质之间有很多联合纤维，其中主要是胼胝体，它可将一侧皮层活动转向另一侧。丘脑下部便有机体启动情欲的下垂体，也是分泌激素的地区。除了大脑以外，有的学者认为皮肤简直是覆盖在体表上的大脑。因为皮肤有丰富的神经末梢，对外来刺激十分敏感，$1cm^2$ 的皮肤内将神经纤维连接起来可长达10000m。因为皮肤是受精卵最外侧称为外胚层的部分演化而来，而脑组织也是生于此处。所以机体的肌肤状况与自律神经及激素的分泌和情绪密切相关。当刺激大脑新皮质时与之关系密切的丘脑下部、下垂体，就会使机体大量分泌激素。所以有人建议，经常适度地刺激大脑新皮质是保持青春常在的关键。

三、中枢调控对躯体运动的机能定位

（一）大脑皮质调控主要运动区

人类大脑皮质调控的主要运动区在中央前回，负责支配对侧躯体一定部位的肌肉收缩。其特点交叉支配，一侧运动区支配另一侧躯体运动，唯头面部肌肉多为双侧性支配。具有精神的功能定位，即一定皮层部位仅能支配一定区域的肌肉收缩。运动区的空间分布呈人体的倒立投影，下肢肌肉代表区在运动区的顶部，头面部肌肉代表区在运动区的底部。身体不同部位在皮质代表区的大小与运动的精细程度有关，如拇指所占的区域几乎与躯干相同。刺激皮质运动区主要引起少数个别肌肉的收缩，不发生肌群的协调活动。在大脑皮质的内侧面还有运动辅助区，刺激该区可引起双侧肢体运动和发声。刺激第二体感区也可引起双侧躯体运动，因此又把此区称为第二运动区。

（二）大脑皮质对躯体运动的调控是通过锥体系和锥体外系共同来完成的

1. 锥体系　是指由大脑皮质发出经延髓锥体而下达脊髓的传导系统

（即皮质脊髓束或称锥体束），另外也包括由皮质发出到达脑神经运动核的纤维（即皮质延髓束）。锥体束来自皮质运动区（4区），以及额叶的广大区域。皮质运动神经元称为上运动神经元，而脊髓前角运动神经元和脑神经核运动神经元，则称为下运动神经元。在锥体束中有一部分纤维（10% ~ 20%），在上下运动神经元之间发生直接的单突触联系。即运动越精细的肌肉，单突触联系就越多。例如，上肢的单突触联系比下肢多，肢体远端比近端多。锥体束大部分下行纤维通过中间神经元的多次突触联系，改变脊髓拮抗肌运动神经元之间的对抗平衡，使肢体运动具有合适的强度，保持运动的协调性。

2. 锥体外系　除锥体系以外所有起源于皮质和皮质下核团的纤维，经多次突触联系转而控制脊髓运动神经元的传导系统。由于这些下行通路都不通过延髓锥体，故称为锥体外系。几乎包括全部大脑皮质，主要是额叶和顶叶的感觉运动区，辅助运动区。由皮质发生纤维，终止于皮质下基底神经核，丘脑、脑桥和延髓网状结构，通过多次神经元接替，最后经由网状脊髓束、顶盖脊髓束、红核脊髓束和前庭脊髓束，下达脊髓，控制双侧脊髓运动神经元的活动。其功能主要是调节肌紧张和肌群的协调运动。

（三）下丘脑后部肽类物质调控外周血压

据郭莲军、向继洲等对《下丘脑后部内源性氨基酸类神经递质的释放特点及对心血管作用调节的研究》证实，"下丘脑后部可周期性地释放抑制性氨基酸、γ - 氨基丁酸、牛磺酸及兴奋性氨基酸、谷氨酸。当外周血压升高或血容量增加时，γ - 氨基丁酸、牛磺酸释放量增加，对外周心血管活动产生降压作用。"

第三节　阴阳平衡学说

阴阳是中医学心神调控学说的理论基础，阴阳是一种哲学概念，是对自然界相互关联的某个事物或现象及人的机体相互对立，相互统一，保持相对平衡的高度概括。因此，阴阳是信息、是物质、是能量、是功能、是矛盾、是整体、是平衡。按照系统制动促动原理，阴阳的功能与西医学的交感神经与副交感神经功能相吻合。

一、阴阳平衡学说的产生

阴阳哲学思想是在我国殷周时期开始形成的。阴阳这个名词最早见于《易经》一书："一阴一阳谓之道"（《周易·系辞》）。至春秋战国时期，由于当时的社会、政治、经济、文化、科学技术都有显著发展，阴阳学说哲学思想已经深入到当时医学的各个学科，为中医学理论体系的形成奠定了坚实的基础。《素问·阴阳应象大论》明确提出："阴阳者，天地之道也，万物之纲纪，变化之父母，生杀之本始，神明之府也。"进一步明确了运用阴阳学说来指导诊断、治疗人体生理、病理的平衡失调，并且自始至终贯穿了《易经》中的"中和"（即"中"为衡，"和"为持）思想。

二、阴阳平衡学说的属性

早在《内经》中关于阴阳的属性就有明确的划分。"水火者，阴阳之征兆也"（《素问·阴阳应象大论》）。就以"水"和"火"为阴阳的主要特征，自然界的各种事物与现象均都以此论推。一般认为：凡是似"火"的，像温热的、运动的、上升的、明亮的、轻浮的、强壮的、机能兴奋的、功能亢进的、温煦机体的、助养精神的、卫外御邪的、促进机体代谢的、推动气血运行的、使人心情舒畅的等，中医均把它归于"阳"的属性与范畴。从现代生理学的角度来看，"阳"的功能可与交感神经的功能相吻合。凡是似"水"的，像寒冷的、静止的、下降的、晦暗的、沉重的、衰弱的、物质的、机能抑制的、功能衰退的、内溉脏腑的、外濡腠理的、化生阳气的、助长精神的等，中医均把它归于"阴"的属性与范畴。从现代生理学的角度来看，阴的功能可与副交感神经的功能相吻合。

三、阴阳平衡学说的内容

阴阳平衡学说的内容主要包括阴阳之间的相互关系，特别是阴阳的对立与制约、互根与互用、消长与平衡、相互转化。阴阳是我国古典哲学中的一对范畴，《周易》的哲学观点在于阴阳的矛盾现象存在于天地万物之中，其中包括社会现象与生态环境。阴阳最初的含义是指日光的向背，引申出气候的冷暖。随着中医学科对阴阳学说的引进，对中医学的发展起到很大推动作用，特别以阴阳学说形成的中医理论体系一直延伸到现在。中医学的阴阳学说的内容怎么与现代科学的内容相结合，是国内外学者研究的重要课题。内蒙古包头市的高亮与高德提出的观点可以说明这一点：阴阳是矛盾的，又是一种特殊性，这种特殊性完全符合阴阳的哲学实质矛盾的制动方面和促动方面，在自然界中从运动的基本形态到机械运动、物理运动、化学运动，生命运动中确实客观存在一条普遍规律。自然界任何矛盾的两个方面，必有一方是制动，另一方是促动的。从自然、社会、思维三大领域来讲，矛盾的制动方面与促动方面仍然是矛盾的一种特殊情形。

四、阴阳平衡学说的临床意义

（一）阴阳平衡的生理效应

中医认为，人体的正常生理活动，是机体阴阳的对立统一、相互依存、相互协调维持平衡的结果。人体的各种功能活动又是依赖阴（是指营养物质——精、血、津液）与阳（是指功能——气）的物质来保证。阳气具有保护机体组织器官的机能，阴精是阳气的物质基础，不断地储备和提供能量的补充。正如《素问·阴阳应象大论》记载："阴在内，阳之守也；阳在外，阴之使也。阴平阳秘，精神乃治。"《素问·生气通天论》揭示了阴阳平衡是机体健康的重要标志。机体的生理部位，脏腑、气血、津液、经络都以阴阳来概括其属性。例如，五脏主藏精气为阴，六腑能传导食物水谷为阳。每个脏腑之间又分阴阳，从生理功能而言功能活动为阳，营养物质为阴。人体的各种功能活动，必须以营养物质为基础，同时功能活动又是化生营养物质的动力。由于阴阳之间相互对立统一，相互依存制约，才能保持机体相对的动态平衡。从西医学讲，阴阳的生理平衡是在大脑中枢调控作用下，通过大脑皮质及皮层下中枢，下丘脑体内交感中枢（阳）及副交感中枢（阴）系统完成对机体的调节管制作用。相反大脑中枢调控系统平衡失调，造成下属子系统的平衡失调，甚至破坏，发展为阴阳的病理过程。

（二）阴阳失衡的病理效应

疾病发生和发展的根本原因是阴阳失调，临床的病理反应是阴阳失衡的具体表现。早在《素问·阴阳应象大论》中指出："阴盛则阳病，阳盛则阴病"。《素问·调经论》亦说："阳虚则外寒，阴虚则内热，阳盛则外热，阴盛则内寒。"这些病理变化均是阴阳失去平衡，造成阴阳偏盛偏衰的结果，从而形成临床各种疾病的发生。如果进一步随着病理效应的发展，将会出现"阴阳离决、精神乃绝"（《素问·生气通天论》）的阴阳亡失现象。不论病情变化多么复杂，但是都可以根据阴阳变化的客观规律来正确认识探讨疾病的本质。《素问·阴阳应象大论》指出："善诊者，察色按脉，先别阴阳。"

总之，阴阳代表了自然界的一种客观规律，是一切物质运动变化的总纲，也是贯穿于人类生、长、老、亡整个生命过程中作用的结果。进一步证明了"人生有形、不离阴阳"（《素问·宝命全形论》）的理论。

第四节　心理平衡学说

西方心理学界早就兴起了热烈的学派之争，如联想心理学（Associatistic psychology），构造心理学（Structural psychology），机能心理学（Functional），行为心理学（Behavioristic psychology），格式塔心理学（Gestalt psychology），精神分析派心理学（Psychoanalysis psychology），认知心理学（Cognitive psychology）等。中医心理学于 20 世纪 80 年代由成都中医学院王米渠教授等正式提出。从不同的角度，不同的方法，不同的侧面，不同的历史时期，提出了不同的认识。但从宏观上讲，中国古代文化和思想中对心理现象的认识较早地形成了一套初步的心理学理论。最早见于《内经》，《内经》中的心神学说、七情学说是现代心理学的理论基础。通过中西医学两个平衡点来看心理学说，实质上是大脑中枢对事物的认识而产生的自我调控的本能反应。

健康的标准首先是心理平衡（即精神健康），其次才是生理平衡（即躯体健康），这样才能够使自己的心身适应社会与生存环境。健康虽不是人生的最终目的，但健康是人生幸福的唯一标志。同时心理平衡又受社会环境、自然生态环境的影响，这些因素时刻都在干扰我们的心理平衡系统。这个系统平衡是相对的，不平衡是绝对的，就好像一条红线贯穿于人生整个生命过程之中。平衡也体现在生存质量优劣的四个基本标准：健康、安全、舒适、高效之中。世界卫生组织（WHO）曾向世界宣布，每个人的健康和寿命60%取决于自己，15%取决于遗传因素，10%取决于社会因素，8%取决于医疗条件，7%取决于气候影响。这就阐明人类健康主要取决于自己，其中心理平衡又是人类健康的首要标志。不管任何性别、任何年龄、任何职业的人群，必须具备良好的心理素质，只有保持一个相对平衡的心理，还给你的将是一个健康的躯体。世界卫生组织还对健康的标准又提出了新的要求，那就是具有辨别真与伪、善与恶、美与丑、荣与辱等是非观念，能按照社会形为的规范准则来约束自己及支配自己的思想和行为。这就把思想道德也纳入了心理健康的范畴。

一、心理平衡学说的产生

心理平衡学说早在《黄帝内经》中就形成了以心主神明论，七情致病论，养心调神论，阴阳整体论的理论体系。《素问·上古天真论》明确指出："恬淡虚无，真气从之，精神内守，病何从来。""所以能年皆度百岁而动作不衰者，以其德全不危也。"《素问·本神》篇记载："智者之养生也，必顺四时而适寒暑，和喜怒而安居处，节阴阳而调刚柔。如是则僻邪不至，长生久视。"充分阐明了心理平衡反映了一个人的成熟的心理素质，这个心理素质是人的意识、精神思维、性格志趣、道德品行等综合的整体体现。随着科学的发展，各种心理学应运而生，越来越受到人们的重视。根据预测，平衡心理学、平衡自然医学、平衡保健长寿医学等将成为21世纪的主导医学，并将显示出强大的生命力。

二、心理平衡的定位

平衡心理的定位主要定位于大脑高级中枢的指挥系统，因为人是一个整体具有自身调节功能的机体。虽然西医学可以找到心理过程中最为复杂形式之一的语言及其他定位，但是人的高级心理活动还是大脑整合作用的结果。

鲁利亚等人通过临床观察，提出脑的三个基本功能联合区可以作为心理活动的主要区域。每一个基本联合区都有着分层次结构，又相互重叠的三种类型皮层区所组成。一级皮层区（又称投射区），位于脑网状结构、间脑和大脑上层内侧部，接受外周来的信息传递，或者将大脑的指令传递给感受器。二级皮层区（又称投射联络区），位于两半球靠后部分，包括视觉区（枕叶）、听觉区（颞叶）和一般感觉区（顶叶）以及相应的皮层下组织，由皮层与皮层下神经元组成，主要任务是对信息进行加工。三级皮层区（又称重叠区），位于脑半球前部、中央沟的前方，额叶的前额区，其功能是综合大脑皮质区域的协同功能，来完成心理活动最复杂形式。

三、心理平衡的标志

平衡是一个相对概念，属于哲学范畴。平衡是相对的，不平衡是绝对的，平衡中存在不平衡，不平衡中又孕育着平衡。心理平衡是指一个人在心理生存环境条件下所能达到的最佳功能状态。

平衡心理的标志是适应生存能力强，达到心理与生存环境的统一性。平衡心理的核心就是运用平衡这个理论法则去指导锻炼，培养、提高健康的心理素质，提高人类对社会、家庭、自然环境的适应能力，保持心理平衡，延缓生理衰老、推迟器质性病变的发生。

四、心理平衡的标准

心理平衡的标准就是运用平衡法则这个杠杆来衡量、检测、指导我们心理平衡，来适应家庭、社会、生态环境；对不良心理刺激能够及时有效地通过自我调节达到心理平衡。心理平衡应是积极的、旺盛有效的心理活动；平稳的、正常的心理状态，对发展变化的社会与自然环境具有良好的适应能力。

（一）心理平衡的标准首先是对社会环境的适应能力

社会是发展的、复杂的，又是残酷的，如何提高生存质量，这就要求我们的心理顺其自然，与时俱进。只有适应竞争激烈的社会才能做到适者生存，这是生物进化的普遍规律。

一个人在人生长河中，不可避免会遇到各种各样的社会问题，如何解决这些社会问题，能不能处理解决遇到的社会问题，如何适应瞬息万变的社会环境？只有不断地调节自己的心理，做到不仅要被动地去适应，而且还要主动地去适应，这是判断一个人心理平衡的重要标志。

人的适应能力往往与人的心理素质有着直接关系。人们在社会化的过程中逐渐形成的人格特征，认知意识水平，耐受控制阈值，社会处理能力，与时俱进的科学信仰，拼搏奋斗的人生目标，直接决定了一个人在社会中的心理定位、生理定位、社会定位。人的一切心理活动和社会活动都是大脑皮质调控的最高层次的意识，心理活动的过程又是受意识的制约。当一个人的心理处于平衡状态时就会体现一个人的躯体健康、思维敏捷、逻辑严谨、反应灵活、情感表达恰如其分。

（二）心理平衡的标准体现在对家庭环境的适应能力

家庭是社会的基本单元，家庭是社会稳定的细胞。家庭不仅承载着人类的繁衍生息，更重要的是满足了两性之间的心理与生理需求，维护社会的稳定。家庭的建立构成了男女双方避风的港湾，共同来面对人生中的风风雨雨，面对各种困难挫折。婚姻的缔结标志着一个人正式撞入社会的围城，肩负起对配偶、子女、双方父母、对社会的法律责任和道德义务，真正把自己的幸福融于爱人、孩子、整个家庭之中。男女是阴阳矛盾的结合，又是夫妻情感的统一。但是由于男女双方的年龄、阅历、家庭出身、文化程度、经济基础、思想觉悟、心理素质不同，直接反映了不同的思想、道德、文化、政治、经济、个性、修养、处世能力等。

从男性来讲，对问题的看法、认识、处事原则大多数是宏观的、长远的、整体的，而女性对问题的看法、认识、处世原则大多数是微观的、现实的、具体的，无论谁来转变对方、改造对方都是绝对不可能的。这就要求夫妻双方要在人生的长河中如何做到和平共处，必须互相尊重、互相支持、互相理解，共同承担起家庭的重任。通过临床调查，80%以上的器质性病变来源于心理疾病，80%以上的心理疾病来源于生存环境，80%的生存环境来源于家庭环境，80%的家庭环境来源于夫妻关系，80%的夫妻矛盾来源于相互间的不了解。

（三）心理平衡的标准反映在对生态环境的适应能力上

生态环境是指地球生物因素的动物、植物、微生物之间和非生物因素的气候变化的水、土、光、热之间相互依赖、共同生存发展的自然世界。实质上是研究人类对生态环境的适应能力，只有按照生态学的自然规律办事，才能更好地保护和发展我们人类自己。

作为有生物价值的高级动物——人，和其他动物一样，也必须顺其自然，适应环境才是生物进化的客观规律。人类为了满足生存的需要去改造环境，或者改造自己来适应生存环境，来保持自己良好的心理状态。否则不适应赖以生存的生态环境的变化，那就必然会被淘汰。

（四）心理平衡的自我评价标准

1. 心襟坦荡，胸怀博大，具有容人之量。
2. 淡泊名利，知足常乐，能够从容安逸。
3. 性格开朗，情绪乐观，经常笑口常开。
4. 心地善良，能为他人着想。
5. 斗志旺盛，事业心强，有追求有理想。
6. 适应性强。

只有做到以上标准，才能做到宠辱不惊，看庭前花开花落，望天空云展云舒；逢得意不轻浮，遇逆境仍从容，……才不至于心胸狭窄，妒火攻心，思维混乱，血压升高，心率增快，消化功能紊乱，内分泌失调。才能不断培养、提高、陶冶自己的情操，才能使人青春长驻。

五、心理平衡的特点

心理平衡是指每个人通过神经调控系统对一切客观事物产生的一种正确认识和反应。人作为一种高级动物，具有高级的心理行为能力，参加社会活动，从事生产劳动，具有明显的社会属性，这是人与其他动物本质的区别。平衡医学研究的主体是人，人的研究主体是心理（也是指人的大脑高级指挥系统）。心理研究主体是与心理因素相关的其他因素。如年龄、性别、文化、职业、遗传、体质、生活习惯、职业行为、性行为、道德观等，都会不同程度地对心理平衡产生影响。心理是一个复杂的系统工程，是通过人体的视觉、听觉、味觉、知觉感受器初步接受外来刺激，迅速将刺激转换为信息，然后通过信息系统快速反馈于中枢调控系统；大脑调控中心接收信息后，立即做出相应的反应，再次变为信息二次返回大脑中枢调控系统。当大脑中枢再次感知这些信息后，便产生了情感反应。这种情感反应中，对心身有益的称之为平衡反应，相反对心身有害的称之为失衡反应。平衡与失衡主要取决于每个人的心理素质。

六、心身平衡的国际新标准

最近，世界卫生组织对人体健康制订了新的标准，它包括心理和躯体的健康状态。

（一）心理健康可用"三良好"来衡量

1. 良好的个性　情绪稳定，性格温和，意志坚强，感情丰富，胸怀坦荡，豁达乐观。

2. 良好的处世能力　观察问题客观现实，具有较好的自控能力，能适应复杂的社会环境。

3. 良好的人际关系　助人为乐，与人为善，与他人的关系良好。

（二）躯体健康可用"五快"来衡量

1. 吃得快　进食时有良好的胃口，不挑剔食物，能快速吃完一餐饭。说明内脏功能正常。

2. 走得快　行走自如，活动灵敏。说明精力充沛。身体状态良好。

3. 说得快　语言表达正确，说话流利。表示头脑敏捷，心肺功能正常。

4. 睡得快　有睡意上床后能很快入睡，且睡得好，醒后精神饱满，头脑清醒。说明中枢神经系统兴奋、抑制功能协调，且内脏无病理信息干扰。

5. 便得快　一旦有便意，能很快排泄完大小便，且感觉良好，说明胃肠功能良好。

七、心理平衡是长寿的秘决

俗话讲"笑一笑，十年少"，这是流传于我国民间的一句谚语。从西医学来讲，平衡的心理可产生出愉悦的情绪，能够消除疲劳，增强吐故纳新，增强机体的免疫功能，释放人体的免疫物质β-内啡呔、免疫球蛋白等。能促进食欲，增进胃肠功能，能使交感神经兴奋性增高，心率加快，心肌收缩力增强，降低脑血管的温度，保持头脑清醒，达到思维敏捷。

国外有人报道把心理平衡总结了十大好处：①增加肺的呼吸功能。②清洁呼吸道。③抒发健康的情绪。④消除神经紧张。⑤促进肌腱放松。⑥有助于散发多余的精力。⑦解除愁闷。⑧减轻社会束缚感。⑨有助于克服羞怯情绪。⑩能帮助人们适应环境。乐观地对待现实，淡漠自己对往日的不幸。

在我国名寺古刹中存有文人雅士书写的一幅幅妙趣横生的对联，思之寓意深远。现举几幅如下：四川峨眉山灵岩寺联："开口便笑，笑古笑今，凡事付之一笑；大肚能容，容天容地，与己何所不容。"河南洛阳白马寺联："大肚能容，容天下难容之事；慈颜常笑，笑世间可笑之人。"山东济南千佛寺诗："笑到几时方合口，从来无几不开怀。"四川乐天凌云寺联："笑古笑今，笑东笑西，笑南笑北，笑来笑去，笑自己原无知无识；观事观物，观天观地，观日观月，观来观去，观他人总有高有低。"湖北当阳玉泉寺联："大肚能容，包含色相；慈颜常乐，指示迷途。"湖南武冈云山胜力寺联："肚肠宽肥容世界，大大大；心肺冷静笑人生，哈哈哈。"世界名人对此也有相同的观点。例如，培根的养性格言是："经常保持心胸坦然，精神愉快，这是延年益寿的秘诀之一。"巴甫洛夫认为"积极、愉快，坚强的意志和乐观的情绪可以战胜疾病，更可以使人强壮和长寿。"埃及150岁的老寿星穆萨认为："宽容使人长寿，而憎恨则损坏健康。"

通过中医学与西医学，从国外与国内，从古至今都证明了心理平衡是身体健康的重要标志。

八、心理平衡失调是造成生理平衡失调的重要因素

人是高级动物，是有思想、有思维、有头脑的，也是与其他动物的重

要区别之一。但由于每个人的家庭出身、性别、年龄、职业、学历、历史背景、社会地位、经济基础、生活水平、身心素质、思想修养不同，对事物的认识和对事物的接受能力及对事物的处理能力也完全不一样。因此平衡失调在不同的人群中就不可避免地形成了。而生理平衡失调首先是心理平衡失调所致。据2003年7月8日《日本经济新闻》报道，东京大学加藤进昌教授等人对1995年地铁沙林事件的25名受害者进行调查，有9人被诊断为患有创伤后应激障碍。经比较发现患者大脑前部带状皮质有萎缩现象，带状皮质位于大脑中心部位附近，与控制恐怖、情绪不快等相关。除了天灾人祸、战争等造成的心理创伤后的应激障碍，长期的精神压抑、负性压力长期影响下，也会形成心理创伤后的应激障碍疾病。从临床统计来看，80%以上的疾病都与人们的心理平衡失调有关，正好符合《内经》"气生百病"的论点。据调查，在现代社会强大的竞争压力下，人们对个人家庭的担忧占调查人数的44.99%。目前我国死于心身疾病者占70%，在健康人群中有60%～70%处于没有疾病却感到不健康的第三状态。

社会是一个十分庸俗化、功利化、复杂化的生存领域，一个人绝对不可能脱离这个社会环境而生存，大多数人被社会潮流推向了洪流之中不能自拔。但是要想有一个健康的躯体，就必须有一个平衡的心态、单纯的心灵，在平庸沉滞的世俗时空中找到自我、保留自我、充实自我、弘扬自我，才能真正找到自身的平衡快乐。

造成心理失调的主要原因不外乎名和利二字，名利的实质是物质与精神的代名词。在现实生活中追求名利成为大多数人的奋斗目标。如何认识名和利，如何对待名与利，直接影响每个人心理健康。因此，对名和利应顺其自然，不可强求，把握有度，不取不义之财，不求苟得之名，脚踏实地地干自己力所能及的事，于心理于健康于事业都有益。否则带给你的将会是苦恼、是衰老、是疾病、是死亡。

在人生的长河中并不是每件事都能按照自己的意志去做，难免会遇到一些不如自己心意的事。例如工作中的失误、遭人非议、领导的批评、同事的误解、同行的嫉妒、事业上的受挫、亲人亡故等特殊情况的发生等，这些往往给人的心理带来创伤，时间久了必然造成生理上的功能失调，甚至造成亚健康状态或器质性病变。还有一种人老是跟同学比、同事比，越比距离越大，越比失落感越重，越比越时运不济，越比社会越不公平。在这种攀比的过程中，造成意志消沉、精神不振。只有用健康的心态、平衡的心理和别人相比，就会得到满足，得到启发，得到精神鼓励，得到前进的动力。只有做到顺境中不骄、逆境中不馁、遇挫折不灰心、逢得意不轻浮、不以优劣论胜负、不以好坏论短长，把名利化为过眼烟云。正确评价自己，正确评价别人，把心理平衡作为自己的长寿之本。据美国生理学家爱尔马试验证明，当人心理平衡时呼出的气呈透明、无杂色；悲痛时产生的"气、水"呈白色沉淀；悔恨时产生的"气、水"呈淡绿色沉淀；生气时产生的"气、水"呈紫色沉淀。爱尔马将人生气的"水"注射到大白鼠身上，几分钟大白鼠就死了。这位专家分析，如果一个人生气10分钟所消耗的精力不亚于参加一次3000米的赛跑。人生气时会分泌出有毒的物质。此外，对别人造成损害的人也属于心理不健康的范畴。因为心理健康的人不会去当小人去算计别人。算计别人的人，他的心理反应极不正常，同时他也会形成精神紧张、心理恐惧、内疚等负性心理，引起中枢神经、内分泌系统功能失调，代谢紊乱，免疫能力降低，不可避免地形成心身疾病。最终在恶劣心境的重压下，遭受各种心身疾病的折磨。毫无疑问，自觉加强道德修养，加强法律政策学习，提高心理素质，对自己、对他人、对社会都有益。

西医学研究证实，一切对人体健康不利的诸因素中，最能使人短命夭亡的就是恶劣的情绪。失衡的心理是一切疾病的根源。

(一) 心理失调的亚健康状态

心理失衡必然或轻或重地影响生理健康，这种心理失调一般称之为亚健康状态、情感障碍或机体的第三状态。平衡医学称之为心理生理疲劳期，疾病的先兆期，亦称之为向心理生理疾病过渡期（即心生疾病的潜伏期）。其临床表现主要为神经衰弱，精神不振，腰膝酸痛，四肢乏力，头晕目眩，失眠多梦，心烦胸闷，性欲减退等一系列生理衰老症状。但经过检查未能发现器质性病变。

天津市卫生部门曾对几个剧团的389名文艺工作者进行心理卫生调查，发现其中46.61%的人患有中度和轻度的心理障碍。1997年北京市31所高校因精神障碍退学休学的大学生就多达 188 人。据有关资料报道，我国有 16% 的大学生存在不同程度的心理障碍。1997 年 4 月在苏州召开的第二届全国情感性疾病学术会议上报道，WHO 称全球在 5 亿各类精神科疾病患者中约有 1.5 亿为心理障碍。

2006 年 8 月 27 日北京青年报报道，"心理疾病，抑郁症的患者正在呈现低龄化的趋势。友谊医院心理门诊柏晓利医生告诉记者，开展心理门诊 5 年来，在近千人的就诊中青少年达到了 50%，其中一半是抑郁状态或有抑郁情绪。表现为内心不快、厌学、焦虑、偏执和敌意，人际关系障碍等。"

（二）心理失衡的心理疾病

心理疾病造成的原因均与心理因素有关，其中主要是受社会外环境的影响，导致心理生理内环境的变化。例如，在第二次世界大战期间，由于人类心理受到战争的应激效应，致使英国伦敦遭受每一次空袭后就会出现大批消化道溃疡和急性消化道出血病人。苏联列宁格勒的居民则出现了大批"围城性高血压病"。这些心身相关的问题引起了医学界的高度重视。

心理性疾病比较多，从临床统计来看，80% 以上的疾病都与人们的心理因素有关。如原发性高血压、冠心病、消化道溃疡、胆囊炎、胆结石、非特异性结肠炎、糖尿病、过敏性哮喘、癌症等

1. 社会心理调查表明——严重的精神创伤易患癌症

卫生统计信息中心公布 1997 年我国癌症死亡率城市地区 135.39/10 万，农村地区 107.66/10 万。大城市男性 173.66/10 万，一类农村男性 181.55/10 万。据 2003 年 7 月 9 日健康报报道，沈阳市近八成市民身体有恙。身体健康者占 22.04%，亚健康者占 30.6%，患疾病人群占 43.07%，残障人群占 4.3%，心理状态很差者占 3.8%。恶性肿瘤患者占城市居民死亡的首位。除环境污染、生活习惯，其中主要是心理平衡失调、机体抵抗力下降所致。根据肿瘤专家报道：81.2% 的癌症病人在患病前均受过应激事件（或称负性生活事件）的打击。如家庭成员遭天灾人祸，家庭被撬，财产丢失，重病伤残，配偶死亡，亲人离散等意想不到的特殊事件；以及夫妻关系长期不和，人际关系长期紧张，使心理长期处于压抑状态的负性

情绪之中。经过长期的反复刺激的积累过程，引起大脑中枢系统的功能紊乱、失调，甚至达到被破坏的程度，使整个机体功能下降，提前启动癌症基因程序，引发细胞变异，形成癌症。一般情况下，癌症的形成在心理应激反应中分为三个时期。第一阶段：即心理创伤对中枢神经调控系统的刺激产生的应激反应阶段。引起肾上腺素分泌增加，心率加快，体温和肌肉弹性降低，临床表现为头痛，疲倦，体质衰弱或肌肉酸痛，食欲不振等先兆表现的亚健康状态。第二阶段为中期对抗阶段：是应激情绪持续在 10 年左右的时间而造成大量肾上腺素分泌增加，引起毛细血管的痉挛，造成高血压升高、血脂升高，同时引起机体整体功能下降，神经系统、内分泌消化等系统功能紊乱。严重影响胃肠道的吸收，造成能量不足。第三阶段，晚期癌症形成阶段，实质上为能量耗尽阶段：调控系统功能完全被破坏，体内储存的能量极度被消耗，免疫系统严重被破坏，身体再也不能适应或抵抗应激反应，减弱或失去了对体内细胞突变的免疫监控能力，从而导致癌症的发生。

2. 心理失控是诱发精神分裂症的主要原因

据国家卫生部卫生统计信息中心 1997 年统计居民死因，精神病排在第 9 位，神经病排在第 10 位，呈明显上升趋势。精神分裂症目前虽然病因不明，但精神病专家共同认为，所有的精神病患者都有直接的环境诱发因素。据有关资料报道，特别严重的负性心理超越了正性心理调控的最后一道防线时，就达到了自由王国的思维模式——精神分裂症。杭州市 20 世纪 50 年代末精神症的患病率 1.15‰，20 世纪 70 年代上升到 9.12‰，20 世纪 80 年代上升到 14.28‰。辽宁 20 世纪 50 年代精神症的患病率 5.4‰，20 世纪 80 年代上升到 11.14‰，20 世纪 90 年代上升到 15.5‰。卫生部 2002 年 10 月 10 日公布目前全国各种精神疾病人数已达 1600 万人，占总人口的 1.23%。这些数字客观地反映了我国精神病的增长趋势。根据有关专家预测，在未来的 10 年中，世界上的精神病的患病率还会增加。

3. 糖尿病应属于心理性疾病范畴

糖尿病从病理生理学来讲属于内分泌系统疾病，但从平衡医学观点分析亦属于心理疾病范畴。通过流行病学调查证实，90% 以上糖尿病患者均有环境诱发因素。如长期的精神紧张，突发事件的精神打击，反复的心理折磨，均是造成糖尿病的主要原因。从西医学讲，糖尿病发病的直接原因是胰岛素绝对或相对不足，而胰岛素的分泌又直接受植自主经功能的影响。人的心理因素可通过大脑边缘系统和自主神经影响胰岛素的分泌。当人处于高度紧张、焦虑、忧伤、恐惧等精神状态时，有可能导致胰岛细胞功能发生障碍，而形成糖尿病。20世纪80年代初，我国糖尿病的发病率0.67%，1996年上升到3.67%，20年增长了5~6倍。1995年我国糖尿病患者约2500万，2003年已突破4500万，每年将增加74.5万以上的糖尿病患者。糖尿病已成为继心血管病、癌症之后的第三大致死性疾病。

4. A 型行为是冠心病的危险因素

A型性格特点为有雄心壮志、喜欢竞争；性情急躁、缺乏耐心、易于激动；有时间紧迫感、行动匆忙；对人有敌意。而把与此相反的性格称B型性格。国外报道，具有A型性格者冠心病的发病率是B型性格的2倍，冠心病的复发率是B型性格的5倍。1978年世界心肺和血液研究协会指出，A型行为对冠心病发生的作用超过年龄和吸烟等危险因素。焦虑、愤怒、负疚和沮丧的心理刺激，都能引起交感神经或副交感神经兴奋的快速波动，会使已有心肌损害者心律失常。

（三）心理疾病的临床分类

1. 神经与精神系统心理疾病

心理疾病其病理改变主要在大脑，虽然产生的精神症状不同，但是主要表现为神经病学中与脑损害有关的疾病和精神病学中的绝大部分疾病。如神经官能症、反应性精神病中的心理因素是主要致病因素，在精神分裂症和某些脑器质性精神病中，心理因素则是主要诱发因素。

2. 器质性心理疾病

心身疾病其病理改变在大脑以外的躯体各系统器官。虽然病理改变发生在子系统，但在病人的症状中普遍存在心理障碍，有的明显伴有不同程度的精神症状。这些疾病的致病因素虽然伴有物理的、化学的、生物的，但是心理因素在发病机理中又起着重要作用，故称为心身疾病。

例如，一个人长期反复地处于心理情绪的消极状态，可使机体的某一器官发生功能紊乱，形成器质性疾病。表现在循环系统为血压升高或降低、心率增快或减慢、心律失常、心悸、面色潮红或苍白、发热、晕厥等，形成心律不齐、高血压、心肌炎、冠心病等。表现在消化系统可见厌食、恶心、呕吐、腹胀、腹鸣、腹泻或便秘等，形成胃炎、十二指肠炎、胆囊炎、结肠炎等。表现在呼吸系统可见胸闷、气短、咳嗽、哮喘等，形成肺炎、支气管炎、支气管哮喘、肺心病、肺结核等。表现在泌尿系统可见尿频、尿急、多尿或排尿困难、尿潴留等，形成肾炎、肾盂肾炎等。表现在皮肤系统可见皮炎、皮疹、瘙痒、脱发、斑秃、多汗、局部浮肿等。表现在内分泌系统可见甲状腺功能亢进或减退、肥胖症、糖尿病，形成甲状腺肿大等。表现在生殖系统为性功能亢进或减退、阳痿、早泄、阴冷、经前期紧张综合征、月经不调等。同时还伴有中枢神经系统递质儿茶酚胺和肾上腺皮质激素等分泌异常。

3. 继发性心理疾病

突发事件、意外性天灾人祸、外伤等物理、化学因素直接损伤破坏躯体各系统器官，虽然心理因素并没有直接参与形成器质性疾病，但病人的心理对意外伤害的承受能力直接影响病人的治疗与康复。例如，突发性的意外车祸形成的外伤，虽然超越心理因素，但是外伤引起的痛苦问题、伤残问题、功能修复问题、住院费问题、工作及前途问题等，便会形成十分复杂的心理情绪，带来的便是烦躁、胸闷、忧虑、失眠，甚至对生活失去信心等消极心理，直接影响机体免疫、代谢、血液循环、伤口愈合、功能恢复、并发症的发生等，延缓机体康复的主要是继发性心理疾病。

第五节　生理平衡学说

生理平衡学说是反映人体机能活动规律的一门科学。人体的组成是由结构和机能不同组织器官和系统组成。无论在完整的机体内或在完整的微小细胞中，都能反映在结构上严密组织、机能上密切配合，协调一致来适应生存环境的变化。人体内的这种调节机制就是生理平衡系统。这种生理平衡系统是天生的、自然的、强大的；是人类进化几百万年来生存在千变万化的地球表面通过反复演变、更新，逐渐使我们人类自己为了生存来适应生存环境，使机体与地球表面物质能量交换达到动态平衡。

一、元素平衡系统

机体为了保持与生存环境的需要，建立与地球生存环境的平衡，通过检测体内的微量元素恰与地壳元素的含量相一致，同时人体内的微量元素与海水几十种元素的含量也是一致的。这种人体内元素平衡的机制是一个十分复杂的系统。主要根据机体生理平衡的需要来调节体内微量元素的多少。现代研究证实，危害人类健康最大的各种心脑血管疾病和癌症，均与人体内的元素平衡失调有关。如心脏病与钴、锌、铬、锰等元素有关；脑血管疾病与钙、镁、硒、锌低而含铜高有关；鼻咽癌与镍高，硒、锰低有关；肺癌与锌低而铬镍高等有关；肝癌与锰、铁、钡低而铜高等有关系；克山病与大骨节病等与硒等缺乏有关。

二、体温平衡系统

人体的正常体温应保持在36.5℃~37℃，便是进行能量交换达到动态平衡的重要标志，也是机体进行新陈代谢和正常生命活动的必要条件。体温的相对稳定有利于产热与散热过程中保持动态的平衡。这主要是由中枢神经系统不断进行调节的结果。人体通过自主性和行为性体温调节将人体的温度控制在37℃左右，由于致热源的作用可使体温调节中枢的调定点上移而引起调节性体温升高。一般发热是发热性疾病的重要病理、生理过程和临床表现所致。一般体温38℃左右称为低热，39℃~40℃称为高热，超过40℃称为超高热。

三、血压平衡系统

血压平衡系统是直接反映人体生命体征的重要组成部分。动脉压正常值为：收缩压90~140mmHg，舒张压60~90mmHg。成年人收缩压140mmHg以上或舒张压在90mmHg以上均称为高血压，高血压与正常血压之间称为临界高血压。高血压常见于原发性高血压、肾病高血压、肾上腺皮质和髓质肿瘤、颅内压增高等。血压低于90/60mmHg称为低血压，常见于休克、心肌梗塞、心功能不全、心包填塞、肾上腺皮质功能减退等。

四、酸碱平衡系统

机体内组织细胞必须处于适宜的酸碱度环境中，才能进行正常的生命活动。酸碱度一般以 H^+ 浓度的负对数即 pH 值来表示。正常动脉的 pH 值为 7.35~7.45，平均 7.4。生命所能耐受的极端 pH 值是 6.8 和 7.8。临床低于 7.35 为酸中毒，高于 7.45 为碱中毒。当机体内酸性物质过多而失代偿调节时易发生酸中毒，主要引起中枢神经系统和心血管系统的功能障碍。代谢性酸中毒时中枢神经系统功能受抑制，病人表现乏力，知觉迟钝，严重者可有嗜睡或昏迷。严重的呼吸性酸中毒可发生 "CO_2 麻痹"。酸中毒时由于回心血量减少，严重时可发生休克。当体内碱性物质相对或绝对增多而代偿不足时易发生碱中毒，严重的碱中毒引起病人烦躁不安、精神错乱、谵妄、面部和肢体肌肉抽动、手足搐搦和惊厥，且碱中毒常伴有低钾血症。

另外，病人还可有酸碱中毒，同时存在的混合型酸碱平衡紊乱，pH 值或高或低也不正常。香港自然疗法陈伟健医师认为，每个人身体的运动都有特定的韵律。早上身体的酸性会多一点，因为晚上身体会自行将碱性分解，变化成能量，供日间使用。到下午 3、4 时左右，体内碱性渐渐减慢分解。若以上韵律紊乱了，酸碱度便失去平衡，各种疾病亦随之而起。若体内酸性过多，便会形成分解代谢，引起风湿性关节炎、低血压、稀便或腹泻、水肿、偏头痛等。若体内碱性过多，便会出现 "合成代谢趋势"，引起退化性关节炎、高血压、便秘、口疮、糖尿病、骨质疏松、鼻炎、尿频、动脉硬化等。

五、血糖平衡系统

血糖是检测胰脏功能或内分泌系统疾病及其他相关疾病的主要指标。一般空腹血糖正常值 3.89~6.11mmol/L。超过正常值，首先考虑胰岛素分泌不足，其次是考虑某些肝糖原加速分解的疾病，如甲状腺功能亢进，肾上腺功能亢进，胰岛细胞瘤及脑外伤、脑出血、脑瘤等。低于正常值首先考虑胰岛素分泌过多，如 β 细胞瘤或胰腺瘤，注射胰岛素及口服降糖药物；垂体前叶肾上腺皮质甲状腺功能减退；血糖来源不足，可见于长期营养不良、急性肝损害、肝癌等。

六、血脂平衡系统

人体内的血脂分为外源性和内源性两类：外源性血脂是指来自富有含胆固醇的食物；内源性血脂是由人体自身合成的，主要在肝脏。外源性和内源性血脂互相制约，当所进食物中胆固醇含量增高、肠道吸收增加时，血脂浓度即增高，肝脏内的合成则受到抑制；反之，当胆固醇摄入减少时，肝脏合成加速，以维持血脂平衡。

肝脏是脂类代谢的重要场所，脂类的吸收、转运、合成和分解均和肝脏的功能状态有关。正常情况下，脂类的吸收必须经肝脏分泌的胆汁酸盐来乳化。肠道吸收的脂肪酸进入肝脏并重新合成甘油三酯、胆固醇和磷脂，同时肝脏还合成负责运输脂肪的蛋白质（即载脂蛋白），两者结合成为脂蛋白，转运入血液循环，以被其他组织利用或贮存。而胆固醇、磷脂、甘油三酯又在肝脏内分解代谢为胆汁酸或氢化为碳和酮体。当肝脏代谢异常时，人体就不能正常调节脂类代谢，血脂、载脂蛋白和脂蛋白都可能发生一系列的变化。此时如果仍进食高脂食物，将导致血脂浓度持续增高，脂类代谢异常，最终导致高脂血症。高脂血症的标准：符合下列任何一项者均可诊断。TC > 7.65mmol/L（250mg），TG > 7.22mmol/L（200mg），LDL－C > 4.16mmol/L（160mg）HDL－C < 0.91mmol/L（35mg）。

七、体液平衡系统

体液平衡系统也是机体不可缺少的重要系统之一。从体液的重量而言约占人体体重的60%。体液2/3分布于细胞内，1/3分布于细胞外。体液中的各种无机盐，一些低分子有机物和蛋白质都是以离子状态存在的，故称为电解质。细胞外液的阳离子以K^+为主，阴离子以HPO_4^{2-}和蛋白质为主。水电解质代谢紊乱在临床上十分常见。许多器官系统的疾病，一些全身性的病理过程，外界环境的某些变化及某些医源性因子均可导致水电解质紊乱。水电解质代谢紊乱本身又可使全身各器官系统，特别是心血管系统、神经系统的生理功能和机体的物质代谢发生相应的障碍，严重时可导致死亡。

八、免疫平衡系统

免疫平衡系统常见的有体液免疫、细胞免疫、自身抗体等几个方面。免疫平衡系统被破坏必然导致机体免疫系统疾病的发生。免疫系统的平衡对机体的健康长寿起着非常重要的作用。

人体的平衡系统还反映在各个方面、各个部位，人体的各个脏器都是一个平衡单位，各个局部都是一个平衡的整体。通过大量的实验数据证实，人体的每个部位都具有神奇的自我保护功能和天然的防御作用。美国科学家发现，皮肤能产生或改变某种激素、酶和其他物质，是一种复杂的器官。如皮肤划破了，几天以后皮肤可自己愈合，骨折病人几个月也会自己愈合，当胃切去4/5，经过一段时间又能恢复到原来胃脏功能水平。急性肝炎病人只要卧床休息，保证营养，不用药物治疗也能自愈。如果将溶血性链球菌滴在人的手背上，如果局部有30000万个，一个小时后就剩下170万个，两个小时就可减少到7000个，痢疾杆菌20分钟即可全部被消灭。

人体防卫系统犹如机体的层层防线，时时刻刻防御着细菌的侵入。如眼泪中含有大量的溶菌酶素，抗菌能力极强，即使把一滴泪水加入到2升清水中稀释它仍具有杀菌能力。口腔的唾液含有多种酶、电解质、蛋白质、氨基酸、免疫球蛋白和激素等多种成分，对细菌具有强大的杀伤作用。如果细菌进入胃后，胃液的销蚀力极强，细菌也很难通过。鼻黏膜也是人体的第一防线，当细菌侵入以后，一个喷嚏就可能把他们都喷出来。假如当有的细菌进入气管、支气管，管道的黏液将把细菌粘住，随着气管绒毛纤维的不断摆动使其上移，通过咳嗽排出体外。通过以上大量事实证明，得病与不得病并不简单取决于致病因素，更主要的取决于机体本身内环境的平衡。

第六节 环境平衡学说

环境平衡主要是指生存环境，狭义上讲是指人类的生态环境，也是人类赖以生存发展的外部环境。生态环境广义上讲是指地球生物因素的动物、植物和微生物之间，与非生物因素的气候、水、土、光、热之间相互依赖和相互制约的关系。作为以人类为主体的生物群所处的生存环境主要包括社会环境与自然环境两个方面。人体通过参与各种社会活动，不断进行物质、能量、信息的交流，来保持心理的平衡状态。同时，人类还必须尊重自然、热爱自然，使自己的心理和生理融于大自然之中。因为人的一生实际上就是对环境不断适应的过程。这个过程不是一时的事，而是存在于我们每个人整个生命历程之中。爱因斯坦说过："人的最高本领是适应环境的能力。"实践证明，"物竞天择，适者生存"。因此生存环境如何直接决定着每个人的生存质量。生存环境也就是我们中医阐述的"天人合一"的伟大理论。下面就将社会环境，自然环境对人类生存的影响简介如下：

一、社会环境

社会环境亦称为人类赖以生存的第四环境。主要是指政治、经济、文化、科学、人文地理、语言文字等各种社会因素所决定的人与人之间的社会关系，也就是人类个体所处的社会群体进行社会活动的必须生存条件。社会环境还可分为大环境和小环境。大环境主要是指国际形势，社会制度，国家政策等；小环境主要是指家庭，夫妻关系，婆媳关系，子女关系等。此外还包括工作单位中的人际关系、领导与被领导的关系、亲朋关系等。

社会是复杂的，人与人之间的关系也是非常复杂的，相处不好就会直接影响人们的心理健康。在以经济建设为中心的改革开放时期，对人的心理，特别对在传统东方文化教育培养下的一代群体影响较大。对新形势下出现的下岗，自谋职业等新事物、新问题，当时有的人接受不了，因为过去大锅饭惯了，看到个别干部的腐败现象理解不了，听到不送礼不办事，有钱能使鬼推磨的现象承受不了……这就要求我们对待事物必须以宏观的、发展的眼光去看待这些问题。我们首先要看到社会稳定，人民物质生活水平的提高，向发达国家的档次迈进，这是主流。对于人际关系必须了解影响人们相处的各种复杂因素，以便选择最佳的人与人相处的方式。要不断培养和优化自己的心理素质，这是与人友好相处的前提和基础。不妨用"三个代替"来处理人际关系。如用欣赏代替嫉妒（当别人工作、事业、生活比自己强，容易产生嫉妒心理，这时应该看到他给我们提供了很好的榜样，使你获得奋发向上的动力），用同情代替厌恶（在生活工作中常碰到一些小人，总爱在背地挑拨是非、暗箭伤人，俗称叫人厌恶的人，尽管他并未加害于你，但你却很难与这样的人相处。怎么办呢，可采用同情代替厌恶的方法，去同情他、理解他、宽容他的一些做法和习惯），用帮助谅解代替愤怒（在日常生活中可能会遇到少数人对你极不友好，处处和你作对，对这种人最好能用帮助谅解代替愤怒，不要与之过多计较，在他有困难的时候诚心诚意去帮助他。人都是有感情的，当你这样做了以后，相信他会改变对你的看法）。使自己的心理能够上升到高素质、高层次，真正做到大人不计小人过，使自己逐渐适应生存环境。

　　家庭是一个小的社会单元，更是一个非常重要的生存环境，对人的心理健康起着重要的决定作用。第一阶段，从出生后的婴幼儿期和青少年时期的成长阶段。家庭环境如何，学校教育如何，学校周边环境如何，直接影响着子女的性格和心理，甚至会影响一个人的一生。例如，父母的言行、性格、职业、文化、经济；老师的育人方式、方法、师表模式等将会潜移默化地铸造一个人的习惯和性格。第二阶段，从青年时期到中年时期。习惯造就人的性格，性格决定了人的命运。我们在青年时期，无一例外地都要面对就业、工作、深造和结婚、养育子女，而总有那么一小部分人不能够适应社会，更处理不好家庭这个小环境事物的矛盾。当我们遇到挫折和困难的时候，每个人的承受能力是不同的，这一部分人在压力下所表现出来的心态不同于健康人，出现自我苦恼愤怒、向家人发脾气、远离亲朋好友等一系列心理不健康的表现。青年时期是我们生理的黄金季节，也是走上社会走向成功的第一步，更是我们人生的重大转折点。如何调整好自己的心态，不断提高自己的心理素质，增强自己对生存环境的适应能力，为未来的事业成功和家庭幸福打下一个良好的基础。当我们处在中年时期时，正式标志我们进入生理性衰老期，但是在心理上进入成熟期。这就形成了一对反差和矛盾，如何处理好这个矛盾直接关系到一个人是否能顺利健康地渡过中年。毕竟中年期为多事之秋，是每个人一生中的关键时期。我们既要承担社会责任，还要承担家庭责任；既要承担照顾赡养老人，还要抚养教育下一代。其中，夫妻关系的好与坏直接影响着生命的质量。由于夫妻之间的性格、特点、文化修养、社会地位、思想道德、处世哲学都不一样，总会有各种矛盾暴露在夫妻面前。我们如何面对、理解、解决这些矛盾，其中主要是如何调整双方的心态。由于男女双方的生理特点不同，表现出的心理特点、思维方式也是不同的。一般男性考虑问题是宏观的、整体的、长远的，而女性考虑问题则是微观的、具体的、现实的。夫妻双方都不可能按照自己的意志来改变对方。如果夫妻长期处于矛盾、冷战等这种恶劣的环境中，自我调节不好，理解不了对方，家庭将会成为人们加速生理性衰老，进入病理性衰老，甚至成为提前死亡的坟墓。这就要求双方必须相互信任，互敬互爱，相互谅解，共同承担照顾老人、抚养孩子的义务，共同撑起人生的风帆。希望我们不要中途掉队，而是共同打造我们的舰船，驶向人生长河的彼岸，使家庭真正成为避风的港湾。第三阶段为老年阶段。老年阶段是人生中最长的一个阶段，大部分人已经尽到了自己的家庭责任、社会责任、历史责任。如何面对老年，面对衰老－疾病－死亡三部曲，是摆在每个老年人面前的一个重大课题。

二、自然环境

自然环境亦称原生环境，主要包括地质、地形、气候、海河湖泊、土壤，植被等自然要素的复合。第二是次生环境，是指被人类活动改变或污染的自然环境。第三是指人工建造的道路、房屋及各种设施等构成的人工环境。亿万年来，地球以自己的方式年复一年地维持着一切生物之间的平衡。由于人类干预太多，影响了自然界生物间的平衡。人口的急骤增加，科学的不断发展，原始资源的逐渐减少，必然导致人类赖以生存的自然生态环境的受到破坏，直接或间接动摇着人体内环境的稳定，给人类带来了意想不到的麻烦。据《海外星云》杂志 1993 年第 3 期报道；由 1575 位科学家包括 99 位诺贝尔获奖者联合发表声明，警告人类面临着灾难。其主要依据是臭氧层变薄，空气污染，浪费粮食和水，海洋受毒，农地受损，森林面积缩小，动植物种类减少。这份声明最后警告说："在我们能够避开现在所面临的威胁及人类前景不可估量的消失之前，我们剩下的时间不超过 10 年或几十年"。虽然说得有些夸张，但也说明了人类赖以生存的自然生态环境的破坏越来越严重，对人类已经带来了很多灾难：2003 年春天，突然在中华大地上出现了"非典"，一瞬间席卷了全国 20 多个省市，使中国人民感到了恐慌、焦虑和窒息。2005 年印度尼西亚发生的海啸，使十几万人受难。2002 年感染的西尼罗河病毒就有 4000 人，死亡 246 人。全世界每年感染甲型肝炎 140 万人，乙型肝炎 3000 万~5000 万人，死亡 100 万人；肺结核每年新增感染人口为 1 亿人，死亡 200 万~300 万人；疟疾每年感染 3 亿~5 亿人，死亡在 150 万~270 万人；登革热每年感染 5000 万人，死亡 2 万人；霍乱每年感染 200 万人，死亡 2 万人等。这应该引起全人类的高度重视。下面重点介绍一下水、空气、土地生态环境的破坏给人类的生存质量带来的影响。

（一）水源对人类的影响

1. 水资源的减少

水是生命之源，特别是人类生存中不可缺少的重要物质之一。约占人体的 60%，人们在日常生活中一天也离不开水。但是水源的污染和水源的减少，却可直接影响着人类的生存质量。根据世界水文专家协会主席米歇尔·奈特曾在北京召开的第 30 届国际地质大会上披露："全世界每天至少有 5 万人死于水源污染引起的各种疾病，发展中国家每年有 2500 万人死亡不洁水。"水利部部长钮茂生曾发出警告，如果不迅速采取行动，30 年内我国的干净饮用水就会枯竭。调查表明，饮用水源已构成威胁 12 亿人口生存的尖锐问题。我们的国家正式列入世界缺少水资源的国家行列，缺水的人口占到总人口的五分之一。特别严重缺水的地区主要分布于我国的华北地区、西北地区。为了解决这两个地区的部分饮用水问题，国务院正式启动南水北调工程，分三路从长江引水。有关资料报道，我国的水资源相对不足，污染也是非常严重的。1998 年 1 月 1 日创刊的《中国绿色报》报道了中国科学院和中国工程院 135 名院士联合发出呼吁："行动起来，拯救黄河"。从 1972 年以来，具有中华民族的象征、中华文明的摇篮的黄河，几乎连年短流，且一年比一年严重，致使黄河流域的生态环境正在继续恶化，直接威胁着下游经济的发展。造成黄河断流的原因主要是中上游的植被被破坏，缺乏科学管理所致。

由于地下水的不断开采，不少城市与地区成为缺水城市，不得不投资建造引水工程。据统计我国目前已有 100 多个城市造成地下水开采过量，其中北京每年开采地下水 26～27 亿立方米，造成超采地下水 40 亿立方米，地下已是漏斗状。全国目前已有 24 个城市均出现了地下水位降落漏斗。漏斗面积正在逐年扩大。特别位于海淀区公主坟的地下水下降到岩石层。不少城市由于水位下降造成陆地下沉。上海地区新中国成立后地面下沉 1～2 米。许多地方降到海平面以下，造成海水入浸，水质恶化。太湖流域的苏锡常地区 20 年间地面下沉 1 米，造成底层开裂，管道错位，防洪工程能力大大降低。此外，不少城市地下水质受到不同程度的污染，出现总硬度、硝酸盐超标现象。

2. 水资源的污染

我国最早在 20 世纪 70 年代，报道松花江畔发现因工业废水污染水源，造成水俣病的存在，致使一些渔民食用被污染的河鱼，出现向心性视野缩小，运动失调和肢端感觉障碍症候群。当地人群的胃癌、肝癌死亡率均与食鱼量有密切关系。20 世纪八九十年代科研人员在黄浦江、松花江肇源县江段，武汉东湖分别发现 247、260、102 种有机污染物，其中有一部分为致癌物、可疑致癌物、促癌物及致突变物。山东于 20 世纪 80 年代末曾对微山湖湖区 20 余万人群调查显示：湖区人群恶性肿瘤死亡率为 13.2/万，而对照组为 89/万。恶性肿瘤排在首位，对照组排在第三位。住在城市长期饮用加氯消毒制水工艺，也是危害人群健康的污染源。因为加氯消毒的自来水中含有三氯甲烷等具有致癌或致突变性物质。1998 年 1 月 4 日徐州市区日供水 20 万吨的地面水厂因水源水质急剧恶化而被迫停产。致使约 40 万居民吃水困难。通过有关资料报道，我国的水源污染相当严重。长江、黄河两大水系虽经治理，但人为污染也是相当严重的。特别造纸厂、化肥厂等污水处理治理不当，严重污染了河流湖泊，以及无限制地使用农药和化肥造成地下水污染。由于工业垃圾及海洋石油的渗漏，工业垃圾及污水汇流大海，造成海水污染。海洋污染不但影响了海洋生物的生长，而且降低了海水的蒸发量，减少了全球的降雨量，加重了气候的反常程度，更加促使生态环境的恶化。根据联合国的数据，450 立方千米的废水被倒入江河和湖泊。专家说，要想稀释这些污水，就需要 6000 立方千米的干净水。这相当于全世界可利用的流动淡水资源的三分之二。2006 年 8 月 27 日北京青年报报道"八百里秦川，一千里污染。"全长 500 多公里的渭河在宝鸡以下全程污染逐步加剧，到达潼关进入黄河时已全部变成劣五类水质。黄河支流延河的监测断面有 40% 为劣五类水质。汾河有 66% 为劣五类水质。三峡水库干流仍然保留着三类水质，但库区支流水质逐渐变差，有 57% 为四类水质。据统计，世界人口几乎一半患有与水缺乏或受污染相关疾病，其中腹泻最为致命。

（二）空气对人类的影响

气温、气压、湿度等天气变化本身，就是大气的物理变化和化学变化。人体内的物理变化和化学变化和大气的物理变化、化学变化始终是保持相对平衡的。从新生儿的第一声啼哭标志着生命第一要素——自主呼吸的开始。从此每个人的生存与健康每时每刻都在向空气索取着生机和活力。空气就成为人类生命活动中必不可缺少的重要物质。如果供氧不足，就会影响大脑的工作效率。空气新鲜，含氧量高，就能保证大脑有足够的氧气供应，有利于提高大脑高级中枢对机体平衡的调控能力。给人类提供氧气的主要来源是森林、树木、植物。8000 年前，地球陆地面积的 40% 都覆盖着森林，约有 60 亿公顷。后来人们大量地砍伐森林，特别是在中东、地中海盆地、东南亚和远东地区。目前，我们只剩下 39 亿公顷的森林，其中 95% 是"天然"林。据有关资料报道：一亩树林每天吸收各种灰尘 22～60 吨，二氧化碳 66 公斤，二氧化硫 4 公斤。每天可蒸发水 42 吨，一亩树林比无林区多蓄水 20 吨，一亩松林一昼夜可以分泌杀菌素 2 公斤，一亩防护林可以保护 100 亩农田免受风灾……可全球的森林面积已由人类文明初期的 76 亿公顷减少到 28 亿公顷，仍以 2% 的速度砍伐着。工业三废造成的酸雨又加速森林的毁灭。1993 年 2 月 15 日我国科学家钱学森投稿《森林与人类》杂志，对我国的森林状况表示忧虑，深感我国林业严重落后，同世界各国相比，我国森林覆盖率要排到 100 多个国家之后。致以不少大城市和地区的空气污染严重。据有关报纸报道，由于人口急骤增加，大工业的崛起，森林的不断砍伐，植物的破坏，致使人类生存的重要物质空气受到污染，将给人类带来不可避免的损害。71 岁高龄原能源部部长黄毅诚向有关领导披露了北京大气污染的严重情况。在北京日常大气中，二氧化硫含量达到 100 分克/立方米，超过国际标准的 5 倍。据联合国环保局监测，北京是世界上大气污染最严重的十大城市之一，排名正数第七，倒数第三。一些西方国家驻华大使馆及领事馆工作人员为此拿到了本国政府发放的环境保护费。1997 年 11 月 21 日～27 日国家环保局对全国大城市的空气状况进行监测，发现污染最为严重，最密集的城市是北京、重庆、广州三个。重庆污染是"煤烟型"，广州污染是"汽车尾气型"，而北京污染是"煤气＋汽车尾气型"。按污染程度北京排第一位。北京与大连城市相比，大连的空气污染指数平均为 50 多一点，而北京高达 268，是大连的 5 倍。据 1998 年 9 月 16 日参考消息报道，在中国的 90 座主要城市里空气质量达到政府规定一级标准（每立方米空气中，平均二氧化硫浓度为 0.02 毫克）的城市只有 11 个。

随着我国加入世贸，承办 2008 年奥运会，中央对北京市提出了更高要求，投入了大量资金，使北京市的植树绿化面积大大增加。改造工厂污水污染，减少燃煤，使北京的晴天达到了 180 多天。根据国家环保局规定，我国的空气质量分为 5 级：优——API 值 0～50；良——API 值 51～100；轻度污染——API 值 101～200；中度污染——API 201～300；重度污染——API 值＞300。API 值不同对人类健康影响不同；API 值在 0～100 时对健康没有影响；API 值在 101～200 时，少数敏感体质人群或某些疾病（心脏病或呼吸系统疾病）可有轻度影响；若 API 值在 201～300 时对敏感体质人群会有明显影响（可出现眼睛不适、气喘、咳嗽等症状）；API＞300 时，对健康人群也会出现症状，运动耐受力降低，可能会提前出现某些疾病。

新疆石河子地区职业病防治部门对 4515 名机动车驾驶员进行了尿卟啉

测定，发现阳性 201 人，占 4.4%。铅是一种有毒的金属元素，人体内铅的蓄积会导致生理功能的改变，严重时还会导致急性或慢性铅中毒。轻微症状是一系列神经衰弱症状，严重时可出现贫血，肾炎和高血压，还可发生神经炎和脑部疾病，或动脉硬化，蛋白尿，消化道溃疡和眼出血等。

2006 年 8 月 26 日全国人大"出笼"环境执法检查报告指出，全国范围内仍有 40% 的城市空气质量劣于国家二级标准，存在着不同程度的污染，其中主要污染物是二氧化硫和可吸入物。大量的二氧化硫排放导致了酸雨污染。全国三分之一的国土面积受到酸雨的影响，严重危害土壤质量和食物安全。2006 年监测的 696 个市县中，有一半以上都出现了酸雨，个别地方酸雨频率达到百分之百，已经到了逢雨必酸的地步。这已经引起中央政府的高度重视。

（三）土地的污染

随着现代化工业化进程的加速、生活水平的提高、环境的改善，传统感染性疾病得到了有效控制，但变态反应疾病的患病率在世界范围内都逐渐上升，这与大气生物学有关。据北京协和医院变态反应科乔秉善、王良录报道："从 1990 年至 2000 年 10 年间我国城市儿童哮喘的患病率从 0.11% ~ 2.09% 上升到 0.12% ~ 3.34%；发达国家变态反应疾病的人群患病率高达 20% ~ 40%。"

人类的生存与发展离不开土地生长的粮食、蔬菜……由于社会的发展、人类的文明、科学的进步、人口的急剧增加，致农业生产过程广泛地、无限制地使用农药和化肥，这不仅破坏了土壤结构，而且加速水质污染。由于有利于人类的生物群被杀灭，使虫害增加，使少数适应性较强的生物失去了天敌和其他条件的制约，出现超常繁衍。这又导致化学剂使用的增加。不但污染了生态环境，而且造成杀灭有益生物群的程度更加严重，形成一个加速度的恶性循环圈。据联合国世界卫生组织统计，全世界因老鼠传染疾病的死亡人数远远超过战争。作为杀虫剂的 DDT 在南极洲的企鹅的身体中被发现，在北极的鲸鱼中也检出含 DDT 在内的 6 种杀虫剂，所以 DDT 早就列入禁用之列。

据英国《泰晤士报》报道，挪威科学家最近发出警告，聚氯联苯造成的环境污染，已经使北极熊出现性别紊乱，有七只雌性小北极熊长出了雄性器官。有研究表明，聚氯联苯也能给人造成危害。丹麦、英国、法国都报道过，男性的生育能力大幅度下降就是像聚氯联苯这样的工业化学物质造成的。

人类每天都生活在 620 万种化学物质中，每周均以 2.06 万种的速度增长着，每日使用的化学物品达 5 万多种。据报道美国有 2 万癌症患者是由农药污染而引起。美国科学院 1987 年 5 月的一份报告指出，农药污染最大的食品是番茄、马铃薯、橘子、莴笋、牛肉等。

联合国环境规划署报道，在北美洲有 4 亿多公顷土地的荒漠化正日趋加剧。在南美洲荒漠化已影响 29 亿公顷土地。生活在 100 多个国家缺雨地区的近 9 亿人也正面临着荒漠化的威胁。据有关资料报道：我国 20 世纪 50 年代初耕地中的沙漠化面积为 13.7 万平方公里，20 世纪 70 年代达到 17.6 万平方公里，此后 10 年多以每年 1560 平方公里的速度蔓延，近几年则为每年 2100 平方公里。如今沙漠化土地已占全国土地面积的 13.5%，超过了我国耕地面积的总和。联合国环境规划署认为，贫瘠土地土质恶化的主要原因：一是过度放牧（34.5%），二是林木砍伐（29.5%），三是农业种植（28.1%）。要避免可能造成世界性动荡的生态灾难，需要世界各国付出极大的努力。1998 年我国长江流域发生的洪水肆虐，其中主要原因与植被破坏、水土流失有关。

就新华社 2006 年 8 月 26 日电，2005 年全国城市生活垃圾集中处理率虽然已经达到了 52%，但从有关部门的调查数据看，实际上无害化处理率大约只有 35%。全国人大常委会副委员长兼秘书长盛华仁说："大量的低标准的填埋处理方式必将产生有害的渗滤液，对地下水和地表水造成严重污染。"

（四）食品污染

在我国的食品加工中，存在着防腐剂、添加剂、色素的污染。据 1993 年《中国科学报》报道："我国目前各种口服液的牌号已超过 500 种，产值超过 100 亿。经对某大城市销售的人参蜂王浆抽查，惊诧地发现 90% 以上不合格，有不少既不含王浆又不含人参，实际上是糖水。某市对各种营养奶制品口服液进行化验检查，发现奶的成分不到10%，但售价却是牛奶的好几倍。"据《家庭与生活报》（1993年7月13日）报道：湖南武冈布湾头桥一位年仅7岁的男孩，因呼吸循环衰竭而死亡，死因就是滥服补品所致。健康报还报道了上海一例5岁儿童患有胃癌，这是胃癌史上年龄最小的一个。儿科肿瘤专家一致认为与添加剂、防腐剂太多、食品污染有关。

慎用有色食品，特别慎用有人工合成的色素食品。因为人工合成的色素是从石油或煤焦油中提炼出来并经化学方法合成，因此都或多或少地带有毒性。过多食用会干扰人体内的正常新陈代谢，消耗人体内的解毒物质。国外专家认为人工合素会干扰乙酰胆碱、五羟色胺等神经递质的作用，从而影响人体的神经冲动。特别是儿童由于体内组织器官发育不全，对人合成素更为敏感。

（五）噪音污染

近年来噪音、振动、电磁辐射、光热等环境物理污染也日益严重，成为一项重要公害。1980年我国就颁布了《工业噪声卫生标准》规定。噪音达到90分贝时，工人每天接触时间不得超8小时，当噪音分别达到93分贝、96分贝和99分贝时，工人每接触时间分别不超过4小时、2小时和1小时。1992年我国颁布《城市区域环境噪声标准》规定，居民和文教区昼夜噪声分别控制在50分贝和40分贝，即是交通干线道路两侧昼夜噪声也不得超过70分贝和55分贝。

在各类环境物理污染中噪声已居首位。在日本历年来的全国公害诉讼案件中，噪音一直居于首位。在我国因噪音污染告状打官司的也不少，北京占40%，上海则占50%。噪音污染的严重性引起世界的不安。研究发现噪音不仅可引起耳聋，而且还会引发高血压、冠心病、神经官能症，影响大脑信息功能的传递，给人们特别是青少年的智力发育带来不良影响。

（六）电磁辐射污染

电磁辐射污染是近年来发现的一种污染。无线电发射装置的各类电器设备、射频装置都会产生电磁辐射污染。电磁辐射污染使工人和居民发生头痛、昏晕、失眠、多梦、记忆力衰退、心悸、脱发等临床症状，严重的可导致昏厥、休克。

（七）热污染

热污染是一种发展中的污染，工业高温废水流入水系，造成河水溶解氧气的能力降低，导致鱼群死亡和水生生态变化。工业和城市的热量散入大气中，又造成城市地区的温度高于周围农村，产生"热岛"现象。

第七章　平衡针疗法的作用原理

○　○　○

　　平衡针疗法的作用原理，主要通过针刺患者的神经干、神经支上的特定靶穴，给予患者一种良性刺激信息，这种良性刺激信息既不针对病原体，也不直接针对病人的病变部位，而是将医生的治疗信息通过神经直接输入到机体的信息高速公路，以最快的速度、最佳路线传递到高级神经中枢。失调或失控的大脑高级中枢调控急需外部援助时，这种来自人为的良性刺激信息正好迎合了机体的需求。瞬间使大脑中枢神经调控系统恢复到到原来的平衡状态，予以功能性的迅速调整，调动体内贮存的能量物质——中枢递质，按照生命基因程序进行合理地再分配再调整，来提高机体的免疫功能，提高机体的镇痛效应，增强机体消炎作用，使原来失调的功能状态和物质代谢紊乱过程，恢复到一个新的平衡状态。这种平衡状态的形成是利用针灸外因刺激手段激发调动病人机体内的平衡调控系统的功能来实现的。

　　实质上平衡针灸的作用原理是通过针刺来激发调整、完善病人的平衡调控系统对其出现的病理状态进行间接干预，达到自我修复平衡之目的。可以讲平衡针灸的作用原理是在大脑高级中枢的参与下完成。

第一节　提高机体的镇痛效应

　　疼痛是人类疾病症状中最为痛苦的一种。痛觉是大脑接受机体内外刺激的一种本能反应，也是机体感受器受到刺激而引起的一种较强的心理与生理构成的复合感应。针刺镇痛是中枢神经系统的重要功能之一，是机体内发生的一个从外周神经到中枢神经，产生相互抑制、相互对立、相互统一的动态平衡过程。具体讲疼痛的形成，是通过中枢神经通路的传导系统进行信息传递，才能进入大脑皮质的意识思维领域，除大脑皮质外，丘脑、下丘脑、脑干网状结构、边缘系统、顶叶皮质、额叶皮质等都能接收参与疼痛传递与中枢介质的释放过程。

通过现代基础研究证实，神经高级调控中枢当接收医生给予的指令性信息后立即调动体内所管辖的各级中枢系统的功能，释放大量的镇痛介质参与镇痛效应。

一、乙酰胆碱

中枢神经系统中的乙酰胆碱主要存在于自主神经的节前纤维、交感神经节、脊髓前根、运动神经等。针刺后可通过中枢神经系统中的乙酰胆碱来激活 5 - 羟色胺神经元而产生镇痛效应。

二、5 - 羟色胺。

中枢神经系统中 5 - 羟色胺主要存在于丘脑内侧核、下丘脑、脑干和新纹状体等部位，尤其是下丘脑、脑干和松果体更为集中。更多资料证实，5 - 羟色胺在针刺镇痛中具有关键作用，使中枢 5 - 羟色胺转换率加速。

三、肾上腺素

中枢中的肾上腺素，去甲肾上腺素神经元胞体集中于延脑和脑桥，由此发出上行和下行纤维。下行纤维大部分交叉到对侧，终止于脊髓胶状体、侧角和背角。上行纤维到达同侧前脑，纤维分背腹两束，支配中脑、间脑、端脑边缘系统和脑桥等。背束上行到达全脑，特别大脑皮质、海马和小脑皮层等处，也支配丘脑下部前区。针刺可以促进去甲肾腺素的合成和增加其释放作用，同时吗啡镇痛作用增强。

四、多巴胺

在中枢神经系统中多巴胺既是去甲肾上腺素的前体，又是一种独立的介质。它们之间有许多共同的代谢途径。据韩济生教授报道证实，当中枢多巴胺能系统功能减弱时，吗啡的镇痛作用增强。当中枢多巴胺能系统的功能增强时，则痛觉过敏，吗啡的镇痛作用减弱。许绍芬教授等观察到从乙酰胆碱和多巴胺的合成、释放和降解等方面都提示尾核胆碱能系统有利于针刺镇痛，而且尾核胆碱能系统和 5 - 羟色胺能系统在针刺镇痛中具有协同作用，而尾核多巴胺能系统则对针刺镇痛有对抗作用。

五、γ - 氨基丁酸

γ - 氨基丁酸是神经系统中传递抑制性冲动的一种神经递质，对中枢神经系统的神经元具有普遍而强烈的抑制作用。大部分贮存于黑质、苍白球、大脑皮质、小脑齿状核等部位。试验证明，脑中的 γ - 氨基丁酸系统是电针镇痛和吗啡镇痛的对抗剂。

六、脑啡呔

我国对内啡呔在针刺镇痛中的作用进行了大量的研究工作，实验结果表明，大脑和垂体中的 β - 内啡呔参与针刺镇痛的含量与针刺镇痛效果呈现相关变化。提供了 β - 内啡呔在针刺镇痛的新证据。针刺临床有明显镇痛效果者，β - 内啡呔含量显著增高，提示脑内 β - 内啡呔在针刺镇痛中起着重要作用。

七、中医对针刺镇痛的认识

中医认为"脑为之神府""气出于脑""制其神，令气易行""不通则痛"。痛证的主要原因是气滞血瘀造成，是因"诸痛皆因于气"所致。而"气"又与"神"有着十分密切关系，"气"是一种物质，受"神"（心理）的调控，故"神动而气行"。"诸痛痒证，皆属于心"。针刺穴位的镇痛效应主要是通过"理气"实现的，即疏通经络、活血化瘀，调节脏腑气血的正常运行；第二通过"调神"达到调整心神指挥系统的功能动态平衡，加强对机体内气血运行失调的调控作用，恢复机体内阴阳气血平衡，达到"令气易行"与"以移其神"之目的。

第二节 调节机体的免疫功能

免疫包括细胞和体液免疫，是保持机体内相对平衡所产生的识别与清除机体自身代谢变性的物质和外来抗原物质的一种生命源。大量临床与实验研究资料证实，针灸具有调整和增强机体免疫功能的作用。

针灸对机体免疫功能的调控作用是大脑高级中枢，通过神经－内分泌－免疫系统组成的调控中心来完成的。有学者认为下丘脑是核心结构，通过去甲肾上腺素、5－羟色胺等神经递质而作用于免疫细胞上各自的受体，另一方面下丘脑通过促肾上腺皮质激素释放因子，使垂体释放 AOTH，并可伴随 β－内啡肽的分泌 FOTH、内啡肽可通过淋巴细胞表面受体而发挥免疫效应。此外，针灸还可使机体激发引起交感－肾上腺髓质系统兴奋，促使释放儿茶酚胺及阿片样物质，并作用于相应的淋巴细胞的受体引起免疫效应。因此针灸对机体的免疫功能调整是通过神经内分泌释放的递质所发挥的免疫效应。

第三节 增强机体的消炎退热功能

临床观察证实针刺感冒穴、痤疮穴、咽痛穴等对细菌性和非细菌性引起的感冒发热具有良好的退热作用，治愈率达90%。对急性肺炎、脑膜炎、急性扁桃腺炎、腮腺炎也有一定疗效。实验室检查可使白细胞、炎症细胞下降。改善炎症区微循环和淋巴循环，减少血液和淋巴的淤滞，减轻或消除炎症水肿，促进炎症病灶的愈合。

第四节　增加冠脉流量改善微循环

临床常见的冠心病出现的供血不足、心绞痛、心律失常、心梗、心衰等；针刺胸痛穴、腹痛穴具有改善冠状动脉血液循环，促进心肌缺血性损伤的修复，调节心肌缺氧状态，减低血脂及血液黏稠度，调节心率等功能。

第五节　调节机体的血压功能

高血压病是以动脉压持续升高为特征的疾病，可伴有心脏、血管、脑和肾等器官功能性或器质性改变的全身性疾病。针刺降压穴具有良好的降压作用。抑制交感神经收缩血管中枢的紧张性，激活内阿片肽、5 - 羟色胺和 γ - 氨基丁酸系统。此外，还可增加血中心钠素和前列腺素，增加尿纳排出量，调节钙离子通道，增强钙离子转运能力，刺激新陈代谢，继而引起血压下降。

高血压不是病，是一种从生理到病理过渡的必然产物，是形成冠心病、脑血管病、高血压、肾病等疾病的病理基础。属于中医肝阳上亢的范畴。通过临床观察治疗高血压，首先治疗心脏的供血和大脑的供血问题反而起到了降压效果。可以从另一个角度认为高血压是由心脏本身的供血机制出现问题，中枢调控中心采取的一种应急性自我保护性机制的自我加压手段，来完成大脑中枢的供血问题等。因此调节血压，从中枢来进行治疗才是根本性的治疗。

低血压病是一种血容量不足或失血性休克，导致血压下降，针刺升提穴具有升压功能及抗休克与预防休克的作用。

第六节　调节机体血糖功能

血糖升高及出现尿糖是糖尿病主要诊断依据之一，是一组病因不同的内分泌代谢疾病。主要是胰岛素分泌绝对不足和靶细胞对胰岛素敏感性降低，引起糖蛋白质、脂肪及水电解质代谢紊乱。临床针刺降糖穴具有降糖降压作用。针刺的作用原理并非单一的治疗效果，而是大脑高级神经中枢综合调整的效价原理。具体讲平衡针灸主要通过针刺人体内的信息高速公路——神经，将医生的指令性信息反馈到病人的大脑高级中枢，使病人大脑高级神经中枢系统瞬间恢复到原来的平衡状态，通过丘脑、垂体、肾上腺等实施对胰岛素的分泌调控作用，使之进入正常程序。特别对子系统的调控功能的修复整合，使体内能量物质再分配、再调整。直接或间接作用于神经、内分泌、免疫三大网络系统，使胰岛素、靶细胞受体功能增强。

第七节　对各系统的调节作用

一、循环系统

针刺胸痛穴可使心率51次/分以下增加，心率在75次/分以上者减慢。以心电图为指标，可使 P~R 和 P~P 间隙延长，Q~T 间隙缩短，及 QRS 波群变窄等良性调整作用。同时可使心肌收缩力增强，改善心肌缺血的兴奋状态。

二、呼吸系统

针刺正常人的升提穴、肺病穴、腹痛穴，可使通气量增加61%，最大通气量增加20%。原苏联学者还报道，感染及过敏性支气管哮喘患者经针刺治疗一个疗程后，有60%~80%的病例出现呼吸功能指数的正性动力学改变。研究认为针刺治疗对于肺这一作用气体交换器官的功能状态和参与呼吸调节的中枢结构都具有显著的影响。

三、消化系统

针刺胃痛穴、腹痛穴在 X 光透视下可见痉挛的胃弛缓，蠕动弱者转强，蠕动强者变弱。对小肠的影响，针刺后可以起调节作用或使小肠活动增强。针刺健康人的失眠穴可使血液中的氢化皮质素，17 - 类皮质类固醇显著增加，组织胺含量亦趋上升，同时尿中 17 - 酮类固醇和 17 - 羟类固醇的含量相应增高。通过动物试验观察到耐糖曲线，原水平高的下降和原水平低的升高。从以上可以看出针刺对迷走神经 - 胰岛素系统也有双向调节作用。

四、神经系统

在疾病状态下，针刺能调节大脑皮质的兴奋和抑制过程，使之恢复正常的生理平衡。有人研究认为，针刺对交感神经与迷走神经都具有双向调节作用。

五、泌尿系统

针刺肾病穴、腹痛穴可使心性浮肿病人尿量增加，尿比重下降，可使紧张的膀胱张力降低，又可使松弛的膀胱张力增高。有人以尿流动力学方法作为客观指标，治疗压力性尿失禁，证实了针刺能有效地增强膀胱基底部及尿道括约肌收缩功能，使尿道功能长度增加，尿道阻力升高。

通过大量的临床及实验研究证实，针刺对人体各系统的功能和作用均在大脑高级指挥系统的参与下完成。据报道，针刺降糖穴所致的镇痛和升压效应，在切断支配该穴的正中神经后消失。

第八章 平衡针疗法的取穴原则

○ ○ ○

平衡针疗法的取穴原则，主要根据人体解剖学、生理学、形态学、功能学、力学、整体学、平衡学的理论，结合传统针灸的巨刺、缪刺、远道刺法而产生的一种相对合理的取穴原则。临床主要采用一定二叉三对应的基本取穴原则。一定，定位取穴原则；二叉，交叉取穴原则；三是对应取穴原则。此外，根据具体病情还可采用男左女右取穴原则，左右交替取穴原则、双侧同时取穴原则。

第一节 定位取穴原则

定位取穴原则主要是指针对一个部位的疾病而采取的一个特定的有效靶穴，这个特定靶穴是一个靶点。实质上是通过针刺某一部位的神经，通过中枢的调节去达到修复另一部位的病理状态。如位于前额正中的腰痛穴，临床主要用于治疗腰部病变；位于下颌正中的胃痛穴，临床主要用于治疗上腹部病变；位于胸骨柄正中的痛经穴，临床用于治疗下腹部痛经，位于头顶正中的升提穴，临床主要用于治疗胃下垂、子宫脱垂、脱肛等中气下陷性疾病。

第二节 交叉取穴原则

交叉取穴原则主要是指上下、左右相互取穴的一种方法。实质上是针刺上肢的神经通过中枢调节对侧下肢的病变。上肢的疾病取下肢对侧相应的平衡穴位，下肢部位的疾病取上肢对侧相应的平衡穴位。如治疗臀部疾病取对侧臂丛神经支配的肩关节部位的臀痛穴，治疗膝关节病变取对侧桡神经支配的肘关节部位膝痛穴，治疗踝关节病变取对侧腕部的踝痛穴，治疗肩关节病变取下肢对侧坐骨神经支配的肩痛穴，治疗肘关节病变的穴位取下肢对侧膝部的肘痛穴，治疗腕关节病变的穴位取下肢对侧踝部的腕痛穴等。

第三节　对应取穴原则

对应取穴原则主要是指左右对应取穴，前后对应取穴。实质上针刺一侧的穴位达到治疗对侧疾病。如右侧肩关节、肘关节、腕关节病变取对侧肩关节、肘关节、腕关节相应部位。髋关节、膝关节、踝关节病变取对侧髋关节、膝关节、踝关节相应部位。乳腺病变取背面的位于肩胛骨上的相应部位。

第四节　男左女右取穴原则

男左女右取穴原则主要是指两个相同穴位治疗一种疾病，这种疾病发病轻时间短，又不能以定位原则取穴、交叉原则取穴、对应原则取穴，而采取的男左女右取穴，如治疗感冒的感冒穴，治疗降压的降压穴，治疗降糖的降糖穴。主要是减少病人的痛苦，把穴位选择在最少，宜从男左女右先选择一个穴位，若疗效不明显可再选择两个穴位。

第五节　左右交替取穴原则

左右交替取穴原则主要是指一个病有两个相同穴位，特别是慢性疾病，需要按疗程进行治疗时而采用的一种交替取穴方法。如痔疮穴、癫痫穴、降糖穴、降压穴、精裂穴、耳聋穴、咽痛穴等，今天取右侧穴位，明天取左侧穴位。

第六节　双侧同时取穴原则

双侧同时取穴原则主要是指急症危重病人，治疗一侧穴位效果欠佳的情况下，为强化针刺应急效果而采取的双侧同时取穴方法。如治疗急腹症的腹痛穴，治疗精神分裂症的精裂穴，治疗高血压的降压穴，治疗头痛的头痛穴等。当针完右侧穴位，症状没有完全缓解，可当即针刺左侧穴位。

此外，除以上取穴原则外，对非炎症性、非渗出性、外伤性及各种痛症，以麻木为主的疾病，可采用局部取穴原则效果更为理想。如末梢神经炎引起手指麻木可取指麻穴，股外侧皮神经炎可取耳聋穴。

第九章 平衡针疗法的常用针具与针刺方法

○ ○ ○

第一节 平衡针针具与针刺方法

一、平衡针针具

（一）平衡针

采用的平衡针针具是在毫针基础上改进而成。基本构造是由穴位探测系统——针尖，信息传递系统——针体，针感显示系统——针柄三部分组成。传统针灸毫针规格是以寸为单位，平衡针针具长度是以厘米为单位。分为2cm（平衡针1号）、4cm（平衡针2号）、6cm（平衡针3号）、8cm（平衡针4号）、10cm（平衡针5号）、12cm（平衡针6号）、14cm（平衡针7号）、16cm（平衡针8号）。直径的厚度是以毫米为计算单位，分为0.30mm、0.35mm。

（二）针具注意事项

平衡针针具要求应是对机体绝对安全的一次性无菌消毒针。针刺前应对针尖、针体、针柄进行检查，对有弯曲针具、针柄松动，应立即停止使用。在针刺时还应根据病人年龄、性别、体质、病情、胖瘦、针刺部位来选择不同型号的针具。对体质肥胖的病人，穴位在肌肉丰满部位可选用稍粗稍长的针，相反则取稍短、稍细的针。为了安全起见，刺入1.5cm可选用2cm（平衡针1号）的针具，刺入7cm可选用8cm（平衡针4号）的针具。

二、针刺体位

正确的体位是保证针刺安全有效的关键，是防止发生滞针、弯针、折针、晕针的有效措施。下面将临床常用的针刺体位简述如下：

（一）正坐膝直位

正坐膝直位是坐在治疗床上，将下肢伸直，主要用于下肢部的平衡穴位。如腹痛穴、过敏穴、肩痛穴、癫痫穴、腕痛穴等。

（二）仰卧位

仰卧位是仰卧在治疗床上，主要用于头面部、胸腹部、上肢部、下肢部正侧面的平衡穴位。如急救穴、痛经穴、神衰穴、胸痛穴、头痛穴、降压穴等。

（三）俯卧位

俯卧位是俯卧在治疗床上，主要用于头颈部、脊背部、下肢部的背侧面平衡穴位。如肩背穴、精裂穴、痤疮穴等。

（四）仰靠坐体位

仰靠坐体位是将身体仰坐在椅子背上，主要用于针刺头面部平衡穴位，如腰痛穴、胃痛穴等。

（五）俯伏坐体位

俯伏坐体位是将身体面朝椅背坐立，用于针刺头后部及颈后部的平衡穴位，如痤疮穴、乳腺穴等。

（六）侧伏卧体位

侧伏卧体位是将身体侧卧在治疗床上，主要用于针刺头部侧位上肢及下肢侧位的平衡穴位，如耳聋穴等。

（七）正坐体位

正坐体位是将身体正坐体位椅子上，主要用于针刺肩部、头顶部平衡穴位，如偏瘫穴、升提穴。

（八）正坐肘直位

正坐肘直位是将身体正坐椅子上，将上肢伸直放在桌子上。主要用于前臂平衡之位，如胸痛穴等。

三、针前消毒

（一）针具消毒

为了安全起见，要求平衡针灸医师必须使用一次性无菌消毒针。如果实在做不到，可采用气锅消毒。一般在 15 磅气压 120℃高温下 15 分钟即可达到消毒目的。采用煮沸消毒一般在 15 ~ 20 分钟亦可达到消毒目的。采用酒精消毒，一般在 75% 酒精内浸泡 30 分钟即可。目的是把病人的利益、病人的安全放在第一位。

（二）局部穴位消毒

首先在针刺的穴位用 2.5% 碘酒棉球擦拭，然后再用 75% 酒精棉球按碘酊擦拭的程序消毒。消毒的顺序以穴位为中心向周围呈环形消毒（约3cm）。

（三）医者手指消毒

可先用肥皂水将手洗干净，待干后再用 75% 酒精擦拭，戴消毒橡皮手套。针刺时应避免手指直接接触针体，如必须接触针体时可用消毒棉球将针体隔离，以保持针身无菌。

（四）无菌手套、指套

有条件时可选用一次性无菌手套、指套。

（五）医患配合

针刺前应将什么是平衡针灸、针刺部位、时间、特点、方法、针感告诉于病人，让患者掌握平衡针灸的创新理论、方法、技术，了解针刺的全过程，解除病人恐惧心理，让患者积极配合医生治疗，达到针刺的最佳效果，有条件时可以改善就诊环境，符合病人的心理需求，不要让病人感到是医院，应该让病人感到像家、像公寓、像花园，更像亲人。

四、持针方法

（1）根据不同平衡穴位，选择不同长度的针具。

（2）将75%酒精棉球用手捏干。

（3）将棉球固定在针体，一般要求固定位置在针尖1~2cm处，便于进针时针体不会弯曲，达到快速进针的目的。

五、针刺方法

（一）固定针体无痛快速针刺方法

无痛快速针刺方法就是采用进针快，找针感快，出针快三快针法，整个针刺过程控制在3秒钟之内。具体针法即用拇指与食指用消毒棉球捏住针身下端，针尖约露出1.5cm左右，对准穴位，将针尖快速刺入皮下，然后用另一支手快速向下推进，达到要求的针感即可出针，如膝痛穴等。

（二）固定皮肤快速针刺方法

固定皮肤快速针刺方法主要用于特殊部位的穴位。要求必须一只手先固定局部皮肤肌肉，然后另一只手快速将针尖刺入，并按快速针刺法针刺一定的深度，出现要求的针感即可出针，如降压穴等。

六、针刺角度

针刺角度主要是指针刺时所选择的针体与皮肤所形成的方向。一般临床分为直刺、斜刺、平刺三种角度。

（一）直刺

将针体与皮肤呈90℃角垂直刺入皮肤称之。临床主要适用于肌肉丰厚部位，如精裂穴等。

（二）斜刺

针体与皮肤呈45℃角斜刺进入皮肤称之。临床主要适用于骨骼边缘和不宜深刺的穴位。此外为了避开血管和瘢痕组织也常采用此种进针法，如胸痛穴等。

（三）平刺

将针体与皮肤呈 15℃角沿皮下平刺进入皮肤称之。临床主要适于头面、胸背、四肢等肌肉浅薄处的穴位，如颈痛穴等。

七、针刺手法

（一）提插法

提插法主要是指上下寻找正确的针感而采用的一种针刺方法。包括上提和下插两个部分，即进针达到一定深度后为了取得理想的针感，术者采取的一种不断改变针体的方向、角度、深浅、节律，使之达到或产生要求的酸、麻、胀、痛等针感。因为针刺时不可能一下就能扎出要求的针感，因此才要求运用提插的手法，来达到不同的针感要求。

主要适用于特殊针感的穴位而采取的一种手法，如肩痛穴等。

（二）强化针感针刺手法

强化针感针刺手法主要是指针刺深度达到要求以后，再采用的一种捻转针刺手法。通过拇指与食指按顺时针方向旋转捻动发生滞针，然后再按逆时针方向将针体退出。

主要适用于病情较重、穴位局部又没有神经干而采取的一种通过滞针起到强化性针感的手法。如偏瘫穴等。

（三）一步到位针刺手法

一步到位针刺手法是指针刺穴位的深度在 1～2cm 的穴位采取的一种手法。

主要适用于比较浅表的穴位，原则上要求不提插，不捻转，进针后即可出针，如明目穴等。

（四）两步到位针刺手法

两步到位针刺手法是指穴位深度在 3～4cm 的穴位采取的一种手法，原则上两步到位针刺法第一步将针尖刺入体内，第二步将针体推到要求的深度。如耳聋穴、过敏穴、牙痛穴、胸痛穴等。不提插，不捻转，进针后即可出针。

（五）三步到位针刺手法

三步到位针刺手法是指穴位的深度在 5～6cm 的穴位采取的一种手法，原则上不提插、不捻转，达到一定深度后即可出针。三步到位针刺法：第一步将针尖刺入体内，第二步将针体推入 3～4cm，第三步再将针体刺入 5cm 左右即可。如臀痛穴、肩背穴、精裂穴、偏瘫穴等。

八、针感

针感即为针刺后的感应，是机体通过针刺而产生的局部或远距离的反应所致。实际上针感是机体对外界人为的针具刺入后所造成的正常应激反应。一般针感以麻酸胀痛为主，临床中又根据不同的针刺部位而引发的不同针感要求，如触电式针感、远距离放射性针感、局限性针感、强化性针感。

（一）触电式针感

触电式针感是指针尖刺激到反应敏感的神经干而出现的类似电击样感觉针感。传导速度快，可以省略穴位至针感部位的传导过程。触电式针感可以称为最强的针感，效果最好。如腹痛穴等。

（二）放射性针感

放射性针感亦称为远距离针感，是指针尖刺激到反应敏感的神经干或神经支后而出现的由局部向上或向下出现的放射性麻胀针感，传导速度快，针感强，效果好。如精裂穴等。

（三）局限性针感

局限性针感是指针刺神经支或神经末梢而在局部出现的酸麻胀感。针感不太强，患者可忍受，效果也很好。如胃痛穴等。

（四）强化性针感

强化性针感是指针刺特殊部位的穴位为强化治疗效果而采取的强化性针感。对未能出现以上针感要求称为隐性针感，对隐性针感必须采用强化针感的方法，运用滞针手段，迅速造成酸麻胀沉的局部针感。如偏瘫穴等。

触电式针感、放射性针感、局限性针感均为针刺感应，实际是神经干、神经支或末梢神经出现的快速信息反馈感应。强化性针感是在特殊条件下针刺后未达到理想的针感要求而采取的应急措施。通过滞针手法加大对机体软组织的刺激力度，从而加快形成新的信息反馈感应。这种信息感应均在大脑中枢产生，同样可以收到理想效果。

（五）针感的性质

历代医家都强调针灸治病要求术者守神、病人气至，特别强调"针感"。早在《标幽赋》中记载："气速至而速效，气迟至而不治"。《灵枢·经脉》篇中指出"盛则泻之，虚则外之"。从临床来讲针感的性质主要以酸、麻、胀、痛为主。临床上可以单纯出现，也可以几种针感混合出现。从病人的感觉反应得知，针刺血管、神经、肌肉、肌腱、骨膜等各种组织均可引起不同的针感反应，因为刺激不同组织引起的各种感觉不一样。刺激神经干以触电式针感为主，刺激神经支以放射性针感为主，刺激肌肉、肌腱、骨膜以酸胀针感为主，刺激血管以痛针感为主。由于针刺深度、运针手法不同、刺激量不同，针感性质也不完全一样。疼痛也是针感的一个重要组成部分，是特别急症危重病人休克昏迷的救治方法，主要以疼痛为主的强刺激为主，因为痛觉最敏感，传导最强，刺激量最大，也是针刺过程中经常首选的针感之一，如急救穴。

（六）针感的传导速度

据有关实验研究资料报告，针刺神经干的传导速度以每秒100米的速度进行传导，针刺经络的传导速度每秒0.1米的速度传导，因此平衡针原则上由于传导快不需要留针，只要将要求的针感扎出来即可达到针刺目的。

（七）中医对针感的认识

中医将针感称之为得气。从气而论，中医认为气是构成人体和维持人体生命的精微物质和功能表现，分为元气、精气、卫气、营气、脏腑之气等。在针灸学中把运行在经络之中的气叫作经气，输于经穴中的气称为穴气。针刺经穴之气时，术者就会感到针下有一种沉紧感，患者就会出现酸麻胀痛等自觉指征，这就叫作得气。实质上针感就是通过针刺机体软组织、肌肉、神经、血管、韧带、骨膜等产生的一种生理本能的应急反应。因为机体内的各种组织都交织并行于一体，所以一穴经常出现几个不同的得气和针感。

九、注意事项

（一）刺激有度

刺激有度就是针刺要适量，从时间上不超过 3 秒钟，特别强调特殊针感的穴位。一出现针感即可出针，不要再反复进行强刺激，避免造成病人的心理恐惧，减轻病人的心理负担；关键要减少刺激对软组织的破坏，避免造成新的损伤、水肿、炎症。平衡针灸不强调行针中的催气、导气、行气，只要按照平衡针灸的针刺手法和针感要求即可。否则引起病人（特别体质虚的慢性病人）产生针刺过敏综合征。

（二）不可强求

有的病人在针刺过程中因取穴位置不佳，体位不正，久候而气始终不至，特别神经定位不准，解剖层次不清楚，强调的特殊针感扎不出来，可以要求术者立即起针选择更准确位置另刺，或改为第二方案再刺。

（三）不宜针刺

病人在过于饥饱、疲劳、精神过度紧张的情况下，不宜针刺。对体质虚弱者针刺时手法不宜过重，要求第一次接受针灸治疗、恐惧、体质虚弱的病人等均选取卧位针刺。

（四）孕妇禁刺

孕妇应对咽痛穴、腹痛穴、降压穴、过敏穴、肩痛穴慎用。

（五）不能针刺

皮肤有感染、溃疡、瘢痕或肿痛的部位一般不能针刺。对自发性出血或损伤后出血不止的患者不宜针刺。

（六）特殊穴位按特殊要求针刺

针刺面瘫穴要注意掌握一定的角度和方向及深度，选择要求的针体长度，禁止大幅度提插、捻转和留针，防止引起气胸。

第二节 三棱针针具与针刺方法

三棱针是由不锈钢制作加工而成的三棱形不锈钢针，属于《内经》中九针中的"锋针"范畴，是在古代砭石刺络上发展而成。由针柄（呈圆柱形）、针身（呈棱形）、针尖三部分组成，三面有刃，针长约6cm。使用前可用75%酒精浸泡30分钟或高压消毒。

一、操作方法

一般要求术者做好术前准备工作。对针具、术者手指、穴位进行消毒（参见毫针篇），然后用右手（或左手）拇、食指捏住针身，对准穴位快速针刺。

二、针刺方法

对准穴位迅速刺入1~2mm，然后迅速将针尖退出，以局部出血为度。使之流出3~5滴血即可，不流畅时可轻轻挤压穴位以助排血，然后用棉球压迫针孔即可，多用于四肢末端穴，如痤疮穴。

三、注意事项

（一）增强无菌观念

加强无菌操作，增强无菌观念，切忌局部感染。

（二）注意针刺安全

手法宜轻、浅、快，切勿刺伤深部大动脉，以免出血不止，对凝血机制较差的病人，有自发出血倾向者禁用三棱针放血疗法。

（三）实施快速针刺

针刺时一只手可将局部皮肤捏起，另一只手可用三棱针实施快速针刺。

（四）采用针罐结合

针罐结合主要采用三棱针放血以后，配合火罐一个，留罐3~5分钟即可。

第三节　平衡指针特点与基本手法

一、平衡指针疗法的特点

平衡指针疗法是采用手指代替针灸针的一种方法，亦称平衡点穴疗法。主要采用手指指腹作用于病人的体表穴位部位，运用点按、弹拨、拍、叩等不同的手法，促使机体血液循环和机体神经调节，以利机体的修复与完善，达到预防保健与治疗疾病之目的。该疗法方法简便，无创伤，无痛苦，奏效快，深受病人欢迎。临床应用非常广泛，即可单独使用，也可作为平衡针灸的辅助疗法；也可用于保健，又可作为常见病的治疗。其作用原理主要通过神经系统的功能调节，反射性地改善了病变部位的体液循环和新陈代谢，达到整体平衡。

二、指针疗法的基本手法

（一）中指点压法

掌指关节微屈，食指按于中指背侧，拇指抵于中指末节，小指握紧。实施时以中指快速点于选定的神经穴位上，利用手腕和前臂的弹力迅速抬起，如此反复叩点。虚点时力轻，速度快；定点时力重，速度慢。要求：既要有灵活的弹力，又要有坚实的指力和臂力，指力与弹力结合，使刚柔相济，恰到好处点穴。适用于全身各部位，但最常用的部位是脊背部。沿脊柱两侧神经根发出的地方从胸 1～12 到腰 1～5，一个椎体一个椎体进行点压。其次，可对下肢坐骨神经走行路线进行叩点。其中还有轻、中、重叩之分。轻叩只运用手腕的弹力（为轻刺激），适用于小儿、妇女及年老体弱的患者。中叩主要运用肘关节的弹力（为中刺激）。重叩是运用肩关节的弹力（为重刺激），适用于青壮年、体质健壮的实证患者。

（二）拇指点按法

将拇指伸直，其余四指伸张或挟持于所按部位的旁侧。将拇指指腹作用于穴位上，瞬间用力向下按压。如疲劳穴、精裂穴、乳腺穴及脊背部神经点。

（三）五指叩击法

五指微屈并齐，指尖靠拢，实施时以手腕带动肩、肘部，叩击选定的部位。或穴位要求指力与弹力相结合，达到既不损伤组织又有良好效果，临床可用于全身各部位。

（四）虚掌拍打法

术者食指、中指、无名指、小指并拢微屈，拇指与食指第一关节靠拢，虚掌拍打，以指腹、大小鱼际触及被拍打部位的皮肤，要求以肘关节为中心，腕关节固定或微动，肩关节配合。手掌上下起落拍打，主要用于肩背部、下肢部背侧。

（五）空拳捶打法

五指微握拳，将大拇指指端置于食指内下方，以小鱼际肌外侧面接触穴位，术者操作时应沉肩、垂肘、悬腕，以腕关节为活动中心，根据轻重刺激的不同要求进行捶打，既柔和轻快，又有一定的力度。

（六）指甲爪切法

术者以拇指或食指的指甲，在手指、中指甲根，指关节部进行爪切。操作时一手握紧患者应掐部的腕、踝关节，以固定肢体，另一手捏起肢端，对准穴位进行实施。但爪切时力量不宜过重，避免掐伤皮肤，如失眠穴、急救穴、腕痛穴等。

（七）掌心按压法

术者先将两只手掌摩擦 2 分钟，将右手（或左手）掌心按于穴位上，左手掌心压于右手手背，用力按呼吸顺序进行按压。临床常用于腹部的神衰穴。

三、注意事项

1. 点穴治疗后病人局部可出现酸、麻、胀、痛指压感觉，应为正常现象。应根据病人具体情况实施不同的点穴手法。

2. 体质较弱的病人可能出现头晕，恶心，面色苍白，甚至晕厥症状（目前还未发生一例），可对症点压急救穴即可迅速恢复。

3. 为避免病人发生不良反应，可事先给病人交代清楚治疗的方法。

第四节　平衡灸的原料与种类

平衡灸是在平衡针的理论指导下，在传统灸的基础上结合现代科学技术发展而成的一种无创伤性的温热刺激疗法，通过机体的皮肤、肌肉神经、血管等软组织系统的信息传递效应，加速血液循环，促进机体代谢，达到防病治病的效果。

一、施灸原料

原料很多，但主要以艾绒为主。亦可结合其他中药联合应用。艾叶本身"味苦、微温、无毒，主灸百病。"平衡灸除选用传统的艾条、艾炷外，还有温灸仪、温灸膏。

二、施灸种类

（一）艾灸壮

即将艾绒加工成似香烟卷粗细的艾条，剪成 20mm 左右，固定在 25mm 直径的圆形纸板上，中间留一个圆孔，纸板上可附有一定的胶带纸固定于皮肤。点燃的艾绒热力通过圆孔传递到达皮肤及相关组织。

（二）平衡艾灸仪

平衡艾灸仪是利用传统艾灸与现代科学技术相结合形成的一种电脑控制的控时、控冷、控热量的新型自动调节仪。作用面积大、热度高、效果好。

此外传统灸法还有温和灸，隔姜灸，隔盐灸，温针灸，灯芯灸，芥子灸等。

中篇　常用平衡穴位

第十章　头颈部常用平衡穴位

○ ○ ○

第一节　升提穴

［**取穴定位**］

此穴位于头顶正中，前发际正中直上 10cm（5 寸），后发际直上 16cm（8 寸）处，双耳尖连线的中点上 2cm（1 寸）处。

［**局部解剖**］

布有帽状腱膜和左右颞浅动、静脉，及左右枕动、静脉吻合网，分布有枕大神经分支与额神经分支。

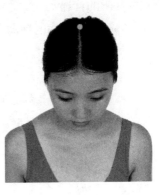

图 1　升提穴

［**取穴原则**］

定位取穴。

［**针刺特点**］

针刺枕大神经分支或额神经分支支配区。

［**针刺方法**］

针尖沿皮下骨膜外向前平刺 4cm（2 寸）。

［**针刺手法**］

三步到位平刺法。

［**针　　感**］

强化性针感。

［功　　能］

升阳固托，益气固本，补肾健脾，助阳止泻，增强机体免疫机能。

［主　　治］

脱肛，子宫脱垂，胃下垂等中气下陷性疾病。临床还可用于治疗阳痿、早泄、遗精、遗尿、前列腺炎、前列腺肥大、肠炎、低血压、宫颈炎、阴道炎、过敏性哮喘、慢性支气管炎、体质过敏等。

［治疗原理］

靶点定位、中枢调控、整体增强。

［按　　语］

升提穴是以部位功能定名的特定靶穴。临床主要用以治疗内脏下垂、中气下陷性疾病为主。有补气穴、壮阳穴之称。同时对生殖、泌尿系统、呼吸系统、神经系统、内分泌系统、运动系统都具有一定调节作用，是中医用于益气壮阳的首选穴位，适用于一切虚证，可作为中老年人的保健穴位，亦可作为一切慢性疾病的辅助穴位。歌诀中提到的肠风相当于西医学的肠炎。

［歌　　诀］

升提穴位头顶中，枕神分支额神经，

向前平刺4厘米，阳痿早泄遗尿精，

脱肛脱垂胃下垂，前列腺炎与肠风。

第二节　腰痛穴

［取穴定位］

此穴位于前额正中。将前额人为地划一个"十"字，中间"十"字交叉点即为此穴。

［局部解剖］

布有眉间肌，两侧有额内侧动、静脉分支和三叉神经的滑车上神经。前额两侧均有眶上神经分布。

［取穴原则］

定位取穴。

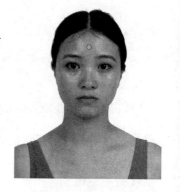

图2　腰痛穴

［针刺特点］

针刺滑车上神经或左右刺以眶上神经。

［针刺方法］

针尖向下平刺3cm（1.5寸）。

［针刺手法］

三步到位直刺法。单侧腰痛为三步到位平刺法。

［针　　感］

局限性针感或强化性针感。

［功　　能］

通经活络，散瘀止痛。

［主　　治］

腰部软组织损伤，腰椎间盘脱出，强直性脊柱炎，腰肌劳损，不明原
因的各种腰痛。

［治疗原理］

靶点定位、信息传递、中枢调控。

［按　　语］

腰痛穴是以部位功能定名的特定靶穴。临床主要用于治疗急性炎症及慢
性炎症引起的腰部病变。特别对腰部软组织损伤，腰椎间盘脱出效果更为理
想。一般在炎症期水肿期需要配合卧床休息3~4周，不能进行功能性锻炼。
待临床治愈后，两个月内还要减少环境诱发因素，以巩固临床疗效。

［歌　　诀］

腰痛穴位额正中，针刺滑车上神经，

定位取穴四方向，主治各种腰痛症，

椎间盘出腰扭伤，腰肌劳损用之灵。

第三节　急救穴

［取穴定位］

此穴位于鼻唇沟与鼻中隔连线的中点。

[局部解剖]

布有口轮匝肌和面神经颊支，眶下神经分

支及上唇动、静脉。

[取穴原则]

定位取穴。

[针刺特点]

针刺眶下神经分支或面神经颊支。

[针刺方法]

针尖呈 45 度角针刺 1～2cm（0.5～1 寸）。

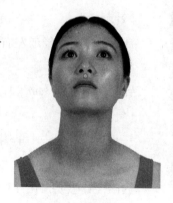

图 3 急救穴

[针刺手法]

一步到位针刺法。

[针　　感]

强化性针感。

[功　　能]

醒脑开窍，回阳救逆，抗休克，疗昏迷。

[主　　治]

休克，昏迷，晕厥，晕车，晕船，晕机。临床还可用于治疗中暑，小
儿急、慢惊风，癔症，癫痫，精神分裂症。

[治疗原理]

靶穴定位、中枢调控、醒脑开窍。

[按　　语]

急救穴是用于病人急救的首选穴位之一，也是以功能主治定名的一个
特定靶穴。选用该穴具有取穴方便，针感强，疗效突出，临床主要用于各
种急症，重症及昏迷病人。手法反复提插捻转，加大刺激量。为迅速强化
针刺效果，可还配合相关急救穴位如降压穴、胸痛穴、腹痛穴、咽痛穴
等。平衡针灸的应急抢救为重症病人进一步治疗赢得宝贵时间。

[歌　　诀]

急救穴居鼻隔中，针刺眶下面神经，

唇沟中隔斜上刺，休克昏迷与中风，

晕车晕船与晕机，精神分裂癫癔症。

第四节　胃痛穴

[取穴定位]

此穴位于口角下一寸或下颌正中点旁开3cm
（1.5寸）处。

[局部解剖]

在口轮匝肌和颏肌之间，布有三叉神经第
三支（颏神经）及下唇动、静脉分支。

[取穴原则]

男左女右取穴。

[针刺特点]

针刺三叉神经第三支。

[针刺方法]

针尖向对侧平刺2~4cm（1~2寸）。

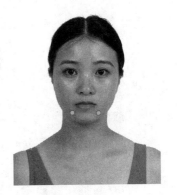

图4　胃痛穴

[针刺手法]

三步到位针刺法。

[针　感]

局限性针感或强化性针感。

[功　能]

疏肝理气、健脾养胃、解痉止痛。

[主　治]

急性胃炎，慢性胃炎，消化道溃疡，急性胃痉挛，膈肌痉挛。临床还
可用于治疗晕车，晕船，晕机，小儿消化不良，原发性痛经。

[治疗原理]

靶点定位、信息传递、中枢调控。

[按　语]

胃痛穴是以部位功能定名的特定靶穴。临床不但用于治疗上腹部病
变，还可用于其他慢性疾病，如妇科痛经。

[歌　　诀]

胃痛穴位下颌旁，男左女右取之良，

消炎止痛三叉经，胃炎痉挛与溃疡，

晕车晕船与痛经，消化不良服为尚。

第五节　偏瘫穴

[取穴定位]

此穴位于耳尖上 3cm（1.5 寸）。

[局部解剖]

布有颞肌和颞浅动、静脉额支，耳颞神经分

支，枕大神经吻合支。

[取穴原则]

交叉取穴。

[针刺特点]

针刺耳颞神经分支或枕大神经吻合支。

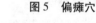

图 5　偏瘫穴

[针刺方法]

针尖呈 45 度角向眼睛的外角方向斜刺 2~4cm（1~2 寸）。

[针刺手法]

三步到位针刺法。

[针　　感]

强化性针感。

[功　　能]

醒脑开窍、疏经通络、调节平衡。

[主　　治]

脑血管意外引起的中风昏迷，中风后遗症——偏瘫。临床还可用于治疗面神经麻痹，面瘫后遗症，面肌痉挛，三叉神经痛。

[治疗原理]

靶点定位、中枢调控、信息传递、整体修整。

［按　　语］

偏瘫穴是治疗中风后遗症的特定靶穴。临床亦采用"偏三针"，即偏瘫穴、肩痛穴、膝痛穴。重病人可采用"偏五针"，在偏三针基础上加臀痛穴、踝痛穴。原则上不留针，但对个别病人要求留针时，首先在病人不惧针、不晕针的前提下，可在偏瘫穴留针 2～4 小时。但对后遗症恢复期肢体出现肌肉萎缩、偏瘫性粘连的病人可以配合患侧肩痛穴、膝痛穴，然后再针刺健侧相应穴位来收针。

［歌　　诀］

偏瘫耳尖上一寸，交叉取穴透太阳，

耳颞神经枕吻支，面瘫偏瘫三叉良。

第六节　鼻炎穴

［取穴定位］

此穴位于颧骨下缘的中点。

［局部解剖］

布有面横动、静脉，深层为上颌动、静脉和面神经颧支，下颌神经耳颞神经支，深层为下颌神经。

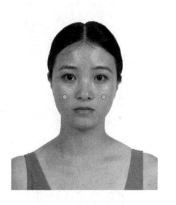

图6　鼻炎穴

［取穴原则］

交叉取穴。

［针刺特点］

针刺面神经颧支或下颌神经耳颞神经支。

［针刺方法］

针尖向鼻翼方向平刺 2～4cm（1～2 寸）。

［针刺手法］

两步到位针刺法。

［针　　感］

局限性针感。

［功　　能］

疏经通络、消炎止痛、抗过敏。

［主　　治］

鼻炎、过敏性鼻炎。临床还可用于治疗三叉神经痛、面神经麻痹、面瘫后遗症、面肌痉挛。

［治疗原理］

靶点定位、中枢调控、过敏体质、修复平衡。

［按　　语］

此穴是用于治疗鼻炎的特定靶穴。临床主要用于治疗鼻部及面部病变为主，对过敏性鼻炎还必须配合增强机体免疫的相关穴位，调整病人的过敏性体质，才能从根本上治愈病人的疾病。由细菌感染引起的副鼻窦炎应配合头痛穴、痤疮穴、痔疮穴，进行全身调整方能达到理想效果。

［歌　　诀］

> 鼻炎穴位颧下缘，交叉下颌面神点，
>
> 进针方向透鼻翼，三叉鼻炎与面瘫，
>
> 面肌痉挛后遗症，感冒过敏下颌炎。

第七节　牙痛穴

［取穴定位］

此穴位于耳垂前正中处。

［局部解剖］

在咬肌中，布有面神经下颌支、颧支、上前方有腮腺管，深部有咬肌动、静脉分支。

［取穴原则］

交叉取穴。

［针刺特点］

针刺面神经下颌颧支。

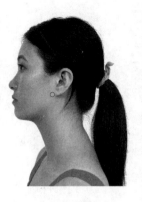

图7　牙痛穴

[针刺方法]

直刺 1～2cm（0.5～1 寸）。

[针刺手法]

两步到位针刺法。

[针　　感]

局限性针感。

[功　　能]

通关开窍，消炎止痛。

[主　　治]

由龋齿、牙外伤、牙齿过敏、急性牙髓炎、慢性牙髓炎等引起的牙痛。临床还可用于治疗面神经麻痹，面瘫后遗症，面肌痉挛，流行性腮腺炎，下颌关节炎，三叉神经痛，中风性失语、流涎。

[治疗原理]

中枢调控、信息传递、靶点定位、通关止痛。

[按　　语]

此穴是临床用于治疗牙痛的特定靶穴，不分上下牙，各种原因引起的牙痛均可。取穴方法是以门牙为界分为左右两侧。对过敏性牙病，在治疗该病的同时还必须配合针刺增强机体免疫功能的相关穴位，从全身进行调整，才能从根本上达到治愈的目的。

[歌　　诀]

牙痛穴位耳垂前，下颌颧支正中点，

各种牙痛面瘫痪，下颌关节腮腺炎。

第八节　明目穴

[取穴定位]

此穴位于耳垂后耳根部，在下颌角与乳突中间之凹陷处。

[局部解剖]

皮下有腮腺、颞下窝翼静脉丛。耳后有动、静脉及颈外浅静脉，布有耳大神经，深部有面神经干于颅骨穿出。

[取穴原则]

交叉取穴。

[针刺特点]

针刺耳大神经或面神经干。

[针刺方法]

针尖呈 45 度角向对侧内眼角方向斜刺 1～2cm
（0.5～1 寸）。

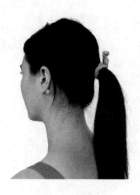

图 7　明目穴

[针刺手法]

一步到位针刺法。要求不提插不捻转。

[针　　感]

局限性针感。

[功　　能]

通窍明目，消炎止痛，调节视神经。

[主　　治]

近视，白内障，青光眼，花眼，沙眼，电光性眼炎，急性结膜炎，急性角膜炎。临床还可用于治疗面神经麻痹，面瘫后遗症，面肌痉挛，流行性腮腺炎，下颌关节炎，三叉神经痛。

[治疗原理]

中枢调控、信息传递、靶点定位、开窍明目。

[按　　语]

明目穴是用于治疗眼睛疾病的特定靶穴。本文中介绍的近视，主要指青少年假性近视。但对青少年假性近视恢复或好转后还需 3 个月的平衡巩固期。白内障主要是指早期混浊型白内障，坚持治疗可稳定或延迟晶体进一步混浊，提高患者视力。对晚期白内障患者，针刺效果差，对糖尿病引发的白内障还必须结合治疗糖尿病的相关穴位，效果更为理想。

[歌　　诀]

明目穴位耳后坑，交叉取穴面神经，

对侧眼角刺一寸，一切眼疾用之灵。

第十一章　上肢部常用平衡穴位

○　○　○

第一节　臀痛穴

[取穴定位]

此穴位于肩关节腋外线的中点。即肩峰至
腋皱襞连线的1/2处。

[局部解剖]

布有旋肩胛动、静脉，臂外侧皮神经和第
一、二肋间神经，深层为桡神经。

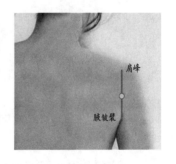

图9　臀痛穴

[取穴原则]

交叉取穴。

[针刺特点]

桡神经或上臂外侧皮神经。

[针刺方法]

针尖向腋窝中心方向呈45度角斜刺4～5cm（2.5寸）。

[针刺手法]

三步到位针刺法。

[针　　感]

局限性针感或强化性针感。

[功　　能]

疏经通络、活血化瘀、消炎镇痛。

[主　治]

臀部软组织损伤，腰椎疾患引起的梨状肌损伤综合征，原发性坐骨神经痛。临床还可用于治疗同侧网球肘，对侧颈肩综合征，偏瘫。

[治疗原理]

靶点定位、中枢调控、信息传递、消炎镇痛。

[按　语]

臀痛穴是以部位功能定名的特定靶穴。主要用于治疗臀部软组织损伤与臀部病变。临床还可用于治疗坐骨神经痛，同侧网球肘。

[歌　诀]

臀痛穴位桡神经，坐骨神经交叉灵，

梨肌损伤网球肘，臀肌损伤综合征。

第二节　膝痛穴

[取穴定位]

肩关节至腕关节连线的中点。

[局部解剖]

在桡侧伸腕长肌起始部，布有桡返动脉分支和前臂背侧皮神经，内侧深层为桡神经干。

[取穴原则]

交叉取穴。

[针刺特点]

针刺前臂背侧皮神经或桡神经干。

[针刺方法]

直刺 3～4cm（1～2 寸）。

[针刺手法]

三步到位针刺法。

[针　感]

局限性针感。

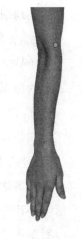

图 10　膝痛穴

［功　　能］

疏经通络、活血化瘀、消炎止痛。

［治疗原理］

靶点定位、中枢调控、信息传递、消炎镇痛。

［主　　治］

膝关节软组织损伤，骨性膝关节炎，髌骨软化症，风湿性关节炎，类风湿性关节炎。临床还可用于治疗神经性皮炎，急性荨麻疹，牛皮癣、下肢瘫痪，腓肠肌痉挛。

［按　　语］

膝痛穴是以部位功能定名的特定靶穴，临床主要用于治疗膝关节病变为主，该穴在治疗皮肤病的同时，临床还必须需配合相关穴位，坚持长时间治疗方能取得理想效果。

［歌　　诀］

膝痛穴位肘中取，交叉取穴桡神经，

膝关节病软组织，偏瘫皮炎皮癣灵。

第三节　肺病穴

［取穴定位］

此穴位于前臂掌侧，腕关节至肘关节上 1/3 处，掌长肌腱与桡侧腕屈肌腱之间。

［局部解剖］

布有指浅屈肌，深部为指深屈肌，有前臂正中动、静脉，深层为前臂掌侧骨间动、静脉，及前臂内侧皮神经，下为正中神经，深层有前臂掌侧骨间神经。

［取穴原则］

男左女右取穴，双侧同时取穴。

［针刺特点］

针刺正中神经支配区。

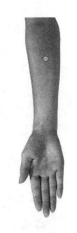

图 11　肺痛穴

［针刺方法］

针尖向上呈45度角斜刺2~4cm（1~2寸）。

［针刺手法］

三步到位针刺法。

［针　感］

局限性针感。

［功　能］

理气润肺，止嗽消炎。

［主　治］

支气管炎、支气管肺炎。临床还可用于末梢神经炎，指挛症，过敏性哮喘，过敏性鼻炎，上呼吸道感染。

［治疗原理］

中枢调控、靶点定位、信息传递、止咳平喘。

［按　语］

此穴是治疗上呼吸道感染引起的肺部炎症的特定靶穴，经大量的临床验证，对出血症状较轻的病人临床亦有一定疗效，亦称为止血穴。对大量咯血、吐血、衄血的病人还须积极采取西医学急救措施。

［歌　诀］

> 肺病穴称止血穴，正中神经取之妥，
> 气管感染过敏喘，衄血吐血痔便血。

第四节　痔疮穴

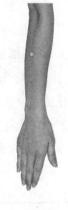

［取穴定位］

此穴位于前臂伸侧面，尺桡骨之间，前臂背侧，腕关节至肘关节连线的上1/3处。

［局部解剖］

在指总侧肌和拇长伸肌起端之间，布有前臂骨间背侧骨动、静脉，及前臂背侧皮神经，深层为前臂骨间背侧神

图12　痔疮穴

经和骨间掌侧神经。

［**取穴原则**］

男左女右取穴原则，左右交叉取穴原则。

［**针刺特点**］

针刺前臂骨间背侧皮神经或前臂骨背侧皮神经。

［**针刺方法**］

针尖向上呈 45 度角斜刺 2 ~ 4cm（1 ~ 2 寸）。

［**针刺手法**］

三步到位针刺法。

［**针　　感**］

局限性针感。

［**功　　能**］

泻火解毒，退热通便，消炎止痛。

［**主　　治**］

内痔，外痔，肛裂，便秘。临床还可用于治疗嗜睡，中风失语，急性腰扭伤，肋间神经痛，胸部软组织损伤。

［**治疗原理**］

靶点定位、中枢调控、信息传递。

［**按　　语**］

痔疮穴是以功能主治定名的特定靶穴，具有清热解毒、泻火通便、消炎止痛等功能。对病情较重，时间长的病人亦可采用左右交替取穴。对老年人的习惯性便秘，有良好的治疗作用。

［**歌　　诀**］

痔疮穴位前臂上，肛裂便秘与痔疮，

前臂背侧皮神经，肋间神经腰扭伤。

第五节　胸痛穴

［**取穴定位**］

此穴位于前臂背侧，尺桡骨之间，腕关节与肘关节连线的下 1/3 处。

[局部解剖]

桡侧为指伸肌，拇长伸肌，尺侧为小指伸肌。深层布有前臂骨间背侧动脉和前臂骨间掌侧动、静脉，及前臂背侧皮神经和骨间背侧神经、骨后神经。

[取穴原则]

交叉取穴。

[针刺特点]

针刺前臂背侧皮神经或骨间背侧神经。

[针刺方法]

针尖向上呈 45 度角斜刺 2～4cm（1～2 寸）。

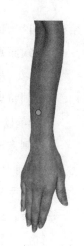

图 13　胸痛穴

[针刺手法]

三步到位针刺法。

[针　　感]

局限性针感。

[功　　能]

扩张冠状动脉，活血化瘀，疏通经络，调节心律，调节血糖、血脂、血压。

[主　　治]

胸部软组织损伤，肋间神经痛，非化脓性肋软骨炎，胸膜炎，心绞痛。冠状动脉供血不足，心律不齐。临床还可用于治疗急性腰扭伤，肾病综合征，经前期紧张综合征，带状疱疹，带状疱疹后遗症（即疱疹性神经痛），膈肌痉挛。

[治疗原理]

靶点定位、中枢调控、信息传递。

[按　　语]

胸痛穴是以部位功能定名的特定靶穴。临床主要用于治疗胸部疾患，特别用于胸部急症、痛症，效果尤佳，亦可作为临床急救穴位之一。

[歌　　诀]

胸痛穴位前臂下，骨间神经需交叉，

心律不齐心绞痛，带状疱疹肋间拿。

第六节　降糖穴

[**取穴定位**]

此穴位于前臂掌侧，腕关节至肘关节的下 1/3 处。

[**局部解剖**]

有指浅屈肌，深层为指深屈肌，前臂正中动、静脉，深层为前臂掌侧骨间动、静，布有前臂内侧皮神经，下为正中神经，深层有前臂掌侧骨间神经。

[**取穴原则**]

左右交替取穴、双侧同时取穴。

[**针刺特点**]

针刺正中神经，前臂内侧皮神经或前臂掌侧骨间神经。

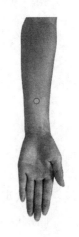

图 14　降糖穴

[**针刺方法**]

针尖向上呈 45 度角斜刺 2～4cm（1～2 寸）。

[**针刺手法**]

三步到位针刺法。

[**针　　感**]

局限性针感。

[**功　　能**]

疏肝理气、健脾和胃。降糖、降脂、降压、降酶、镇静安神。

[**主　　治**]

糖尿病，临床还可用于治疗高血压、高血脂、冠心病、心绞痛、肋间神经痛、神经衰弱等。

[**治疗原理**]

靶点定位、中枢调控、信息传递。

[**按　　语**]

从心理学观点认为糖尿病属于心理性疾病。从大量的病因学调查 90% 以上病人都有一定的环境诱发因素，此穴具有理气益气、活血祛瘀之功效。有条件的患者可以配合平衡火罐、平衡推拿综合治疗效果更佳。对糖尿病病人要求结合平衡膳食、平衡运动，可以预防并发症的发生。对糖尿病合并的脑血管病、冠心病、肾病、白内障、颈肩腰腿痛、痛风，还必须配合相应穴位综合治疗。

[歌　　诀]

降糖穴位前臂下，正中神经必须扎，

配穴胃痛腹痛穴，降脂降糖与降压。

第七节　踝痛穴

[取穴定位]

此穴位于前臂掌侧，腕横纹正中央，即桡侧腕屈肌腱与掌长肌腱之间。

[局部解剖]

在桡腕关节骨缝中，桡侧为腕屈肌腱，屈指深肌腱，布有腕掌侧动、静脉网，及前臂内外侧皮神经双重分布，正中神经掌皮支，深层为正中神经本干。

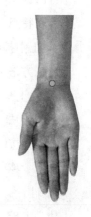

图15　踝痛穴

[取穴原则]

交叉取穴。

[针刺特点]

针刺正中神经。

[针刺方法]

针尖平刺2～3cm（1～1.5寸）。

[针刺手法]

两步到位针刺法。

[针　　感]

放射性针感、局限性针感。

[功　　能]

疏经通络，镇静安神，消炎止痛，调节心律。

［主　治］

踝关节软组织损伤，踝关节扭伤，跟骨骨刺，足跟痛，足底痛，足趾痛。临床还可用于治疗顽固性失眠，心律不齐等病。

［治疗原理］

靶点定位、中枢调控、信息传递。

［按　语］

踝痛穴主要是以部位功能定名的特定靶穴。临床主要用于治疗踝关节病变，具有取穴少，方法简便，疗效迅速。此外，还具有镇静安神，调节睡眠，调节胃肠，调节神经等多种功能。

［歌　诀］

踝痛穴称失眠穴，正中神经交叉索，

踝部损伤足跟痛，心律不齐痛风消。

第八节　咽痛穴

［取穴定位］

此穴位于第二掌骨桡侧缘的中点。

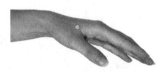

图16　咽痛穴

［局部解剖］

在第一骨间背侧肌中，深层为拇收肌横头皮下组织，布有手背静脉网，头静脉起始部，在第二掌骨桡侧缘有第一掌背动脉和桡神经浅支的手背支，深层为正中神经的指掌侧固有神经。

［取穴原则］

双侧同时取穴、交叉取穴。

［针刺特点］

针刺指掌侧固有神经或桡神经浅支的手背支。

［针刺方法］

针尖向掌心方向直刺 2～4cm（1～2寸）。

［针刺手法］

三步到位针刺法。

[针　　感]

局限性针感或放射性针感。

[功　　能]

清利咽喉，退热消炎，镇静止痛。

[主　　治]

急、慢性咽炎，急、慢性喉炎，急、慢性扁桃腺炎。临床还可用于治疗三叉神经痛，单纯性甲状腺肿大，滞产，急性乳腺炎，产后缺乳，上呼吸道感染。

[治疗原理]

靶点定位、中枢调控、信息传递。

[按　　语]

咽痛穴是以功能主治定名的特定靶穴。临床主要用于治疗咽炎，扁桃腺炎，喉炎，上呼吸道感染等咽部病变。

[歌　　诀]

咽痛穴位透掌中，交叉取穴梳正经，

咽炎喉炎扁桃体，三叉甲腺难产灵。

第九节　颈痛穴

[取穴定位]

此穴位于手背部，半握拳第四掌骨与第五掌骨之间，即指掌关节前凹陷中。

[局部解剖]

在第四骨间背侧肌中，布有第四掌背动脉，皮下有手背静脉网、尺神经手背支（指背神经）和指掌侧固有神经。

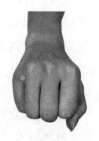

图 17　颈痛穴

[取穴原则]

交叉取穴。

[针刺特点]

针刺指背神经或指掌侧固有神经。

[针刺方法]

平刺 2 ~ 4cm（1 ~ 2 寸）。

[针刺手法]

三步到位针刺法。

[针　感]

局限性针感。

[功　能]

疏通经络、活血化瘀、消炎止痛。

[主　治]

颈椎病，颈部软组织损伤，落枕，颈肩综合征，颈肩肌筋膜炎，颈性头痛，颈性眩晕。临床还可用于治疗肋间神经痛，眶上神经痛，三叉神经痛，坐骨神经痛，肩周炎等。

[治疗原理]

靶点定位、中枢调控、信息传递。

[按　语]

颈痛穴是以部位功能定名的特定靶穴，临床是以治疗颈椎病为主。颈椎病发病的主要原因是中老年人的生理性衰老造成的，正气虚弱，抵挡不住外邪所致。为巩固疗效，要求减少环境诱发因素，避免受凉，颈部不要锻炼，以促进炎症的吸收。

[歌　诀]

颈痛腋门透中渚，指背神经交叉取，

颈部病变与落枕，肋间坐骨痛可祛。

第十节　感冒穴

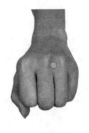

[取穴定位]

半握拳，此穴位于中指与无名指指掌关节之间凹陷处。

[局部解剖]

布有骨间肌和手背静脉网，掌背动及尺、桡神经的手　图18　感冒穴背支。

[取穴原则]

男左女右取穴，或双侧同时取穴。

[针刺特点]

针刺尺、桡神经手背支。

[针刺方法]

平刺 2~4cm（1~2 寸）。

[针刺手法]

三步到位针刺法。

[针　　感]

局限性针感、强化性针感。

[功　　能]

解表散寒，退热消炎，清咽止痛。

[主　　治]

感冒，流行性感冒。临床还可用于治疗鼻炎，过敏性鼻炎，头痛，上呼吸道感染。

[治疗原理]

中枢调控。

[按　　语]

感冒穴是以功能主治定名的特定靶穴，临床主要用于治疗感冒，上呼吸道感染。对轻型病人可采用男左女右取穴，对重症病人可采用双侧同时取穴。对伴有过敏性鼻炎的病人可配过敏穴。

[歌　　诀]

感冒穴指三四间，尺桡神经手背选，

男左女右来取穴，鼻炎感冒上感先。

第十二章　胸腹部常用平衡穴位

○ ○ ○

第一节　痛经穴

［取穴定位］

在胸骨柄正中线 1/2 处，相当于四肋间隙。

［局部解剖］

在胸骨体中段，布有胸廓（乳房）内动、静脉的前穿支及第四肋间神经前皮的内侧支。

［取穴原则］

定位取穴。

［针刺特点］

针刺第四肋间神经前皮支的内侧支。

［针刺方法］

平刺 2～4cm（1～2 寸）。

［针刺手法］

三步到位针刺法。

［针　　感］

局限性针感或放射性针感。

［功　　能］

温中散寒，活血化瘀，止痛消炎。

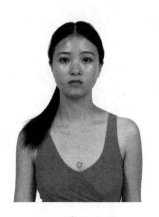

图 19　痛经穴

［主　治］

原发性痛经，继发性痛经，经前期紧张综合征。临床还可用于治疗盆腔炎，阴道炎，附件炎，非特异性结肠炎，泌尿系感染。

［治疗原理］

靶点定位、中枢调控、信息传递。

［按　语］

痛经穴是以部位功能定名的特定靶穴。临床主要用于治疗妇科痛经病变为主。特别对经前期综合征，原发性痛经疗效更为理想。此穴在临床中应用较少，主要是取穴不方便，一般采用胃痛穴代替。

［歌　诀］

痛经穴位于膻中，定位取穴四肋经，

向下平刺三厘米，经前紧张痛经灵。

第二节　面瘫穴

［取穴定位］

此穴位于肩部，锁骨外 1/3 处斜上 2 寸。

［局部解剖］

布有斜方肌和颈浅动、静脉及锁骨上间神经。

［取穴原则］

交叉取穴。

［针刺特点］

针刺锁骨上间神经。

［针刺方法］

45 度角斜刺 1～2cm（0.5～1 寸）。

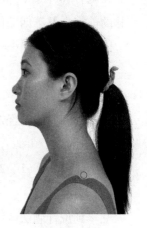

图20　面瘫穴

［针刺手法］

二步到位针刺法。

［针　感］

放射性针感、局限性针感。

［功　　能］

祛风通络，活血化瘀，消炎止痛。

［主　　治］

面神经麻痹，面瘫后遗症，面肌痉挛。还可用于治疗乳突炎，流行性腮腺炎。

［治疗原理］

靶点定位、中枢调控、信息传递。

［按　　语］

此穴是用于早期治疗周围性面瘫的特定靶穴。发病时间越短，治疗效果越佳。对发病 4 小时以内者，一针治愈率可达 50%，发病时间愈长，效果相对越差。治疗期间应减少寒冷刺激，忌食鱼、虾、蟹及辛辣之物。此穴因为位于肺尖部，为了安全，临床多以鼻炎穴、牙痛穴、明目穴代之。

［歌　　诀］

面瘫肩中交叉点，乳突痉挛和面瘫，

交叉取穴锁神经，对侧牙痛腮腺炎。

第十三章　脊背部常用平衡穴位

○ ○ ○

第一节　痤疮穴

[取穴定位]

此穴位于第七颈椎棘突与第一胸椎棘突之间。

[局部解剖]

脊背部筋膜，棘上韧带及棘间韧带，颈横动脉分支，棘突间皮下静脉丛，及第八颈神经后支内侧支，第一胸神经后支内侧支。

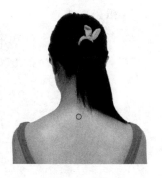

图 21　痤疮穴

[取穴原则]

定位取穴。

[针刺特点]

针刺局部肌肉、血管、末梢神经。

[针刺方法]

局部常规消毒，采用三棱针快速点刺，再用消毒 2 号罐，拔出 2～3mL 血。

[点刺手法]

1. 中心点刺法，即在相对的中心点进行快速针刺，或用拇指食指将局部肌肉捏起，再点刺放血。

2. 一线三点点刺法，即在中心点左右两侧 1cm 各点刺一针。

3. 二线五点点刺法，即在中心点左右、上下 1cm 处各点刺一针。

［针　　感］

局限性针感。

［功　　能］

调和阴阳，解毒清热，退热消炎。

［主　　治］

痤疮。临床还可用于治疗脂溢性皮炎，面部疖肿、面部色素沉着，毛囊炎，湿疹，荨麻疹，急性结膜炎，口腔炎，副鼻窦炎，扁桃体炎，急性淋巴结炎，上呼吸道感染。

［治疗原理］

靶点定位、中枢调控。

［按　　语］

此穴是治疗痤疮的有效靶穴，是以部位功能定名的一个特定穴位，临床主要用于治疗面部急性炎症为主。临床除三棱针点刺放血疗法以外，亦可采用针罐结合疗法，主要针对中医实证、热证。

［歌　　诀］

痤疮七八椎体间，定位血疗效为先，

面部疖肿色沉着，五官炎症脂皮炎。

第二节　疲劳穴

［取穴定位］

此穴位于肩膀正中，相当于大椎至肩峰连线的中点。

［局部解剖］

斜方肌，深层为肩胛提肌与冈上肌和锁骨上神经，副神经，肩胛上神经及颈横动、静脉分支。

［取穴原则］

双侧同时取穴。

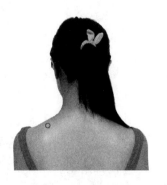

图22　疲劳穴

［指针特点］

指针锁骨上神经、副神经、肩胛上神经。

［指针方法］

主要采用双手拇指指腹放于相应的穴位上。

［指针手法］

根据不同病情、年龄、性别、体质而选择轻、中、重手法。

［指　感］

局限性指感。

［功　能］

调节神经，调节内脏，解除疲劳，增强免疫。

［主　治］

疲劳综合征，旅游综合征，老年前期综合征，更年期综合征，腰背肌综合征，神经衰弱，自主神经功能紊乱，临床还可用于慢性疾病的辅助治疗。

［治疗原理］

中枢调控。

［按　语］

此穴系保健穴位之一，临床多与醒脑穴、神衰穴并用。取穴的另一种方法，亦可用人右手放于左肩上，平排三指，取中指下第一节中即为此穴。

［歌　诀］

> 保健疲劳于肩井，指针锁骨上神经，
>
> 调节神经与免疫，各种疲劳综合征。

第三节　乳腺穴

［取穴定位］

此穴位于肩胛骨中心处，肩胛内上缘与肩胛下角连线的上 1/3 处。

［局部解剖］

在冈下窝中央，冈下肌中，有旋肩胛动、静脉肌支及肩胛上神经。

[**取穴原则**]

前后对应取穴。

[**针刺特点**]

针刺肩胛上神经。

[**功　　能**]

疏经通络，活血化瘀，通乳消炎。

[**主　　治**]

急性乳腺炎，乳腺增生，产后缺乳，乳房胀痛。临床还可用于治疗胸部软组织损伤，肋间神经痛，神经性皮炎，颈部淋巴结核。

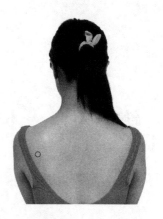

图 23　乳腺穴

[**治疗原理**]

靶点定位、中枢调控、信息传递。

[**按　　语**]

乳腺穴是临床用于治疗乳腺疾病的特定靶穴，是以部位功能定名的。临床主要用于治疗乳房病变。对乳房胀痛，乳腺炎疗效更为突出。对急性乳腺炎早期效果最好，进入化脓期，还需配合外科手术治疗。取穴原则以采取前后对应的同侧取穴。此穴临床还称为通乳穴。

[**歌　　诀**]

　　　　乳腺穴位肩胛中，对应取穴肩胛经，
　　　　胸部疼痛颈皮炎，乳痛乳炎腺增生。

第十四章 下肢部常用平衡穴位

○ ○ ○

第一节 肩背穴

[取穴定位]

此穴位于相当尾骨旁开 4 ~ 5cm（2 寸）处。

[局部解剖]

臀大肌，梨状肌下缘，股二头肌，臀下动、静脉，及臀下皮神经，臀下神经，坐骨神经。

[取穴原则]

交叉取穴。

[针刺特点]

针刺坐骨神经干。

[针 感]

放射性针感。

[针刺方法]

直刺 4 ~ 6cm（2 ~ 3 寸）。

[针刺手法]

提插法。

[功 能]

疏通经络，醒脑开窍，镇静安神，消炎止痛。

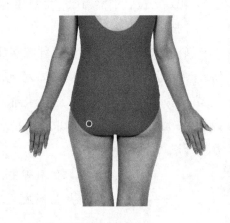

图 24 肩背穴

［主　　治］

颈肩综合征，颈肩肌筋膜炎，肩关节周围炎，临床还可用于治疗精神
分裂症，癫痫，癔症性昏厥，偏瘫。

［治疗原理］

靶点定位、中枢调控、信息传递。

［按　　语］

肩背穴是以部位功能定名的特定靶穴。临床主要用于颈肩部病变。因
取穴不方便，临床中以肩痛穴、颈痛穴代之，故很少取臀痛穴。此外，此
穴大多作为偏瘫病人针灸治疗的辅助穴位。

［歌　　诀］

肩背尾骨外二寸，坐骨神干交叉循，

颈肩筋膜综合征，偏瘫臀痛癫癔分。

第二节　耳聋穴

［取穴定位］

此穴位于股外侧，髋关节与膝关节连线的
中点。

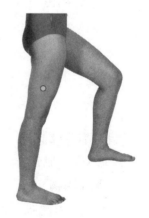

［局部解剖］

在阔筋膜下，股外侧肌中，布有旋股外侧动、
静脉肌支，股外侧皮神经，股神经肌支。

［取穴原则］

交叉取穴。

［针刺特点］

针刺股外侧皮神经，股神经肌支。

图 25　耳聋穴

［针刺方法］

直刺至骨膜，约 4 ~ 6cm（2 ~ 3 寸）。

［针刺手法］

两步到位针刺法，即一针达到针刺要求一定深度后，将针尖退到过针
部位，再向上下的顺序提插 3 次。

[针　感]

局限性针感。

[功　能]

调节内耳平衡，醒脑开窍。

[主　治]

神经性耳聋，暴震性耳聋，美尼尔综合征，神经性耳鸣，临床还可用于股外侧皮神经炎，急性荨麻疹。

[治疗原理]

靶点定位、中枢调控。

[按　语]

耳聋穴是以部位功能定名的特定靶穴。临床主要用于治疗耳部病变。耳聋对外伤性耳聋、暴震性耳聋疗效较好，对发病时间短，体质好的神经性耳聋效果较为理想。特别对中耳炎，内耳渗出性疾病临床效果更好（时间一般在 2~3 个疗程之间）。对于药物中毒性耳聋疗效差。

[歌　诀]

耳聋穴于股正中，交叉直刺皮神经，

暴震神经聋耳鸣，丹毒荨疹如神灵。

第三节　过敏穴

[取穴定位]

此穴位于股骨内侧 1/2 处。

[局部解剖]

布有股内侧肌，股动、静脉肌支，股前皮神经与股神经肌支。

[取穴原则]

双侧同时取穴。

[针刺手法]

两步到位针刺法。

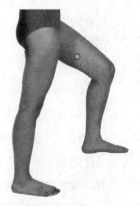

图 26　过敏穴

［针　　感］

局限性针感或强化性针感。

［功　　能］

抵抗过敏，增加免疫，止喘止痒。

［主　　治］

支气管哮喘，急性荨麻疹，风疹，湿疹，皮肤瘙痒，牛皮癣，神经性皮炎，临床还可用于治疗月经不调，痛经，闭经，功能性子宫出血，泌尿系感染，慢性肾炎。

［治疗原理］

中枢调控、信息传递。

［按　　语］

过敏穴是以功能主治定名的特定靶穴。临床主要以用于治疗过敏性疾病。在过敏性疾病的治疗中还必须结合调理脾胃，调节心理，配合相关穴位方可取得理想效果。

［歌　　诀］

过敏穴位血海选，瘙痒湿疹牛皮癣，

痛经闭经妇科病，股部外侧皮神炎。

第四节　肘痛穴

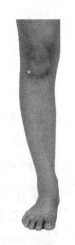

［取穴定位］

位于髌骨与髌韧带两侧的凹陷中，即外膝眼处。

［局部解剖］

在膝关节韧带两侧，有膝关节动、静脉网，布有神经前皮支及肌支。

［取穴原则］

交叉取穴。

［针刺特点］

针刺股神经前皮支及肌支。

图27　肘痛穴

[针刺方法]

45度角斜刺2~4cm（1~2寸）。

[针刺手法]

三步到位针刺法。

[针　感]

局限性针感。

[功　能]

通经活络，活血化瘀，消炎止痛。

[主　治]

肘关节软组织损伤，肱骨外髁炎，肱骨内上髁炎，不明原因的肘关节疼痛。此外，临床还可用于治疗偏瘫，荨麻疹。

[治疗原理]

靶点定位、中枢调控、信息传递。

[按　语]

肘痛穴是以部位功能定名的特定靶穴。可治疗肘关节疾病，在取穴原则上，内上髁炎取外侧肘痛穴，外上髁炎取内侧肘痛穴。

[歌　诀]

肘痛穴位膝双眼，肘部损伤病变选，

交叉取穴股前支，膝部病变对应点。

第五节　腹痛穴

[取穴定位]

此穴位于腓骨小头前下方凹陷中。

[局部解剖]

在腓骨长肌中，有膝下外侧动、静脉；腓总神经。

[取穴原则]

双侧同时取穴。

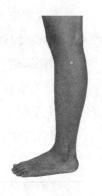

图28　腹痛穴

［针刺特点］

针刺腓总神经。

［针刺方法］

直刺 2 ~ 2.5cm（1 ~ 1.5 寸）。

［针刺手法］

提插手法。

［针　　感］

触电式针感。

［功　　能］

调节内脏，调节胃肠，疏肝利胆、血脂、血压，调节血糖。

［主　　治］

高血脂，急性胃炎，急性胃痉挛，急性肠炎，急性阑尾炎，急性胰腺炎，急性胆囊炎，急性肠梗阻。临床还可用于治疗冠状动脉供血不足，冠心病心绞痛，肋间神经痛，急性肝炎，慢性肝炎，肝硬化，糖尿病，白细胞减少症，高血压，兼治过敏性哮喘，急性荨麻疹，牛皮癣。

［治疗原理］

中枢调控。

［按　　语］

腹痛穴是以部位功能定名的特定靶穴，临床主要用于治疗高血脂。还可用于治疗急腹症。但对胃穿孔、坏死性肠梗阻、胰腺炎等重症急腹症病人，应在明确诊断缓解症状的情况下，积极实施中西医急救措施。

［歌　　诀］

　　　腹痛穴位腓头下，胃炎肠炎阑尾拿，

　　　腓总神经取两侧，降糖降脂与降压。

第六节　肩痛穴

［取穴定位］

此穴位于腓骨小头与外踝连线的上 1/3 处点。

[局部解剖]

在腓骨长肌与趾总伸肌之间，深层为腓骨短肌，布有胫前动、静脉肌支和腓浅神经。

[取穴原则]

交叉取穴。

[针刺特点]

针刺腓浅神经。

[针刺方法]

直刺2～3cm（1～1.5寸）。

[针刺手法]

提插针刺法。

[针　感]

触电式针感。

[功　能]

通经活络，活血化瘀，止痛消炎。

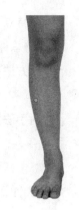

图29　肩痛穴

[主　治]

肩关节软组织损伤，肩周炎，根型颈椎病，颈肩肌筋膜炎，落枕。临床还可用于治疗偏头痛，高血压，胆囊炎，胆石症，胆道蛔虫症，带状疱疹，肋间神经痛，癔症性昏厥，上肢瘫痪，中暑，休克，昏迷，癫痫，精神分裂症。

[治疗原理]

中枢调控、信息传递。

[按　语]

肩痛穴是以部位功能定名的特定靶穴，主要用于肩关节病变。临床还可治疗冠心病、心绞痛、急腹症等。该穴是平衡针灸靶穴的代表性穴位，也是开始研究的第一个穴位。研究时间最长，治疗病人最多，用途最广泛，疗效更为理想。此穴已经在军内外大面积推广应用，经10万例肩周炎病人临床验证，临床有效率99％，治愈率93％，一针治愈率11％。

[歌　诀]

肩痛亦称中平穴，外丘一寸偏腓侧，

交叉取穴腓浅经，肩部病变与枕落，

胸痛腹痛与偏瘫，降压腰痛及昏厥。

第七节　腕痛穴

[取穴定位]

此穴位于足背踝关节横纹的中央，为了取穴方便，在旁开 1 寸处取穴。

[局部解剖]

在拇长伸肌腱和趾长伸肌腱之间，布有胫前动、静脉和浅层的腓浅神经，深层为腓深神经。

[取穴原则]

交叉取穴。

[针刺特点]

针刺腓浅神经或腓深神经。

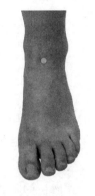

图 30　腕痛穴

[针刺方法]

直刺 2～4cm（1～2 寸）。

[针刺手法]

三步到位针刺法。

[针　　感]

局限性针感或放射性针感。

[功　　能]

疏经通络，活血化瘀，消炎镇痛，清肝明目。

[主　　治]

腕关节软组织损伤，腕关节扭伤，腕关节腱鞘炎。此外，临床还可治疗近视，花眼，沙眼，白内障，青光眼，急性结膜炎，电光性眼炎，眼睑下垂，眼肌瘫痪，眼肌痉挛。

[治疗原理]

靶点定位、中枢调控、信息传递。

［按　　语］

腕痛穴是以部位功能定名的特定靶穴。临床主要治疗腕关节病变和眼部病变。

［歌　　诀］

腕痛穴位踝外穴，交叉取穴能退热。

腕部病变与近视，眼部病变用之妥。

第八节　头痛穴

［取穴定位］

此穴位于足背第一、二趾骨结合之前凹陷中，

［局部解剖］

在拇长伸肌腱外缘，第一骨间背侧肌，布有拇短伸肌，足背静脉网，布有跖背神经。

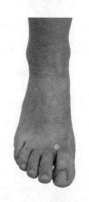

图31　头痛穴

［取穴原则］

交叉取穴，双侧同时取穴。

［针刺特点］

针刺跖背神经。

［针刺方法］

平刺2~4cm（1~2寸）。

［针刺手法］

三步到位针刺法。

［针　　感］

局限性针感或放射性针感。

［功　　能］

醒脑开窍，活血化瘀，疏肝理气，健脾和胃，解痉止痛。

［主　　治］

偏头痛，神经性头痛，血管性头痛，颈性头痛，高血压性头痛，低血压性头痛，副鼻窦炎，外感头痛。临床还可用于治疗手指震颤，急性肝

炎，胆囊炎。

[治疗原理]

靶点定位、中枢调控、信息传递。

[按　　语]

头痛穴是以部位功能定名的特定靶穴。临床主要用于治疗头部病变。

[歌　　诀]

头痛穴位脚趾中，跖背足底内神经，

交叉交替来取穴，头部病变用之灵。

第九节　降压穴

[取穴定位]

此穴位于内踝中点下 4cm 处（2 寸）。

[局部解剖]

布有趾长屈肌腱，足底内侧动脉、静脉，足底内侧神经。

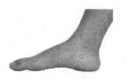

图 32　降压穴

[取穴原则]

左右交叉取穴或双侧同时取穴。

[针刺特点]

针刺足底内侧神经。

[针刺方法]

直刺 1~2cm（0.5~1 寸）。

[针刺手法]

提插手法。

[针　　感]

局限性针感、放射性针感。

[功　　能]

通经活络，降压止痛，镇静安神。

[主　　治]

高血压。临床还可用于治疗休克，昏迷，高热，精神分裂症，癫痫，癔症性瘫痪，偏瘫。

［治疗原理］

中枢调控。

［按　语］

降压穴是以部位功能定名的特定靶穴。临床主要治疗高血压、急症病人，亦称为急救穴位。此穴还是治疗头颈部、胸腹部疾病的有效穴位。

［歌　诀］

降压足底内神经，交替调节和镇静，

癔瘫昏迷与高热，精裂癫痫及癔症。

下篇　平衡针疗法的临床应用

第十五章　内科疾病

第一节　普通感冒

普通感冒又称上感或伤风，是病毒或细菌感染所致。上呼吸道感染主要病理改变为鼻腔及咽喉的上呼吸道卡他性炎症，局部症状重，全身症状轻，病程短，预后好。中医认为是正气虚外邪乘虚而入所致，故冬季称为伤寒，春夏秋称为伤风。

［诊断要点］

一、一般在气候突然变化时发病或有与感冒病人接触史。

二、临床表现为开始可出现鼻塞、喷嚏、流清水样鼻涕、咽干痒、咳嗽等全身症状，一般不发热或有低热，伴有头痛或全身不适感觉。

三、本病一般在 7～10 天症状可自行解除。

四、查体时可见双侧鼻黏膜充血，水肿及分泌物，咽部可见轻度充血，无其他异常体征表现。

五、排除过敏性鼻炎、麻疹、伤寒、流行性感冒等疾病。

［疗效标准］

一、治愈：临床症状及临床体征消失，体温恢复正常。

二、好转：临床症状及体征改善。

［平衡穴位］

一、主穴：感冒穴。

二、辅穴：咽痛穴，痤疮穴，鼻炎穴。

[注意事项]

一、治疗期间禁食鱼肉及荤腥之物，以素食为主。

二、重症病人应卧床休息，室内保持温度适中，空气流通。

三、有慢性病及合并症者，应综合治疗。

四、胎盘脂多糖可提高呼吸道非特异性免疫力，提高机体免疫功能，对预防感冒有一定效果，但不能常用。

五、勤洗勤晒被褥。

六、适当饮用姜葱糖水，促使机体出汗，加速机体代谢。

[典型病例]

例1：风热感冒

李某，男，21岁，某部战士，1993年4月10日初诊。主诉：感冒发热2天。病人自述昨晨起感到头痛、咳嗽、咽干嗓痛、胸闷纳差，发热恶寒。查体：体温38℃，WBC 11×10^9/L，N：76%。临床诊断：风热感冒。取穴感冒穴，配穴痤疮穴、咽痛穴。第二天复诊时病人感到症状减轻，体温恢复正常，继用以上方案连续治疗3次，症状消失，临床治愈。

例2：风寒感冒

孙某，女，26岁，军队干部，2005年5月16日初诊。主诉：感冒1天，病人自述全身酸痛、头痛、咳嗽、恶寒发热、鼻塞。检查：体温37.2℃，胸透未见异常，临床诊断风寒感冒。取穴感冒穴，经一次治疗症状消失，每日1次，连续治疗3次，临床治愈。

[按　　语]

感冒为临床常见病之一，本病的早期治疗（发病24小时以内），可取感冒穴，60%一针即可治愈。一旦感冒2天以上伴有咽痛配咽痛穴，发热配痤疮穴，伴有鼻塞配鼻炎穴进行综合治疗。

第二节　上呼吸道感染

凡由鼻腔及咽喉部微生物感染而引起的黏膜急性炎症均称上呼吸道感染。常伴有细菌感染，其中病毒引起者90%以上，春秋季发病率最高。本病在中医文献中称之为"伤风"。病因多为正气虚弱，外邪乘虚而入所致。

[**诊断要点**]

一、一般在过度疲劳后受凉而发病，伴有鼻塞、喷嚏、咽喉部干痛、咳嗽、音哑等症状，个别病人可出现发热头痛或并发副鼻窦炎、中耳炎、扁桃体周围脓肿。

二、病理改变：主要为上呼吸道急性卡他性炎症，包括黏膜水肿、充血、渗出与炎症浸润。

三、注意与单纯性流感麻疹、猩红热、白喉、百日咳等急性传染病鉴别。

[**疗效标准**]

一、治愈：临床症状及局部体征消失。

二、好转：临床症状与体征减轻。

[**平衡穴位**]

一、主穴：感冒穴。

二、辅穴：咽痛穴，痤疮穴，肺病穴。

[**注意事项**]

一、卧床休息，及时饮用淡盐水。

二、忌辛辣鱼肉高热量饮食。

三、忌精神紧张，注意休息。

四、忌过度劳累，保持充足睡眠。

五、勤洗勤晒被褥及内衣。

[**典型病例**]

冯某，男，20岁，武警战士，2002年3月14日就诊。主诉：感冒、咳嗽、咽痛无痰、鼻塞，感冒3天。检查：咽部充血，化验：WBC $13 \times 10^9/L$，N：78%，体温38.9℃，胸透肺纹理增粗。临床诊断：上呼吸道感染。取穴感冒穴，配穴咽痛穴、痤疮穴，每日2次，连续治疗5次临床症状消失。

[**按　　语**]

对流行性感冒的预防可选用感冒穴。发生流感以后在卧床休息的基础上，咽痛配咽痛穴，发热、血象高配痤疮穴。对上呼吸道感染咳嗽可配合肺病穴。从临床统计来看越早治疗效果越好，发病 24 小时以内者一般治疗一次即可治愈。

第三节 肺 炎

肺炎主要是指肺实质性炎症，根据病理解剖可分为大叶性（包括节段性）、小叶性及间质性肺炎，病程分为急性和慢性肺炎，按病因可分为病毒支原体、立克次体、细菌及真菌性肺炎等。

中医学认为，本病属"胸痛""咳嗽"等范畴。多因肺卫不固，复感风热、风燥或外感风寒，郁而化热，邪热入里所致。病发初期，正邪交争多表现痰热壅肺证、风燥伤肺证，若病情进一步发展，邪盛正衰，则可出现阳气欲脱危象。下面主要介绍感染链球菌肺炎，其他肺炎的治疗可参照此方案。

[诊断要点]

一、本病多见于冬春两季，以青壮年多见，起病急骤，突发寒战，高热，常呈稽留热，伴有头痛、全身肌肉酸痛、纳差等表现。

二、初期有刺激性干咳，继而咳出白色泡沫痰，渐转稠厚，或见少量血丝，1~2 天后咳痰黄稠或呈铁锈色。

三、胸痛多与病变部位相同，咳嗽或呼吸时加剧，患侧病变部位语颤增强，听诊浊音，可闻及支气管呼吸音和湿性罗音。

四、部分患者可有呕吐、恶心、腹痛、腹泻等胃肠道症状，应与急性胃肠炎、急性胆囊炎等鉴别。

五、检查：末梢血 WBC 计数升高 $(15 \sim 30) \times 10^9/L$，中性粒细胞多在 80% 以上，伴有核左移或中毒颗粒，X 线检查可见按叶段分布的大片均匀致密阴影。

[疗效标准]

一、治愈：临床体征与临床症状消失。

二、好转：咳嗽胸痛减轻，症状改善。

［平衡穴位］

一、主穴：肺病穴。

二、辅穴：感冒穴，胸痛穴，痤疮穴，升提穴。

［注意事项］

一、忌烟酒，忌辛辣油腻肥厚之食物。

二、卧床休息，多饮水，进易消化食物。

［典型病例］

王某，男，20岁，战士，1993年2月15日就诊。主诉：发热，咳嗽，胸痛，吐铁锈色痰。查体：体温38.2℃，血压120/80mmHg，呼吸急促，实验室检查：WBC 14.6×10^9/L，N：86%。X光片见肺部大密度不均匀阴影，临床诊断为大叶性肺炎。取穴肺病穴、咽痛穴、头痛穴、痤疮穴；同时配合平衡火罐疗法，每日2次，10天临床症状、体征基本恢复正常，改为每日1次，巩固10天，临床治愈。

［按　语］

本病病因复杂，但只要症状相同时均可参照本治疗方案。对休克性肺炎，中毒症状较重的病人应积极采用中西医结合方法进行救治，补充血容量，纠正酸中毒及电解质紊乱，镇静，强心，控制感染等。平衡针灸治疗主要用于早期体质好、症状轻、年龄小的病人。必要时可配合扶正祛邪的中草药综合治疗。对高热病人可首选安宫牛黄丸、清开灵。

第四节　支气管炎

支气管炎常因细菌或病毒感染和物理化学因素的刺激，或气候变化异常等引起气管——支气管黏膜的急性炎症。临床常以咳嗽、咳痰或咳喘等上呼吸道感染症状为主，多发生于冬春季节。急性支气管炎若延期不愈或反复发作可演变为慢性支气管炎。本病属于中医学"咳嗽""喘证""痰饮"范畴。

［诊断要点］

一、急性支气管炎

（1）发病急，常有上呼吸道感染症状。

（2）主要表现为刺激性干咳或有少数黏液痰，伴胸骨后不适感或钝痛，有细菌感染时可有黏液性脓痰，支气管痉挛时有气喘。全身症状可有轻度畏寒，发热。

（3）查体：肺部无明显阳性体征，听诊时时可闻及呼吸音粗糙，部分病人可有散在干湿性罗音，部位不固定。

（4）化验白细胞计数正常或轻度增高。

（5）X线检查无异常发现或仅见肺纹理增粗。

（6）若机体抵抗力强，全身症状 3～5 天可消退，咳嗽症状延续时间可稍长。

（7）排除百日咳、肺炎、支原体肺炎、肺结核、肺癌等疾病。

二、慢性支气管炎

可由急性支气管炎转化而来，也可由于感染、理化因素等引起的支气管黏膜及其周围组织的慢性炎症，机体免疫力低下及自主神经功能失调所致。

（1）咳嗽、咯痰或伴有喘息反复发作，每年发病持续约 3 个月，并连续发病 2 年以上。

（2）排除肺结核、肺癌、支气管哮喘、支气管扩张等肺部疾病。

（3）有长期吸烟或经常吸入刺激性气体或尘埃的病史。

（4）肺部听诊可在肺底部闻及干湿罗音；喘息型支气管炎可听到哮鸣音；X线检查可见两肺下部纹理增粗或呈条索状。

［疗效标准］

一、治愈

（1）急性支气管炎：体温恢复正常，咳嗽、咯痰及全身症状消失，肺部体征无异常。

（2）慢性支气管炎：症状控制，观察 1 年以上无复发。

二、好转

症状减轻，急性发作次数减少。

［平衡穴位］

一、急性支气管炎

（1）主穴：肺病穴。

（2）辅穴：咽痛穴，胸痛穴，过敏穴，痤疮穴。

二、慢性支气管炎

（1）主穴：肺病穴。

（2）辅穴：胸痛穴，过敏穴，胃痛穴，升提穴。

[注意事项]

一、治疗期间戒烟，禁食辛辣刺激及肥腻食物，减少盐摄入量。

二、慢性支气管炎继发肺气肿，病程长，病情重，体质差，应坚持长期针灸治疗或综合疗法。

三、平时缓解期应注意保暖，适时增减衣服，防止感冒，加强体质锻炼，提高自己的抗病能力，减少慢支复发。

四、注意调节心理，保持心理平衡，减少精神刺激。

五、保持平衡运动，每天散步不少于1个小时。

[典型病例]

例1：急性支气管炎

范某，男，38岁，工人，1989年12月10日就诊。主诉：发烧咳嗽1周，病人自述感冒引起恶寒发热，咽喉痒痛、咳嗽、胸闷。体温38.6℃，实验室检查：WBC 14×10^9/L，N：82%，胸透提示肺纹理增粗，西医诊断急性支气管炎。取穴肺病穴、咽痛穴、感冒穴，每日2次，连续治疗7次临床症状基本消失。每日1次，巩固1周。

例2：慢性支气管炎

赵某，男，56岁，工人，1998年1月18日就诊。主诉：反复发作咳嗽3年，每年秋冬季节发病，伴有咳嗽、咳痰、胸闷、气喘，夜间加重，遇冷尤甚。X光检查双肺纹理增粗。诊断：慢性哮喘性支气管炎。取穴肺病穴、咽痛穴、升提穴、胃痛穴、腹痛穴、神衰穴，每周6次，经连续治疗24次，临床症状消失，每周3次巩固2周，半年后未再复发。

[按　语]

慢性支气管炎是中老年人的常见病、多发病之一，要想根治慢性支气管炎，必须从根本上来治疗。从病因学的角度来讲，本病的形成是由过敏性体质所致，要想根治本病必须改善病人的过敏体质。过敏性体质形成的原因虽然比较复杂，但从病因学上讲是由长期心理失衡导致消化功能吸收差，营养不足，机体代谢紊乱所致。从实质上讲引起消化功能紊乱的原因可能与心理平衡失调或缺乏体质锻炼、不良生活习惯有关。治疗期间治疗标症的同时配合治疗本症。待临床治愈后，坚持每周 1 ~ 2 次进行整体调节，恢复机体的整体平衡。每个疗程 3 个月，巩固 2 个疗程。平时应加强体质锻炼，预防感冒，戒除吸烟等不良习惯。

第五节　冠状动脉粥样硬化性心脏病

冠状动脉粥样硬化性心脏病主要是指冠状动脉因粥样硬化所致管腔狭窄或闭塞而引起的心肌缺血缺氧而造成的心脏病，简称冠心病。临床以突发胸骨体上段、中段后的针扎样或压榨性疼痛，并向左肩臂或小指、无名指放射为主要特征。属于中医学"胸痹""胸痛"等范畴。

[诊断要点]

一、冠心病

（1）多于过度疲劳、情绪波动、受凉、饱餐后诱发。

（2）有典型的心绞痛发作，如突发胸骨体上段、中段后的针扎样或压榨性、闷榨性、窒息性疼痛，并可向左肩臂或小指、无名指放射。经休息或口含硝酸甘油后缓解。而无重度主动脉瓣狭窄或关闭不全，主动脉炎，也无冠状动脉梗塞或心肌疾病的证据。

（3）疼痛时，血压可升高，多数病人年龄在 40 岁以上。

（4）化验：血胆固醇、甘油三酯、β-脂蛋白可增高。

（5）心电图检查：发作时呈缺血性 S－T 段改变，或运动负荷试验阳性。缓解期或休息时心电图可正常。临床无明显症状者可诊断为隐性冠心病。

（6）40 岁以上的病人可有心脏扩大，心力衰竭，乳头肌功能失调，或严重心律失常不能用高血压疾病或其他原因解释者。

二、可疑冠心病

休息时或运动后心电图可疑，无其他原因可以解释。并有下列 3 项中的两项者：①40 岁以上。②血脂增高。③运动中出现典型绞痛。

三、中医分型

心血瘀阻型、阴寒凝滞型、心肾阴虚型、气阴两虚型、阳气虚衰型、心阳欲绝型、水气凌心型。

［疗效标准］

好转：临床症状消失，心电图改善。

［平衡穴位］

一、主穴：胸痛穴。

二、辅穴：降压穴，腹痛穴，头痛穴。

［注意事项］

一、忌精神刺激，保持心理平衡。

二、忌过饱过饥，保持饮食平衡。

［典型病例］

例1：赵某，女，56 岁，退休工人，2006 年 3 月 17 日就诊。主诉：阵发性左胸部刺痛，伴心慌气短 12 小时，追问病史，3 年前确诊为冠心病。北京安贞医院检查诊断为冠状 A 供血不足，建议进行心导管换支架疗法。经常服用硝酸甘油、丹参片、维生素 C 等降压、降脂、扩张心血管的药物进行常规治疗，由于害怕做心导管治疗，故前来接受平衡针灸治疗。检查心电图：S－T 段下降。临床诊断：心绞痛性冠心病。

取穴胸痛穴、乳腺穴、腹痛穴，疼痛即可缓解。每日 1 次，连续治疗 10 次，临床症状基本缓解。每周 3 次，巩固 2 个月临床症状完全消失。

例2：孙某，男，65 岁，离休干部，1989 年 3 月 11 日就诊。主诉：心前区反复发作性疼痛 2 天，伴有胸闷、心慌、失眠、纳差、乏力。检查：心尖区第一心音减弱，心律齐，心率 76 次/分，血压 156/90mmHg，心电图示 S－T 段下降，临床诊断冠心病心绞痛。取穴胸痛穴、腹痛穴、乳腺穴，经 1 次治疗，同时配合口服丹参片、冠心苏合丸，疼痛缓解，连续治疗 3 周，临床症状控制。

第六节　慢性肺源性心脏病

慢性肺源性心脏病（简称肺心病）是由于胸廓或肺动脉的变性导致肺动脉高压、右心负荷过重，造成右心室扩大或肥厚，最后形成右心衰的一种心脏病。本病多因肺部疾病迁延不愈，渐至肺、脾、肾及心脏受损，出现咳喘、心悸、水肿、腹胀、唇青舌紫等症。本病属于中医学"咳喘""痰饮""心悸""水肿""肺胀"范畴。

[诊断要点]

一、有慢性气管炎、支气管哮喘、肺气肿或其他肺病，胸部疾病史。

二、可能有心悸、气急、紫绀、颈静脉怒张、肝肿大、压痛、肝静脉回流症阳性，下肢浮肿及静脉压增高，肺动脉高压，右心室增大，剑突下出现收缩期搏动、肺动脉区第二心音亢进等一系列右心衰竭的表现。

三、严重者可出现头痛、嗜睡、反应迟钝、短暂的神志模糊，烦躁不安，甚至精神失常。

四、血二氧化碳结合力升高，有感染时白细胞增高，中性多核百分比增高。

五、X 线和心电图及超声心动图检查以助诊断，并排除其他心脏病。

六、中医分型为肺肾气虚型、心肾阳虚型、痰迷心窍型、阴阳欲脱型四种。

[疗效标准]

好转：呼吸道感染基本控制，症状及异常体征和心肺功能改善。

[平衡穴位]

一、主穴：升提穴。

二、辅穴：胸痛穴，肺病穴，胃痛穴。

[注意事项]

一、加强体育锻炼，增强身体素质。

二、保持心理平衡，减少精神刺激。

三、绝大多数肺心病是由慢性支气管炎和肺气肿发展所致，积极防治原发病是避免慢性肺心病的根本措施。

[**典型病例**]

夏某，女，63 岁，农民，2002 年 12 月 6 日就诊。主诉：咳喘 6 天。病人自述咳喘病史 7 年，每年秋冬季节均发病，上周因感冒又诱发此病。伴有胸闷、心悸、气短、咳嗽、痰多、面部浮肿，活动后症状加重。心电图检查：肺型 P 波，临床诊断为慢性肺心病。取穴胸痛穴、过敏穴、升提穴、腹痛穴、胃痛穴，每日 1 次，连续治疗 30 次，临床症状完全缓解。

[**按　　语**]

肺心病是老年人的一种常见病、疑难病之一。病因复杂，其中主要原因为机体自身平衡能力低下，不能适应生存环境的变化所致。平衡针灸对肺心病的治疗，主要以调节大脑中枢调控系统，恢复自己的遗传基因程序，间接地依靠病人自己来治疗自己的疾病，一般 3 个月 1 个疗程，必要时采取综合治疗方案。

第七节　心律失常

心律失常是指心律起源部位、心搏频率与节律以及冲动传导等任一项异常。临床可分为功能性和器质性两类。西医学认为本病大多为自由神经功能紊乱或冠心病、心肌病、风心病等引起；临床上常见窦性心动过速、窦性心动过缓、窦性心律不齐等症。本病属于中医学"心悸""怔忡"等范畴。

[**诊断要点**]

一、临床表现较轻者可无自觉症状，一般伴有面色少华，体倦乏力，焦虑疼痛，或胃肠道疾病、大便秘结、心悸怔忡、失眠多汗。

二、根据心电图或脉象诊断 P 波形态，正常频率 60～100 次/分，P-R 间隙在 0.12～0.20 秒，可区别功能性和器质性心律失常。

三、排除各种诱因，如感染、缺氧、电解质或酸碱平衡失调，药物反应或自主神经功能失调等。

四、中医分型为邪毒入侵型、气滞血瘀型、心阳不振型、气血两虚型四种。

[疗效标准]

一、治愈：临床症状消失。

二、好转：临床症状改善。

[平衡穴位]

一、主穴：踝痛穴。

二、辅穴：胸痛穴，胃痛穴，升提穴。

[注意事项]

一、保持心理平衡。

二、平衡膳食，合理营养。

三、注意加强锻炼，以助病情恢复。

[典型病例]

赵某，男，52岁，外事干部，2001年7月12日就诊。在陪同法国外宾就诊时，主诉自己患心律不齐8年，经北京医院确诊。一直服用3种西药控制，有时会出现早搏现象。由于诊断清楚，采用了平衡针灸治疗。取穴踝痛穴、胸痛穴、腹痛穴，3秒钟后即可见效。巩固3周，西药已停，未见复发，2005年8月随访未见异常。

[按　　语]

平衡针灸对功能性心律失常临床疗效尚可。一般针刺1次即可见效，3周治疗治愈。对器质性心律失常，一般治疗与巩固需要3个月。

第八节　心脏神经官能症

心脏神经官能症是神经官能症的一种特殊类型，以心血管系统功能失调为主要表现，又称为心血管神经官能症。一般无器质性心脏病，多由交感神经张力过高，自主神经平衡失调症候群为主。临床以心悸、心前区隐痛、呼吸困难呈叹息样呼吸，伴有疲乏无力、头晕多汗、失眠焦虑等神经系统症状，本病属于中医学"心悸""怔忡""心痛"和"郁症"范畴。

[诊断要点]

一、多发生于体力活动过多的青壮年，以女性更年期为多见。

二、心血管功能失调症状：心悸、心前区隐痛、部位局限于心尖部附近，持续时间不定，疼痛多见于劳累后休息时发生。

三、自主神经功能紊乱症状：气短、乏力、头昏、多汗、失眠、焦虑等，叹息样呼吸。

四、体检无器质性心脏病，血压易随情绪波动而轻微升高，心尖搏动强有力，心率稍快，熟睡时脉率正常，偶有期前收缩，心电图有窦性心动过速，部分病人有非特异性 S - T 段 T 波改变。

五、除外甲状腺功能亢进、冠心病、心肌炎等器质性心脏病，以及慢性感染、药物影响等心源性病变。

六、中医分型为实证、虚证两种。

[疗效标准]

一、治愈：症状消失，血压、心率、心电图恢复正常。

二、好转：症状改善，心率仍较快或偶有期前收缩，有时心电图仍有非特异性 S - T 段改变。

[平衡穴位]

一、主穴：胸痛穴。

二、辅穴：腹痛穴，胃痛穴，升提穴。

[注意事项]

一、本病在确诊前必须要做细致的全面检查，排除各种器质性病变后方可明确诊断。

二、治疗穴位一般交替进行。

三、减少精神刺激，稳定病人情绪，缓解诱发因素，保持心理平衡。

[典型病例]

张某，女，42 岁，中学教师，1995 年 3 月 19 日初诊。主诉：心悸乏力 2 个月。病人自述经常不思饮食、失眠多梦、倦怠、心前区隐痛，多于生气后诱发，心悸、胸闷心烦、多疑多虑，检查心率 95 次/分，两手轻度颤抖，心电图检查未见异常。脉搏细数，舌质红，苔薄黄。临床诊断为心脏神经官能症。取穴胸痛穴、腹痛穴、升提穴，及时治疗感到症状减轻，经连续治疗 4 周，症状完全消失，一年后随访未见复发。

[按　　语]

本病多为心理性疾病，与生存环境有关。平衡针灸治疗主要通过调节大脑中枢恢复自身的调节功能，依靠病人自己去治疗自己的疾病。

第九节　高血压

高血压分为原发性高血压及继发性高血压，系指高级神经中枢调节血压功能紊乱所致的动脉血压增高为主的综合征。正常成年人血压：收缩压 ≤140kpa（18.6kpa），舒张压 ≤90kpa（12.65kpa），一般临床上收缩压 ≥160kpa（21.3kpa），舒张压 ≥95kpa（12.7kpa）即可诊断为高血压。一般认为本病与长期的工作紧张、精神刺激、高 Na 饮食和遗传因素有关；继发性高血压多见于慢性肾炎、脑外伤及内分泌紊乱等。根据本病的临床特点、病程、转归及其并发症，可见于中医学的"头痛""眩晕""肝阳上亢""中风"等范畴。

[诊断要点]

一、诊断

（1）世界卫生组织 1978 年规定高血压的诊断标准，收缩压持续 ≥160mmHg（21.3kpa）或舒张压 ≥95mmHg（12.7kpa），二者具有一项即可确诊为高血压，凡 140mmHg（18.6kpa）＜收缩压＜160mmHg（21.3kpa）或 90mmHg（12.65kpa）＜舒张压＜95mmHg（12.7kpa）定为临界性高血压。临界性高血压不应计入高血压之内。对过去有高血压，3 个月停药血压正常者，不列入高血压；采用药物治疗血压正常者，仍属高血压。

（2）诊断高血压病者，除血压符合上述条件外，尚须通过询问病史、体格及实验室检查来排除慢性肾炎、慢性肾盂肾炎、肾动脉狭窄、妊娠等引起的继发性高血压。

二、高血压的病因分类

高血压可分为原发性和继发性两类。原发性高血压是指病因尚未十分明确的高血压，又称高血压病。由其他疾病所致的血压升高称为继发性高血压。

三、高血压的临床分期

（1）高血压达到确诊高血压水平，临床上无心、脑、肾并发症表现者为一期高血压。

（2）高血压达到确诊高血压水平并有下列各项中之一项者为二期高血压。体验、X线、心电图或超声检查见有左心室肥大，眼底动脉普遍或局部变窄、蛋白尿和（或）为二期高血压血浆肌酐浓度轻度升高。

（3）高血压三期。血压达到确诊高血压水平，并有下列一项者。急性脑血管疾病或高血压脑病；左心衰竭，肾功能衰退，眼底出血或渗出，有或无视乳头水肿。

四、急进型高血压（恶性高血压）

病情急骤发展，舒张压持续＞130mmHg（17.3kpa），有眼底出血、渗出或视乳头水肿，并有脑血管意外，心力衰竭及进行性肾功能衰退。

五、中医分型

肝火上炎型、阴虚阳亢型、肾精不足型三种。

［疗效标准］

一、治愈：血压恢复正常，临床症状消失。

二、好转：舒张压下降≥20mmHg或下降达到临界高血压，症状减轻或消失。

［平衡穴位］

一、主穴：降压穴。

二、辅穴：胸痛穴，腹痛穴，偏瘫穴。

［注意事项］

一、心理平衡，保持胸怀开阔，减少精神刺激。

二、适当运动，每天散步1个小时，防止过度疲劳。

三、平衡膳食，生活规律，以低盐、低脂、少辛辣食物为主，禁烟酒，保持正常体重。

四、Ⅲ度高血压针刺时应避免强刺激。

五、坚持经常按摩降压穴、胸痛穴、腹痛穴，可预防中风的发生。

[典型病例]

例1：李某，男，45岁，机关干部，1996年7月9日就诊。主诉：头晕头痛3天。追问病史，在2年前体检时发现血压高，收缩压19.6kpa，舒张压13.32kpa，经服用降压药稳定在17.1/12.3kpa，近来部队执行任务紧张而出现头目眩晕、头痛、耳鸣、健忘、失眠多梦、心烦易怒、舌质黯红、薄黄苔、脉弦细有力。胸透：心肺未见异常，心电图检查未见异常改变。检查血压168/86mmHg，诊断为原发性高血压。取穴降压穴。病人取坐位，暴露膝关节以下，局部常规消毒，采用28号3寸毫针1根行直刺法，病人自述针感明显传至足趾。同时配合指针疗法，取穴醒脑穴、胸痛穴起针后血压降至158mmHg，症状明显减轻，连续治疗30次，症状消失，血压恢复到138/80mmHg，观察3个月血压稳定。

例2：孙某，男，49岁，某部干部，2001年3月15日就诊。自诉：高血压160/92mmHg，伴有头晕头痛，体重92公斤，临床诊断高血压病。取穴降压穴，配穴头痛穴，每周3次，嘱患者停高脂、高糖饮食，治疗1个月，血压130/80mmHg，体重84公斤，临床症状消失。

[按　语]

高血压为临床常见疾病之一，也是心脑血管疾病诱发原因之一。因此治疗中应与心理、生理、饮食、运动等结合，方能收到良好效果，平衡针灸对Ⅰ、Ⅱ期高血压疗效比较理想，对Ⅲ期高血压和高血压危象应积极进行中西医结合治疗，以免延误病情。对继发性高血压在治疗降压的同时，必须治疗原发病。对高血压的治疗必须坚持长期治疗，一般1个疗程3个月，巩固3个月。然后每周治疗1~2次，巩固疗效。

第十节　低血压

低血压临床上可分为原发性低血压、体位性低血压、症状性低血压。常见于体质较弱的人，女性多见，并有家族遗传倾向。低血压是指按照常规测量血压的方法，血压低于12/8kpa，65岁以上的人低于13.33/8kpa。部分可因血压过低引起头晕、头痛、心前区不适、疲乏、心悸、胸闷、气短，甚至晕厥等。本病属于中医学的"眩晕""心悸""怔忡"范畴。

[诊断要点]

一、原发性低血压：常见于体质较弱的病人或有家族遗传倾向的女性。

二、体位性低血压：由卧位、坐位或蹲位，起立时突然引起瞬间血压下降2.67~5.33kpa，称为体位性低血压。

三、症状性低血压：指一些疾病的临床症状之一。如心血管疾病的主动脉瓣狭窄、缩窄性心包炎等。多因心输出量减少，内分泌功能紊乱引起。

四、中医分型为气虚阳虚型、气阴两虚型两种。

[疗效标准]

一、治愈：临床症状消失，血压恢复正常。

二、好转：症状及血压明显改善。

[平衡穴位]

一、主穴：升提穴。

二、辅穴：胸痛穴，胃痛穴，头痛穴。

[注意事项]

一、平时注意适当增加体育锻炼活动，促使机体代谢。

二、注意心情舒畅，保持心理平衡。

三、注意增加营养，保证机体所需的物质能量。

四、对慢性疾病患者应积极治疗原发病。慎用扩张血管药、镇静降压药。

五、起床或突然站立时动作应缓慢。重症低血压者须有人护理搀扶，以防晕倒。

六、还可配合中药：党参30g、麦冬15g、甘草3g、黄芪15g、焦三仙各9g，每日1剂，分2次煎服。

[典型病例]

王某，男，24岁，北京卫戍区农场战士，1991年6月24日就诊。主诉：头晕、心悸2天。见体质消瘦，面色萎黄，检查心律不齐，90次/分，未闻及杂音，血压90/60mmHg，临床诊断为原发性低血压。取穴升提穴、胸痛穴、胃痛穴，每日 1 次，21 次临床症状消失，测量血压 102/70mmHg。

第十一节 中 暑

中暑多发生于烈日下劳动、远行或在高温环境中作业时，人体体温调节失控，体液代谢紊乱，心血管与中枢神经系统功能失调而致的一种急性病，本病以老年人最为多见，临床可分为先兆中暑、轻度中暑、重度中暑。发病常表现为面色潮红、头昏头痛、恶心胸闷、口渴喜饮、心悸乏力，甚至出现突然昏倒、面色苍白、恶心呕吐、神志不清、血压降低等症状。本病属于中医学"中热""伤暑""暑厥"范畴。

[诊断要点]

一、有烈日下或高温下作业的诱发因素。

二、先兆中暑：出现全身疲乏、四肢无力、头昏、胸闷、恶心、口渴、出汗、注意力不集中等症状，在阴凉处休息后可恢复正常。

三、轻度中暑：除有先兆中暑表现外，体温达 38℃ 以上，面色潮红、胸闷、皮肤灼热、恶心、呕吐、大汗淋漓、血压下降甚至脉搏细弱等呼吸循环系统的早期症状。

四、重度中暑：上述症状进一步加重，伴有昏厥或高热。

[疗效标准]

一、治愈：症状及临床体征消失。

二、好转：症状改善。

[平衡穴位]

一、主穴：急救穴。

二、辅穴：胸痛穴，头痛穴。

[注意事项]

一、中暑的预防：首先防止过劳、过热，防饥饿。保证饮水及时补盐，及时发现中暑的早期症状及时进行处理。

二、立即离开高热环境，到通风阴凉处休息，给予含盐清洁饮料，如冷开水、汽水、绿豆及茶水中加少量食盐。

三、重度中暑：轻者口服含盐饮料即可，也可配合静脉途径补充液体。

四、物理降温。

五、药物降温，支持疗法。

[典型病例]

李某，男，21 岁，北京军区某部农场战士，1976 年 7 月 09 日就诊。主诉：在挖鱼池时突然头晕、目眩、胸闷、恶心、呕吐、四肢无力、体温 37.8℃、面色潮红，脉搏 90 次/分，血压 100/70kpa，诊断中暑。取穴胸痛穴、头痛穴、胃痛穴。令其卧床休息饮水 500mL，两个小时后临床症状缓解。

第十二节　晕动病

本病是汽车、轮船、飞机在运动中产生的颠簸、摇摆或旋转等使乘者发生的前庭自主神经功能障碍性疾病，由于运输工具不同，可分别称为晕车病、晕船病、晕机病（航空运动病）及宇宙晕动病。

[诊断要点]

一、乘车、船、飞机数分钟至数小时后发病。

二、先有疲乏感及眩晕，后出现头痛、流涎、恶心、呕吐、精神抑郁、面色苍白，严重者表现为出冷汗，血压下降，心动过速或过缓，呕吐严重者可引起失水、酸中毒等。

三、停止运动后，于短时间内症状消失。

[疗效标准]

一、治愈：临床症状消失。

二、好转：临床症状改善。

[平衡穴位]

一、主穴：升提穴。

二、辅穴：胃痛穴，胸痛穴，头痛穴。

[注意事项]

一、加强锻炼，以增强前庭神经的适应性，保持车、船内空气流通。

二、乘坐车船、飞机前禁进食过饱，服用抗组织胺类药物。

三、取卧位，闭眼休息。

[典型病例]

吴某，女，22 岁，北京某公司员工，2005 年 5 月 16 日就诊。主诉：最近乘车经常发生恶心呕吐、出冷汗、头晕现象。查心律不齐，心率 120 次/分，面部菱黄，临床诊断晕动病。取穴：耳聋穴、胃痛穴、胸痛穴、头痛穴，治疗 1 次症状缓解，每周 3 次，巩固 3 周，临床治愈。

[按　　语]

发生晕动病的患者平时身体素质较差，胃肠功能不好或存其他慢性病，应及时进行治疗，对脱水较重者可给予纠正脱水、纠正酸中毒。

第十三节　急性胃炎

急性胃炎是由细菌、毒素及各种理化刺激所致的胃黏膜急性炎症。临床分为急性单纯性胃炎、急性化脓性胃炎、急性腐蚀性胃炎、急性糜烂性胃炎。临床以恶心呕吐、上腹部疼痛为主要症状。相当于中医学中的"胃脘痛""呕吐"范畴。多发生于夏秋季节。

[诊断要点]

一、多由饮食不节、饮酒或服用某些刺激胃的化学药品等引起。

二、临床症状：急性腹痛、恶心呕吐、食欲不振、病程短暂。急性细菌感染者常伴有腹泻，部分病人有发热，上腹、脐周部位可有压痛，肠鸣音亢进。

三、食物中毒所致。多在饭后数小时至 24 小时内发病，可伴有急性水样腹泻，严重者可有发热、失水、酸中毒、休克等中毒症状。体检时上腹部及脐周有轻度压痛，肠鸣音亢进。

四、胃镜下可见胃黏膜充血、水肿、黏液增多，表面有灰黄色渗出物及小出血点。外周白细胞可轻度升高。

五、中医分型为寒湿犯胃型、食滞伤胃型、肝胃湿热型、肝气犯胃型、瘀血内停型五种。

[疗效标准]

一、治愈：急性症状消失，食欲恢复正常。

[平衡穴位]

一、主穴：胃痛穴。

二、辅穴：腹痛穴，胸痛穴。

[注意事项]

一、忌寒凉水果、食品、饮料。

二、饮食有规律，定时定量，不宜过饱过饥。

三、易进粥类饮食，禁服辛辣酒刺激之物。

四、保持心理平衡。

[典型病例]

张某，女，25 岁，干部，2006 年 2 月 11 日就诊。主诉：上腹痛 2 小时，伴有恶心呕吐，触诊脐周压痛（＋＋），追问病因，中午食用生菜而致。临床诊断急性胃炎。取穴胃痛穴。治疗 1 次疼痛即消失。

第十四节　慢性胃炎

慢性胃炎是由不同原因引起的一种胃黏膜非特异性炎症。临床以腹部烧灼样痛、胀痛或隐痛、嗳气、食欲减退等为主要症状。多因幽门括约肌舒张功能紊乱、胆汁反流、免疫因素及急性胃炎反复发作而成。临床一般分为浅表性胃炎、萎缩性胃炎及肥厚性胃炎三种，但以浅表性胃炎多见。本病属于中医学"胃脘痛"等范畴。多因饮食不节、情志失调、劳倦过度、久病体弱所致。

[诊断要点]

一、浅表性胃炎：主要临床症状为饭后出现上腹部不适，胀满伴有压迫或灼热感，嗳气后缓解。胃镜检查可见胃黏膜呈充血、水肿状态，表面呈黏稠，有灰白色或淡黄色黏液斑或点片状出血及糜烂等病理改变。

二、萎缩性胃炎：主要临床症状为食欲减退、饭后胀满，上腹部钝痛，伴有贫血、消瘦、腹泻等全身症状。胃镜检查可见胃黏膜变薄，呈颗粒或结节状，皱襞变细，黏膜色泽变浅等病理改变。

三、肥厚性胃炎：主要临床症状上腹痛。

四、中医分型为肝胃不和型、脾胃阴虚型、胃阴不足型、瘀血内阻型、胃热夹滞型五种。

[疗效标准]

一、治愈

（1）临床症状消失，食欲恢复，胃酸分泌正常。

（2）胃镜及胃黏膜活检基本恢复正常。

二、好转

（1）临床症状基本消失或减轻，胃酸分泌接近正常。

（2）胃镜及胃黏膜活检病理改变减轻，病变范围缩小。

[平衡穴位]

一、主穴：胃痛穴。

二、辅穴：升提穴，腹痛穴，胸痛穴。

[注意事项]

一、生活有序，饮食规律，禁食辛辣、油腻、生冷、粗硬及刺激食物，宜食清淡容易消化食物为主，做到定时定量，不宜过饱过饥，戒烟酒。

二、减少精神刺激，保持心理平衡。

三、对幽门螺旋杆菌阳性者，可给予铋制剂配合抗生素或中药治疗。

四、针刺治疗一般多能立即见效，疼痛缓解后，还应坚持治疗2个疗程至4个疗程以巩固疗效。

[典型病例]

赵某，女，65岁，北京某大学退休教授，2004年4月7日就诊。主诉：胃部隐痛3个月，时好时重，经北京某医院胃镜检查，确诊为浅表性胃炎，经常伴有上腹隐痛、腹胀等，经服用西药效果不佳，故慕名前来接受平衡针灸治疗。取穴胃痛穴、腹痛穴、升提穴。经4周治疗，临床症状基本消失，又连续治疗4周，临床症状消失，胃镜复查明显好转。继续用上述方法每周治疗 2 次，连续巩固 4 周临床治愈，一年后随访未见复发。

［按　语］

本病发病率随年龄而增加。60 岁以上的老年组发病率占 60% ~ 80%，而青年人仅占 20%。在慢性胃炎分型中尤以萎缩性胃炎为难治之病，目前尚无特效疗法。在选用平衡针灸治疗时疗程需在 3 个月以上。还必须配合饮食平衡疗法、心理平衡疗法方能痊愈。

第十五节　食管－贲门失弛缓症

食管－贲门失弛缓症又称贲门痉挛、巨食管，是由食管神经肌肉功能障碍所致的疾病。其临床主要表现为吞咽困难、食物反流、胸部钝痛。自主神经系统的功能失调。好发于 20 ~ 30 岁的青壮年。本病属于中医学"噎膈"范畴。

［诊断要点］

一、临床症状

（1）吞咽困难：逐渐发病，疼痛呈间歇性发作，吞咽食物时有阻塞不顺之感，但尚能进食。特别进液体食物比固体食物更难。间歇性发作往往是由于情绪波动或进食不适之食物或进食生冷、辛辣刺激性食物而诱发。反复发作有咽下疼痛和胸部钝痛，食后可在食管贮留数小时后吐出。

（2）食物反流：食物反流随吞咽难而逐渐发生，当食管扩张加重时，食物反流会更加明显。

二、检查

（1）吞咽时间：听诊器可听到饮水后进入胃中之流水声，声音出现时间显著延长（正常人均 8 ~ 10s）。说明食管梗阻，但难定性质。

（2）钡餐检查：轻度食管中断轻度扩张，重者全段明显扩张，延长及扭曲。钡餐残留明显，可见气钡液钡平面，立位时钡剂可借重力缓慢进入胃中，食管出现非蠕动收缩或第三收缩波或无蠕动波。食管下端呈环形狭窄，黏膜光滑，黏膜下无浸润。

三、食管镜检查

可见体部明显扩张，下段可见数个环形收缩其内有未消化食物存留。食管黏膜正常或轻微充血。慢性病患者活检可发现真菌感染炎症。

四、食管压力测定

下食管括约肌静止压升高，高压段长度增加。

[疗效标准]

一、治愈：临床症状消失，进食恢复正常，无疼痛，无呕吐。

二、好转：临床症状减轻或暂时缓解。

[平衡穴位]

一、主穴：胃痛穴。

二、辅穴：腹痛穴，胸痛穴，升提穴。

[注意事项]

一、保持心理平衡，减少精神刺激。

二、避免进食过冷、过热及刺激性食物。宜少食多餐，以软食为主。

三、减少吞咽物通过时的阻力，减低下食管的紧张，咽部蠕动和重力足以使食管排空而保留足够的屏障来防止胃食管反流。

[典型病例]

李某，女，21岁，某商场售货员，1998年6月18日就诊。主诉：吞咽食物有阻塞不顺感3个月。伴有食欲不佳、食后呕吐，有时感到胸骨后疼痛，在协和医院做食道钡餐造影检查，报告食管蠕动稍差，食管上段稍扩张，下段及贲门处稍狭窄，黏膜正常。印象：食管下段呈痉挛性改变。临床诊断为食管贲门失弛缓症。取穴胃痛穴、胸痛穴、腹痛穴。经过1个月治疗，食物阻塞感消失，进食顺利，食欲增加。继续按上方巩固2个月，随访半年未见复发。

第十六节 食管炎

食管炎亦称食道炎，是指食道黏膜充血、水肿，甚至糜烂等炎症引起的一种疾病。以胸骨后或剑突下烧灼感或烧灼样疼痛，吞咽困难，吞酸嗳气为主要临床特征。好发于食管的中、下段。本病属于中医学的"吞酸""吐酸""胸痹""噎食""噎膈"等范畴。

[**诊断要点**]

一、胸骨后烧灼感或烧灼样疼痛是食管炎的临床常见的症状。疼痛常因进食、饮酒、吸烟、饮水、平卧或俯卧诱发加重，站立和坐位则可缓解，同时伴有呕酸烧心等症状。

二、吞咽困难：初期呈间断性，病程较长的，后期可出现持续性吞咽困难。

三、慢性患者由于饮食减少，吞咽困难可导致不同程度的消瘦，由于黏膜糜烂出血可致吐物带血、吐血和缺铁性贫血等。

四、食管镜检查可见食管黏膜充血、水肿、红斑、黏膜表面粗糙不平、黏膜浅表糜烂或溃疡。

五、中医分型为肝胃不和型、胃气上逆型、热盛湿阻型、正虚夹实型四种。

[**疗效标准**]

一、治愈：疼痛及临床症状消失。

二、好转：吞咽食物时，阻塞感明显减轻。

[**平衡穴位**]

一、主穴：咽痛穴。

二、辅穴：胃痛穴，胸痛穴。

[**注意事项**]

一、忌辛辣甘肥之品。

二、忌烟、酒及过敏性食物。

三、忌情志不畅，保持心理平衡。

[**典型病例**]

梁某，男，58 岁，退休工人，2002 年 2 月 15 日就诊。

主诉：胸腹痛 1 个月。追问病因，因一次饮酒后，感觉胸中烧痛，伴有吞咽不适。后经胃镜检查诊断为食管炎、浅表性胃炎。曾服中西药物效果欠佳，故经朋友介绍前来接受平衡针灸治疗。取穴咽痛穴、胃痛穴、胸痛穴。经 1 次治疗，疼痛与自觉症状基本消失，每日 1 次，连续治疗30

次，临床治愈。

[按　语]

食道炎在针刺治疗的同时，对由慢性胃炎、慢性胆囊炎等引起的原发病应配合治疗，治疗时间应在 3 个月以上，以巩固临床疗效。

第十七节　膈肌痉挛

膈肌痉挛是一种常见病，由于多种因素刺激而引起膈肌不自主的间歇性收缩和痉挛的疾病，与中枢受到刺激有关。多因受寒冷刺激、精神因素引起。过食强饮、尿毒症、胃肠神经官能症、胃病过程中有可能发生。轻者可不治自愈，重者则昼夜不停，或间歇数月之久，直接影响呼吸、睡眠。本病属于中医学的"哕"，又称"呃逆"等范畴。

[诊断要点]

一、依据临床表现。

二、须与干呕和嗳气相鉴别。

三、中医分型为气逆型、胃火上逆型、脾胃阳虚型、胃阴不足型、气机郁滞型五种。

[疗效标准]

一、治愈：症状消失。

二、好转：呃逆次数减少。

[平衡穴位]

一、主穴：胃痛穴。

二、辅穴：痔疮穴，胸痛穴，腹痛穴。

[注意事项]

一、忌辛辣、生冷、油炸刺激性食物。

二、忌烟、酒。

三、情志舒畅，保持心理平衡。

四、忌暴饮暴食。

[典型病例]

例1：侯某，女，42 岁，职员，1993 年 3 月 26 日就诊。

主诉：突发呃逆 2 小时。伴有胃部不适、食欲不佳。检查上腹部轻度压痛。诊断为膈肌痉挛。

取穴胃痛穴、痔疮穴、腹痛穴。经 1 次针刺治疗，症状消失，临床治愈。

例2：曹某，男，62 岁，退休工人，因胃癌术后引起膈肌痉挛，经中西药物治疗 2 个月，效果不明显，遂转入我科。根据临床症状、体征诊断：①胃癌术后后遗症。②膈肌痉挛。取穴腹痛穴、胸痛穴、胃痛穴，每日 1 次，连续治疗 3 周，临床症状消失，半年后随访未见复发。

[按　　语]

临床主要对顽固性膈肌痉挛采取综合治疗。大部分病因均与慢性胃炎、慢性胆囊炎有关，因此治疗时必须同时治疗原发病。

第十八节　消化道溃疡

消化道溃疡见于胃肠道，与胃液的消化作用及胃黏膜的破坏有关。由于溃疡的形成和发展与酸性胃液、胃蛋白酶的消化作用有密切关系，所以称为消化道溃疡。因为溃疡主要发生在胃与十二指肠，故又称胃与十二指肠溃疡。临床上以慢性周期性发作并有节律性的上腹部疼痛为特点，常伴有嗳气反酸、恶心呕吐等症。本病属于中医学的"胃脘痛""吞酸"等范畴。

[诊断要点]

一、规律性上腹痛，疼痛反复发作，球部溃疡疼痛多于饥饿时明显，胃溃疡多于餐后加重。半夜疼痛但清晨痛止，也是本病的特殊表现。

二、X 片、钡餐检查可见龛影。胃溃疡的龛影多见于小弯，且常在溃疡对侧见到痉挛性切迹。十二指肠球部的龛影见于球部，但大多数表现为球部畸形的间接征象。

三、粪便隐血试验：溃疡活动期，粪便隐血试验可呈阳性。

四、胃液分析：胃溃疡无特征性改变，十二指肠溃疡患者则多增高。

尤以空腹和夜间明显。在其他检查不能做出诊断时，用增大组胺或五肽胃泌素试验发现最大游离盐酸分泌量超过40mmol/g，可提示十二指肠溃疡。

五、胃镜检查：有助于诊断。

六、中医分型为肝胃气滞型、肝胃郁热型、胃阴不足型、脾胃虚寒型、气滞血瘀型五种。

[疗效标准]

一、治愈：临床症状消失，食欲正常，胃酸分泌正常。胃镜所见及黏膜组织学改变基本恢复正常。

二、好转：症状基本消失或减轻，胃酸分泌接近正常。胃镜所见及黏膜组织学改变减轻，或病变范围缩小。

[平衡穴位]

一、主穴：胃痛穴。

二、辅穴：腹痛穴，胸痛穴，升提穴。

[注意事项]

一、忌辛辣、浓茶、咖啡等品。

二、忌烟酒过度。

三、情志舒畅，保持心理平衡。

四、饮食定时定量，避免过饥过饱。

五、忌肥厚油腻食品。

六、溃疡活动期宜少食多餐，流食，半流食或软食。

[典型病例]

例1：何某，男，32岁，干部，1991年3月11日就诊。

主诉：胃痛3年，加重1周。上腹部胀痛，时轻时重，夜间痛甚，食欲减退。X线钡餐造影可见龛影，临床诊断为胃溃疡。取穴胃痛穴，配穴腹痛穴、胸痛穴，每日1次，连续治疗1个疗程，疼痛缓解，食欲增加。继用上法巩固2个疗程，临床症状完全消失。后经胃镜检查溃疡愈合。

例2：郭某，女，26岁，商城职工，1994年9月21日就诊。

主诉：上腹部疼痛2周。检查右腹部轻度压痛，伴有腹胀腹痛，夜间有时痛醒，恶心嗳气。经胃镜检查诊断为十二指肠溃疡、慢性胃炎。取穴胃痛穴、腹痛穴、胸痛穴，隔日1次，治疗1个疗程，疼痛缓解，饮食增加，经用上法巩固 2 个疗程，临床症状完全消失，胃镜复查龛影消失。

[按　　语]

一、消化道溃疡春秋二季为多发季节，应提前实施预防性治疗 1～3 个月，每周 1～2 次。

二、消化道溃疡的疗程 3 个月为 1 个疗程。

第十九节　胃肠神经官能症

胃肠神经官能症是由胃肠道神经功能紊乱所引起。以胃肠运动及分泌功能紊乱为主症，而在病理解剖方面并无器质性病变。常伴有神志和精神方面的症状，如失眠、健忘、怔忡等。多发于 20～40 岁，女性多于男性，脑力劳动者多见。

[诊断要点]

一、临床表现以胃肠道症状为主，胃部以反酸、烧心、恶心呕吐、嗳气厌食、食后饱胀、便秘或腹泻等，同时伴有全身性官能症状。

二、患者的症状常随情绪变化而变化。

三、全消化道 X 检查或纤维胃镜检查，乙状结肠检查，胃液分析等无明显改变，排除器质性疾病。

四、中医分型为肝胃不和型、肝脾不调型、痰气郁结型、心脾两虚型四种。

[疗效标准]

一、治愈：临床症状消失。

二、好转：临床症状改善。

[平衡穴位]

一、主穴：升提穴。

二、辅穴：胃痛穴，腹痛穴，失眠穴。

[注意事项]

一、忌精神紧张，保持心情舒畅。

二、忌辛辣、油腻肥厚之品。

三、宜食富有营养而又易消化的食物。

四、忌暴饮暴食。

[典型病例]

肖某，女，19 岁，战士，2002 年 4 月 1 日就诊。

主诉：腹胀腹泻 6 个月。检查腹部无明显压痛，自述腹部经常胀满，饭后加重，累及胸胁，肠鸣，腹泻。血常规、便常规化验未见异常。临床诊断为胃肠神经官能症。取穴胃痛穴、升提穴、胸痛穴，经 1 次治疗后症状缓解，经连续治疗 2 个疗程，症状完全消失，一年后随访未见复发。

[按　　语]

一、胃肠神经官能症为典型的心理性疾病之一，减少环境诱发因素，保持心理平衡。

二、胃肠神经官能症的疗程为 1 个月 1 个疗程。

第二十节　急性胆囊炎

急性胆囊炎是由细菌感染、高度浓缩的胆汁返流入胆囊所引起的胆囊炎症。临床以发热、右上腹阵发生绞痛伴有明显触痛和腹肌强直及呕吐为主要症状。多发生于女性，年龄多在 20 ~ 50 岁。本病属于中医学的"胁痛""腹痛""结胸发黄""胆胀"等范畴。

[诊断要点]

一、常有慢性胆囊炎伴多次胆绞痛发作病史。

二、上腹中部或右上腹部剧烈疼痛，持续而常有阵发性加剧，并向右肩和右背部放射。

三、伴有发热、畏寒、恶心、呕吐，炎症明显时可有黄疸。

四、触诊可有明显的压痛、反跳痛，痛觉过敏与腹肌强直。墨菲征阳性，有时可触及胀大之胆囊。

五、腹部 X 光片有助于诊断。

六、白细胞计数可有轻度增高。

七、超声诊断可见胆囊增大、异物波、光团、声影等。

八、中医分型为肝胆气郁型、肝胆湿热型、肝胆脓毒型三种。

[疗效标准]

一、治愈：临床症状体征消失。

二、好转：临床症状体征减轻。

[平衡穴位]

一、主穴：胸痛穴。

二、辅穴：胃痛穴，腹痛穴。

[注意事项]

一、禁食油腻之品。

二、卧床休息，轻者进易消化、低脂肪流质或半流质饮食。重者禁食。

三、高热、呕吐不能进食而出现缺水者应补充液体，纠正代谢性酸中毒。

四、控制感染，要积极纠正其全身情况。休克病人还应进行休克抢救。

五、重证病人除手术外还可配合中药治疗：金钱草120g，茵陈60g，虎杖60g，大黄15g（后下），柴胡12g，郁金9g，龙胆草12g，木香9g，甘草3g。每日1剂，分2次煎服。

[典型病例]

王某，女，51岁，农民，1980年7月6日就诊。

主诉：右上腹剧烈疼痛，伴有恶心呕吐12小时。查体：病人神志清楚，右上腹季肋下压痛（＋＋＋），局部肌肉紧张，不能安卧，墨菲征阳性。血常规：中性79%，尿胆原阳性（＋＋），尿胆素（＋＋），诊断为急性胆囊炎。

取穴胸痛穴、腹痛穴、胃痛穴。针刺后，当时病人自述腹痛缓解。每日2次，连续治疗10次，临床症状消失。即改为每日1次，连续治疗1个疗程，临床治愈。

[按　　语]

一、急性胆囊炎为临床急症之一，首选平衡针灸技术，对病情较重病人可采用中西医结合技术进行救治。

二、急性胆囊炎的疗程为1周1个疗程。慢性胆囊炎3周为1个疗程。

第二十一节　慢性胆囊炎

慢性胆囊炎为临床中较为常见，部分是急性胆囊炎迁延不愈所致辞，多数病例以往并无急性胆囊炎病发作史，本病属于中医学的"胁痛""腹胀"等范畴。

[诊断要点]

一、有轻重不一的腹胀，上腹或右上腹不适感，持续性钝痛或右肩区疼痛，烧灼痛，嗳气等症状。

二、体征可见右上腹压痛及叩击痛。

三、超声波检查可探出膨大或缩小的胆囊，致胆囊收缩功能不良或胆结石等。

四、X线腹部平片检查，胆囊造影及十二指肠引流等有助于诊断。

五、中医分型为肝胆气郁型、肝胆湿热型、肝胆热毒型三种。

[疗效标准]

一、治愈：临床症状体征消失。

二、好转：临床症状体征改善。

[平衡穴位]

一、主穴：胸痛穴。

二、辅穴：胃痛穴，腹痛穴。

[注意事项]

一、禁食油腻食物。

二、保持心理平衡。

[典型病例]

单某，女，38 岁，工人，1991 年 7 月 9 日就诊。

自述：患慢性胆囊炎 3 年，时轻时重。取穴胸痛穴、腹痛穴、胃痛穴，每日 1 次，连续治疗 1 个疗程临床症状缓解。改为隔日 1 次，连续巩固 1 个疗程，临床治愈。

[按 语]

一、慢性胆囊炎多由急性胆囊炎迁延不愈所致，治疗方案参照急性胆囊炎方案实施。

二、配合一定的饮食平衡疗法。

三、急性发作时可配合中药或西药综合治疗。

四、慢性胆囊炎的疗程为 3 周 1 个疗程。

第二十二节　胆石症

胆石症为胆道系统中最为常见的病变之一。由胆汁中脂质代谢异常、胆固醇在胆囊及胆管系统中形成结石所致。本病属于中医学的"黄疸""肋痛""结胸"等范畴。

[诊断要点]

一、胆囊结石：临床上无症状的隐性结石不易诊断。较大结石有时可引起右上腹胀闷不适或右胁隐痛；较小结石阻塞胆囊管时可引起胆绞痛，始为阵发，继而转为持续性、伴有阵发性加剧，多向右肩背放射。右上腹明显压痛和腹肌紧张。

二、胆总管结石：发作期内表现为上腹部剧痛，寒战高热，黄疸，腹痛始为胀闷感，继而转为阵发性，刀割样绞痛，剑突下明显压痛而腹肌紧张不显著。

三、肝内胆管结石：可无腹痛，常有反复发作的肝区胀痛或叩击痛，伴畏寒、发热或黄疸，肝脏肿大有触痛。

四、辅助检查：超声波检查、X 线胆造影、十二指肠引流等有助于诊断。

五、中医分型为气滞郁结型、湿热凝聚型、气阴两虚型三种。

[疗效标准]

一、治愈：临床症状体征消失，经检查无结石存留。

二、好转：临床症状体征明显好转。

[平衡穴位]

一、主穴：胸痛穴。

二、辅穴：升提穴，腹痛穴。

[注意事项]

一、保持心理平衡。

二、禁食油腻食物。

三、减少剧烈运动。

四、必要时可配合耳背放血并服用中药：鸡血藤 30g，熟地黄 15g，黄芪 20g，菟丝子 20g，海金沙 30g，红花 9g，生大黄 15g，金钱草 30g，枳实 12g，丹参 21g。每日 1 剂，20 剂为 1 疗程。

[典型病例]

许某，女，42 岁，职工，2001 年 12 月 7 日就诊。自述：胆结石 2 年。伴有腹胀腹痛、不思饮食、时轻时重。影像诊断：胆囊泥沙样结石。取穴胸痛穴、腹痛穴、胃痛穴，每日 2 次。经治疗 3 次症状明显减轻，连续治疗 3 个疗程后 B 超复查，胆囊已无结石影像显示。

[按　　语]

一、平衡针灸对结石的治疗主要是对泥沙样结石或胆管（0.5cm 以下）结石效果尤佳。对超过 0.5cm 的结石也能起到缓解症状的作用。

二、必要时可行手术疗法。

三、胆石症的疗程为 1 个月 1 个疗程。

第二十三节　　急性肠炎

急性肠炎多发生于夏秋季节，常因暴饮暴食或食不洁腐败食物而造成的一种急性肠道病症。发病急，以腹痛腹泻为主症，可伴有发热、白细胞计数增高。本病属于中医学的"泄泻"范畴。

[诊断要点]

一、有不洁饮食史。

二、发病急剧，进食数小时至 24 小时内发病。

三、腹痛腹泻，黄水样便，可带有泡沫或少量黏液，每日多达数十次。腹痛部位多在脐周，压痛（＋＋），可伴有恶心呕吐，食欲不振。

四、部分病人可伴有头痛、脱水、电解质紊乱等全身症状。

五、白细胞计数轻度增高，便常规镜检，少量黏液及红、白细胞。

六、中医分型为湿热型、寒湿型、伤食型三种。

[疗效标准]

治愈：腹痛腹泻及其他临床症状消失。

[平衡穴位]

一、主穴：升提穴。

二、辅穴：胃痛穴。

[注意事项]

一、禁食生冷和不易消化食物。

二、卧床休息。

三、腹部注意保暖，避免受凉。

[典型病例]

例1：苏某，男，59岁，高级工程师，2005年6月28日就诊。

主诉：腹泻5小时，追问病因，自述前晚吃凉菜引起，脐周阵发性疼痛，腹泻呈水样便，临床诊断为急性肠炎。取穴升提穴，配穴胃痛穴。即刻疼痛缓解，1次即愈。

例2：李某，女，27岁，2001年7月6日就诊。

自诉：急性肠炎3天，发冷发热，化验血常规白细胞增高，大便次数最多1天18次，伴有腹痛。经输液、使用抗生素治疗，症状未控制故转针灸治疗。就诊前便稀，1天16次，中医诊断为湿热型急性肠炎。取穴升提穴、腹痛穴、胃痛穴，治疗1次临床症状缓解，巩固治疗3天。

[按　　语]

对脱水较重病人，临床出现电解质紊乱，特别出现低钠、低钾、酸中毒时，应及时给予补液并配合中西药物综合治疗。

第二十四节　慢性肠炎

　　慢性肠炎是指肠壁黏膜的慢性炎症。病变过程缓慢，以腹痛腹泻反复发作，缠绵难愈为主要临床特点。多因急性肠炎治疗不彻底或由慢性肠道感染和炎症性疾病（如慢性菌痢或寄生虫病，局限性肠炎，慢性非特异性肠炎等）造成肠道消化、吸收功能障碍所致，或因情绪波动、劳思、食物过敏而诱发。本病属于中医学的"泄泻"范畴。多与脾、肝、肾、大肠功能失调有关，症见虚证或虚实夹杂证。

　　[诊断要点]

　　一、以腹痛、腹泻为主症。

　　二、反复发作，缠绵难愈。

　　三、多由急性肠炎失治、误治发展而来，或由慢性肠道感染和炎症所致。

　　四、可见于任何年龄。

　　五、中医分型为脾胃虚弱型、肝郁乘脾型两种。

　　[疗效标准]

　　一、治愈：临床症状消失，3个月未见复发。

　　二、好转：临床症状基本消失，疼痛缓解，大便次数减少。

　　[平衡穴位]

　　一、主穴：升提穴。

　　二、辅穴：胃痛穴，腹痛穴。

　　[注意事项]

　　一、注意饮食卫生、禁食生冷辛辣、酒类浓茶等物质，切勿受凉受湿。

　　二、减少精神刺激，保持心理平衡。

　　三、脱水现象者应适当补液。

　　[典型病例]

　　李某，女，35岁，机关干部，1999年8月1日就诊。

主诉：慢性腹泻7年。自述每天大便数3～5次，早晨腹痛，腹痛即泻，不成形。西医诊断为慢性肠炎。取穴升提穴、胃痛穴、腹痛穴，1个疗程腹痛减轻，大便基本成形，腹泻次数每日1～2次。继用上述穴位治疗，2个疗程临床症状消失。2002年8月随诊未见复发。

[按　　语]

慢性肠炎1个疗程为30天，临床症状控制以后，必须巩固2个疗程以上，体重增加，食欲改善，整体功能调节以后才能从根本上治愈。

第二十五节　急性阑尾炎

急性阑尾炎是常见的急腹症之一，可发于任何年龄，多见于青壮年，老年人和婴儿则较少见。发病原因多为肠道粪石、寄生虫、食物残渣阻塞在阑尾腔内，引起管腔变窄、梗塞，或因多种细菌混合侵入管腔内繁殖，致使管壁感染，亦可由邻近组织的炎症蔓延或血行感染所致。本病属于中医学的"肠痈"范畴。

[诊断要点]

一、转移性右下腹痛，上腹部或脐周开始持续性疼痛，阵发性加剧。阑尾位于盲肠后位时，为右下腹疼痛。腹痛如突然减轻或向周围扩散，提示阑尾穿孔。

二、胃肠道症状：90%患者均有不同程度的恶心、呕吐。

三、腹部体征：右下腹在右髂前上棘与脐连线中外1/3（麦氏点）有压痛、反跳痛及腹肌紧张。

四、全身症状：体温升高，多在38℃以上。

五、腰大肌刺激征：患者左侧卧位，右下肢向后过伸，引起右下腹痛为阳性，是盲肠后位阑尾炎的表现。

六、实验室检查：白细胞及中性粒细胞增高。尿常规化验可见少数白细胞。

[鉴别诊断]

一、胃、十二指肠穿孔。

二、右侧输尿管结石。

三、宫外孕破裂，急性附件炎。

四、急性胃肠炎等。

[疗效标准]

一、治愈：腹部体征消失，体温、白细胞计数恢复正常。

二、好转：症状体征明显减轻，体温及白细胞计数恢复正常。

三、无效：治疗后，症状体征无明显减轻。

[平衡穴位]

一、主穴：腹痛穴。

二、辅穴：早期配胃痛穴，转移到右下腹配胸痛穴。

[注意事项]

一、忌饮食不节和进食后剧烈活动。

二、预防肠道感染，驱除肠道寄生虫，清除机体感染病灶。

[典型病例]

例1：冒某，男，46岁，合资公司经理，1994年6月15日就诊。

主诉：右下腹痛1天余，右下腹压痛阳性，诊断为急性阑尾炎。取穴腹痛穴、胸痛穴、痤疮穴，治疗1次，疼痛缓解。每日2次，连续治疗1周，临床症状消失。

例2：孙某，男，42岁，政府机关干部，1998年3月12日就诊。

主诉：患阑尾炎3年，因害怕手术故采用保守疗法。经常右下腹感到隐痛不适。经检查诊断为阑尾粘连，慢性阑尾炎。采用平衡针灸疗法，取腹痛穴、胸痛穴，隔日1次，连续治疗2个疗程，临床治愈。

[按　　语]

慢性阑尾炎治疗疗程为15天1个疗程。急性阑尾炎治疗疗程为7天1个疗程。急性阑尾炎高热、血象高必须配合中西药物或手术治疗。

第二十六节　直肠脱垂

直肠脱垂又称脱肛，是指直肠黏膜、肠管直肠和部分乙状结肠向下移位，脱出肛门外的一种疾病。本病好发于老年人、儿童、妇女以及久病体弱者，长期咳嗽、肠炎、痢疾等疾患可以诱发。本病属于中医学的"脱肛"等范畴。

[诊断要点]

一、有直肠黏膜、肛管、直肠和部分乙状结肠向下移位，脱出肛门外即可做出诊断。

二、脱出时体检可见肛门呈散花状，指诊多发现肛门括约肌松弛，收缩力减弱。然后再行检查，确定部分或完全脱垂。

三、临床上常将脱垂分为Ⅲ度。

Ⅰ度脱垂为直肠黏膜脱出，脱出物淡红色，长 3～5cm，触之柔软，无弹性，不易出血，便后可自动回纳。

Ⅱ度脱垂为直肠全部脱出，长 5～10cm，呈圆锥形，淡红色，表面为环状而有层次的黏膜皱襞，有弹性，肛门松弛，便后需要手送回腹。

Ⅲ度脱垂为直肠及部分乙状结肠脱出，长达 10cm 以上，呈圆柱形，触之很厚，肛门松弛无力。

四、中医分型为中气下陷型、脾肾两虚型、湿热下注型三种。

[疗效标准]

一、治愈：治疗后，脱出肠段在劳动、站立、排队及增加腹压时不再脱出。

二、好转：经治疗后脱出程度减轻或仅有部分黏膜脱出。

[平衡穴位]

一、主穴：升提穴。

二、辅穴：胸痛穴，胃痛穴，精裂穴。

[注意事项]

一、忌食润肠通便食物。

二、注意卧床休息。

三、保持心理平衡，减少精神刺激

[典型病例]

尚某，男，12 岁，学生，1995 年 9 月 3 日就诊。

主诉：脱肛 3 周。追问病史，一个月前因患痢疾腹泻未愈引起。经区医院服用中西药治疗效果不佳，故经人介绍前来接受平衡针灸治疗。取穴升提穴、胃痛穴，每日1次，连续治疗1个疗程，临床治愈。

[按　语]

脱肛多为痢疾、腹泻、体质偏差病人，一般1个疗程为30天，禁生冷饮食，减少胃肠道刺激。

第二十七节　周围性面神经炎

周围性面神经炎为面神经管内段的面神经的非化脓性炎症。多因风寒使局部脑神经营养血管痉挛，致神经缺血水肿或因该处骨膜炎使神经受压而发病。多表现为单侧表情肌瘫痪引起的额纹消失，眼裂增宽，鼻唇沟变浅，口角歪向健侧等临床表现。本病属于中医学的"口僻"范畴。

[诊断要点]

一、本病好发生于青壮年。

二、发病急，多数病人均有外感受凉史。

三、临床表现为患侧表情肌突然瘫痪，前额皱纹消失，眼裂扩大，巩膜外露，流泪，眼闭合不紧。鼻唇沟变浅，口角下垂流涎，歪向健侧。患侧不能皱额、皱眉、闭目。露齿、吹哨、鼓腮噘嘴等，食物滞留于病侧和齿龈之间。

四、除上述症状外，如损害部位发生于茎乳孔以上而影响鼓索神经时，则伴有舌前2/3的味觉缺失或减退。发生于镫骨肌分支则伴有味觉损害和听觉过敏。膝状神经节受累时，伴有耳廓和外耳道感觉迟钝，外耳道出现疱疹。如膝状神经节以上受累时，或浅大神经受侵，则伴有泪液分泌减少，病侧面部出汗发生障碍。

五、排除其他原因引起的继发性面神经炎。如中枢性面瘫、情感性面瘫、后颅窝病变急性感染性多发性面神经炎、腮腺炎、中耳炎、乳突炎、麻风等病变。

六、时间分期：①早期是指发病15天以内的急性期病人，亦称炎症水肿期。②中期是指发病16天至60天之内的缓解期病人，亦称炎症水肿吸收期。③晚期是指发病 61 天至 90 天之间的恢复期病人，亦称自我平衡期。超过 3 个月以上即可诊断为面瘫后遗症。

七、中医分型为热邪袭络型、寒邪阻络型、痰湿阻络型三种。

[疗效标准]

一、治愈：临床症状消失，面肌功能恢复正常。

二、显效标准：症状基本消失，面肌功能基本恢复正常，两侧肌肉对比无明显变化。

三、好转：症状改善，面肌功能好转，说话及露齿运动时嘴角略偏向健侧。

四、无效：症状、面肌功能无变化。

[平衡穴位]

一、主穴：面瘫穴。

二、辅穴：头痛穴，鼻炎穴，明目穴。

[注意事项]

一、忌凉水洗脸，减少对局部的刺激。

二、忌酒烟、辣椒、葱蒜等刺激性食物及鱼、虾、蟹等。

三、本病应与脑血管病而致的中枢性面瘫相鉴别。后者的特点是两侧眼裂大小一致，开合自如，额纹不消失。治疗上主要是针对原发病灶采取治疗，针刺只作为一种辅助疗法。

四、本病应防止精神紧张，保持心理平衡。

[典型病例]

例 1：王某，女，34 岁，医院护士长，1990 年 3 月 15 日就诊。

主诉：面瘫 5 个小时。检查鼻唇沟变浅，嘴角偏向左侧，眼睑闭合不紧，临床诊断周围性面神经麻痹。取穴面瘫穴，留针 1 个小时后病人感到面部肌肉放松，自述症状消失，即用上穴巩固治疗 2 次，临床治愈。3 年后随访未见复发。

例 2：孙某，男，56 岁，制片厂导演，1989 年 12 月 21 日就诊。

主诉：口眼歪斜 2 周，多方治疗无效。检查：左侧额纹消失，眼睑下垂，鼻唇沟变浅，临床诊断为周围性面神经麻痹。取穴面瘫穴、鼻炎穴、明目穴、头痛穴，隔日治疗 1 次，5 次临床治愈。

［按　　语］

一、面瘫穴是治疗面神经麻痹的特定穴位。经229例统计，临床治愈184例（占80.35%），显效27例（占11.79%），进步18例（占7.86%），有效率100%。其中一针治愈6例，占3.26%。经与电针对照组疗效比较，两组存在显著差异（P＜0.01）。经对90例治愈1年以上随访，稳定率占96.67%。

二、发病时间的长短是决定疗效的关键。发病时间越短、治疗时间越早疗效越好，否则疗效较差。第二是年龄结构与疗效关系。年龄小恢复就快，效果就好。老年人体质差，恢复慢。第三是病情轻的病人恢复快，病情重的病人恢复慢。

第二十八节　面瘫后遗症

根据资料报道周围性面神经炎10%左右的病人留有后遗症，临床上将周围性面神经炎时间超过3个月以上未能恢复者称为面瘫后遗症。

［诊断要点］

一、周围性面神经炎发病时间超过3个月以上未愈者。

二、个别病人患侧表情肌出现阵发性抽搐或眼肌痉挛。

三、患侧肌肉萎缩，致使健侧的鼻唇沟、口角偏向患侧。

四、有的患者实验室检查可发现莱姆螺旋体抗体阳性。

［疗效标准］

一、治愈：面部萎缩明显好转，面部肌肉痉挛消失，面肌功能恢复正常（对莱姆螺旋体病人化验结果阴性）。

二、好转：面肌痉挛基本消失，面肌功能大致正常。

［平衡穴位］

一、主穴：鼻炎穴。

二、辅穴：明目穴，牙痛穴，头痛穴，偏瘫穴。

［注意事项］

一、避免精神刺激，保持精神舒畅。

二、局部怕凉，减少寒冷刺激。

[典型病例]

例1：吴某，女，53岁，工人，1989年7月18日就诊。

主诉：口眼歪斜5年。病人自述经北京3家医院针灸、理疗、割治、中药、西药、封闭等治疗效果不佳。检查：患者右侧面肌轻度萎缩，鼻唇沟、口唇偏向左侧，鼻唇沟变浅，额纹消失，眼睑下垂，鼓腮漏气。临床诊断为右侧面瘫后遗症。取穴明目穴、牙痛穴、偏瘫穴、头痛穴、鼻炎穴，经治疗2个疗程，临床症状显著减轻，鼻唇沟正中，额纹出现，眼睑上提。按上方巩固2个疗程，临床治愈。3年后随访面肌正常。

例2：李某，女，20岁，学生，1997年8月14日就诊。

主诉：口眼歪斜6个月，经数家当地医院治疗效果不佳，故慕名前来就诊。检查：鼻唇沟变浅，偏向右侧，左侧眼睑闭合不紧，巩膜轻度外露，眼睛流泪，额纹变浅，经脑电图检查未见异常。临床诊断为面瘫后遗症。伴有月经周期不正常、头晕、头痛、胸闷、心烦、乏力、失眠，化验检查莱姆抗体阳性。取穴明目穴、鼻炎穴、牙痛穴、偏瘫穴，每周3次，同时配合中药治疗1个疗程，病人自述症状显著减轻，眼睑闭合良好，经2个疗程的综合治疗，面部症状消失，查莱姆抗体阴性。

[按　　语]

面瘫后遗症疗程为30天1个疗程。对莱姆型面瘫后遗症必须配合中西药物综合治疗方能达到治愈该病的目的。

第二十九节　面肌痉挛

面肌痉挛亦称面肌抽搐。临床特点为患侧某个表情肌或某组纤维束不自主的阵发性抽搐。在情绪紧张、疲劳等情况下症状加剧，无神经系统其他阳性体征。部分病人病程晚期以患侧面肌麻痹而遗患终身，本病属于中医学的"筋惕肉瞤"范畴，多因禀性素急、肝阳化火生风、循经上扰或因劳伤过度、阴血亏损、经脉失养所致。

[诊断要点]

一、多发生于中年，尤以女性多见。

二、临床特点：起病时多为眼轮匝肌间歇性抽搐，逐渐扩散到面部其他肌肉，可因疲劳、精神紧张、自主运动而加剧，一般入睡后症状消失，极个别病人可先单侧发病后累及对侧。

三、病因不明，但无其他神经系统的阳性体征，有人推测面肌抽搐的异常神经冲动可能是面神经通路上某些部位受到病理性刺激所致，少数病人可为面神经炎的后遗症。

四、排除桥小脑角肿瘤或干脑炎和局限性癫痫、癔症性眼睑痉挛等。此外，还可见于儿童及壮年短暂的强迫性双侧面肌抽搐。

五、中医分为肝阳上亢型、经脉失养型两种。

[疗效标准]

一、治愈：临床症状消失。

二、显效：临床症状显著减轻，发作次数显著减少。

三、进步：临床症状改善。

四、无效：临床症状无变化。

[平衡穴位]

一、主穴：面瘫穴。

二、辅穴：头痛穴，鼻炎穴，明目穴。

[注意事项]

一、保持心理平衡，避免精神紧张。

二、不用冷水洗脸，以减少局部刺激。

三、针刺治疗本病有一定疗效，但一般需要的时间较长，病人要树立信心。

[典型病例]

例1：孙某，男，35岁，部队干部，1991年5月18日就诊。

主诉：左侧面肌抽搐3个月。检查：5分钟左右病人发作1次，无发作时面肌正常。无神经系统阳性体征。经CT检查未发现器质性病变。临床诊断原发性面肌痉挛。取穴鼻炎穴、牙痛穴、明目穴，治疗1个疗程，发作次数与频率明显减少，连续治疗2个疗程，临床治愈。

例2：于某，女，54岁，外贸局退休干部，1997年3月24日初诊。

主诉：左侧面肌痉挛20年。病人自诉于1971年先从眼肌开始发展到面部肌肉，由阵发性到连续性，由情绪变化到不自主的发展，从而影响工作。CT脑电图检查未见异常，左侧面部和眼肌痉挛同时发作，剧烈抽搐，呈核桃状，发作严重时45次/分，患者呈痛苦病容。临床诊断面肌痉挛。取穴偏瘫穴、鼻炎穴、明目穴，隔日1次，间断治疗26次，病人发作次数减少50%，患侧抽搐面积缩小50%。按上述方法间断治疗26次，发作次数减少80%，只有口角和眼角有些轻微抽动。病人要求停止治疗。

例3：费某，男，58岁，高级工程师，2001年8月就诊。

主诉：右侧面肌抽搐3周。经局部治疗，效果不佳，故转入我处针灸治疗。取鼻炎穴、牙痛穴、头痛穴，每周3次，连续治疗20次，临床症状完全消除。随访3年未见复发。

［按　　语］

该病原因不明，可能与心理及神经失调有关。除对症治疗外，需减少局部刺激和心理因素刺激，保持平衡，使病人逐渐忘记面肌痉挛。对由原发病灶引起的面肌痉挛，应配合治疗原发病灶。

第三十节　莱姆型面神经炎

莱姆型面神经炎是指由蜱媒螺旋体侵害面神经而引起的一种以口眼歪斜为主要临床特征的综合征。临床症状与周围性面神经炎相同。

［诊断要点］

一、外出到草原、林区、农村出差，执行任务，有蜱咬史。

二、伴有面部神经损害引起的口眼歪斜的临床表现与体征。

三、个别病人早期合并慢性游走红斑或神经损害的脑膜炎，或脊背神经炎、膝关节炎及心脏损害。

四、莱姆螺旋体抗体阳性。

［疗效标准］

一、治愈：临床症状消失，莱姆型抗体阴性。

二、好转：临床症状改善，莱姆型抗体指数下降。

[平衡穴位]

一、主穴：面瘫穴。

二、辅穴：头痛穴，鼻炎穴，明目穴，牙痛穴。

[注意事项]

一、针刺疗法主要用于控制消除临床症状，以达到治标目的。

二、采用抗生素或服中药灭旋灵汤剂，主要用于杀灭体内莱姆螺旋体，以达到治本的目的。以上两种方法需同时进行。

[典型病例]

例1：高某，女，60岁，农民，1992年10月4日就诊。

主诉：口眼歪斜11天。病人自述10月3日受凉后，发现右侧闭合不紧，嘴角偏向左侧。追问病史，病人自述发病前几年就经常出现头晕头痛、心烦胸闷、双侧膝关节痛。检查：额纹消失，眼睑闭合不紧，鼓腮差，漏气。鼻唇沟变浅，偏向左侧，口腔内存食，舌前味觉减退，乳突轻度压痛，实验室检查莱姆螺旋体抗体阳性。临床诊断莱姆型面瘫。取穴面瘫穴、鼻炎穴、明目穴、头痛穴，隔日1次。抗生素配合治疗：1992年11月18日复查莱姆病抗体阴性，临床症状明显改善。继用针刺1个疗程临床治愈。

例2：张某，男，54岁，街道办事处主任，1997年11月14日就诊。

主诉：口眼歪斜1年多。检查：右侧额纹变浅，眼睑下垂，口角略歪向左侧，鼻唇沟变浅，鼓腮漏气。实验室检查莱姆病抗体阳性。肌电图诱发电位检查，右侧口唇方肌、额肌运动单位低于左侧，报告为不正常肌电图。临床诊断为莱姆型面瘫后遗症。取穴面瘫穴、鼻炎穴、明目穴、头痛穴。同时服用灭旋灵汤剂，隔日1次，连续治疗20次。复查莱姆螺旋体阴性，临床症状基本消失。

[按　　语]

对面神经麻痹造成的原因尚未明了，从病因学的角度分析，莱姆螺旋体感染侵害面神经是引起面神经麻痹的一个重要原因。从临床上看，莱姆螺旋体感染的面瘫病人易于复发，其中一位17岁女生，复发4次，1岁感染，每4年复发1次。从面瘫后遗症的病人统计，莱姆病抗体阳性占30%以上。

第三十一节　偏头痛

偏头痛临床表现以剧烈血管搏动性头痛或头胀痛，但痛处相对固定于颞侧的左侧，伴有胃肠道症状，病因未明，可能与脑血管神经机能紊乱、血液中多种血管活性物质有关，属于中医学的"头痛"范畴。

［诊断要点］

一、该病多发生于女性，尤以青春期为多见，既往可有颅脑外伤、过敏反应或晕动病史。

二、头痛呈周期性发作，其疼痛程度、发病时间及频率不定，时间一般不超过 24 小时，多为睡眠而终止，半数以上有家族史。

三、先兆即在头痛前有闪辉性暗点、黑蒙、雾视、偏盲等症状，10 ~ 30 分钟后出现头痛，呈逐渐加重，伴有面色苍白、肢冷、嗜睡，严重时可出现恶心呕吐，个别见腹泻。

四、发作常与过劳、精神紧张、饮酒、经期不节有关。

五、偏头痛在临床中可见于典型偏头痛、普通型偏头痛、基底动脉型偏头痛、丛集型偏头痛、眼肌麻痹型和偏瘫型偏头痛。

六、除眼肌麻痹型外，间歇期体征阳性，脑电图可有慢波，个别呈病性放电。

［疗效标准］

一、治愈：头痛发作控制，临床症状消失。

二、好转：头痛发作减少，临床症状减轻。

［平衡穴位］

一、主穴：头痛穴。

二、辅穴：腕痛穴。

［注意事项］

一、保持心理平衡，减少精神刺激。

二、禁食辛辣食物。

三、减少诱发因素。

[**典型病例**]

例 1：李某，女，37 岁，农民，1992 年 9 月 21 日就诊。

主诉：偏头痛间歇发作 6 年，伴有目涩怕光、头痛沉重、四肢乏力、麻木、胸闷心烦，有时腹胀、恶心，脑电图检查未见异常。临床诊断神经性偏头痛。取穴头痛穴、偏瘫穴，隔日 1 次，连续治疗 1 个疗程临床治愈。

例 2：王某，女，16 岁，学生，1996 年 9 月 18 日就诊。

主诉：右侧头痛 3 个月，多在月经前发病，化验检查未见异常。临床诊断为经前紧张综合征。取穴头痛穴、偏瘫穴，每个月经周期治疗 3 次，经 3 个周期治疗，临床症状消失。

[**按　　语**]

一、经临床治疗偏头痛 88 例，临床治愈 78 例，显效 7 例，进步 3 例。从病因学调查因素 49 例，头部外伤 13 例，不明原因 26 例。

二、普通偏头痛发作前无明显先兆，典型偏头痛发作前有先兆，特殊类型是在发作前后常伴有暂时性的神经系统症状与体征，如眼肌瘫痪型。

三、个别偏头痛病人长达 20 余年，多发生于青少年，其中有大部分病人均有外伤史。

第三十二节　丛集性头痛

本病为周期发作性候的以眶周疼痛及充血为主的血管性头痛，又称组织胺性头痛或 Harton 症候群，多发生于 20～30 岁青壮年，男性多见。主要症状眼动脉扩张，眼底动脉搏动增强，眼压增高，血中组织胺浓度增高，无家族史，无先兆症状，病因机制未明。本病属于中医学的"头风"范畴。

[**诊断要点**]

一、发作诱因：精神因素、劳累、饮酒、气候变化等，发作时间不等，自行缓解，每次夜间或早上发作多见，数周或数年不再发作。

二、发作部位：多数自一侧眶部开始，即使先有颞侧或枕部痛逐渐向眶部集中，亦有双侧同时发生。

三、疼痛性质：急骤而剧烈，呈难以忍受的跳痛，卧重立轻，定时发作。

四、伴随症状：同侧颞动脉怒张，面部潮红，球结膜充血，流泪，鼻塞，流涕，眼眶内压力增加，亦可伴有霍纳征。

五、此外颅脑外伤、过敏反应、副鼻窦炎、颈椎病等均可诱发本病，部分病人可有家族史。

[疗效标准]

一、治愈：症状消失，疼痛降为零度，脑血流图检查正常，生活自理，正常工作。

二、好转：症状改善，疼痛程度、发作时间、发作频率三项有一项好转。

[平衡穴位]

一、主穴：头痛穴。

二、辅穴：腕痛穴。

[注意事项]

一、减少精神刺激，保持心理平衡。

二、避免过度疲劳，防止受凉。

三、禁食辛辣食品。

四、对食用某些蛋白质或接触过敏原引起的变态反应性头痛，应控制以减少诱发因素。

[典型病例]

赵某，男，26 岁，战士，1994 年 5 月 24 日就诊。

主诉：右侧头痛 2 周，呈阵发性加剧，一般早上发病。自述过去发生过，多数均与情绪有关。经神经内科会诊诊断为丛集性头痛。脑血流图检查系脑血管痉挛。取穴：头痛穴、腕痛穴、降压穴。当时疼痛缓解，连续治疗 1 个疗程临床治愈。5 年后随访未见复发。

[按 语]

丛集性头痛为临床常见病之一，针灸技术是最快最好的一种绿色疗法，一般发作时一针见效。治疗的疗程为 30 天 1 个疗程。

第三十三节　颈性头痛

本病是颈椎体增生或外伤引起的阵发性椎体动脉供血不足而引起的一种血管性头痛，也称之为 Barre – Lieau 综合征。多发生于中老年。本病属于中医学的"头风"范畴。

[诊断要点]

一、头痛可因颈部活动、体位变动、劳累、情绪紧张等诱发。

二、椎动脉痉挛而产生的脑干供血不足除引起头痛症状外，还伴有眩晕、耳内疼痛、咽异物感、吞咽发音障碍、复视、视物变形、猝倒等，这些症状随头痛消失而缓解。除上述症状外，由于颈胸神经根激惹而产生或加重了患侧的上肢麻木、疼痛或无力，但此症状随疼痛缓解而消失。

三、间歇期头痛消失，仍可有轻度持续性头痛，颈部可有活动受限，颈肌压痛，多有一侧上肢的颈胸神经根炎的症状和体征，如麻木、疼痛、肌力减退、感觉减退和腱反射减弱等。

四、CT、CR 核磁共振、X 光片检查可见有骨质增生改变，如过屈、过伸位椎体轻度移位，正位张口位寰枢椎间隙变窄、模糊等。

[疗效标准]

一、治愈：临床症状消失，疼痛消失。

二、好转：临床症状缓解，疼痛减轻。

[平衡穴位]

一、主穴：头痛穴。

二、辅穴：颈痛穴。

[注意事项]

一、减少精神刺激，保持心理平衡。

二、避免过度劳累，防止受凉。

三、禁食辛辣食品。

四、对食用某些蛋白质或接触过敏原引起的变态反应性头痛，应控制以减少诱发因素。

［典型病例］

毕某，男，45 岁，电视台摄影记者，1995 年 12 月 6 日就诊。

主诉：左侧头痛 2 天，伴有左侧颈部活动受限、眩晕。检查左侧颈肌紧张、压痛，左上肢肩胛部压痛，CT 检查 C5、6 椎体增生，椎间隙变窄，临床诊断为颈性头痛。取穴头痛穴、颈痛穴，经 1 次治疗疼痛消失，症状缓解，每日 1 次，连续治疗 1 周，临床治愈。

［按　　语］

颈性头痛诊断多以影像学的诊断为依据，从临床学中观察，造成头痛的原因与颈椎椎体增生没有多大关系。从病因学调查分析多数与心理失衡、颈部疲劳、感受风寒湿凉等因素有关。

第三十四节　肌收缩性头痛

本病为头颈部肌肉持续紧张收缩而引起的头痛，其病因多与长期的精神紧张、颈肌疲劳等有关，有时扩及颈部。

［诊断要点］

一、发病部位以全头部、前额部及枕颈部为主。

二、疼痛性质呈持续性紧缩样、压迫样痛或胀痛，常为双侧，有时扩及双肩及背部。

三、头颈肌肉有压痛，按摩颈部肌肉后头痛可稍缓解，发病缓慢。

四、多见于长期精神紧张、焦虑及神经衰弱者，亦可见于颈椎病，五官病变，肌肉纤维组织炎，颅脑外伤等，有相应的病史症状及体征。

［疗效标准］

一、治愈：疼痛消失，症状缓解。

二、好转：疼痛减轻，症状改善。

［平衡穴位］

一、主穴：头痛穴。

二、辅穴：颈痛穴，胸痛穴。

［注意事项］

一、避免受凉。

二、纠正书写不良习惯、阅读的不良姿势。

三、避免患者精神焦虑紧张，保持心理平衡。

[典型病例]

夏某，女，36岁，记者，1994年11月8日就诊。

主诉：头痛1周，尤以前额痛为主，追问病史间接发作6年多。检查颈部肌肉紧张压痛，追问病史，经常值夜班休息不好，精神紧张造成失眠，X片检查C5、6椎体增生，临床诊断为肌收缩性头痛。取穴头痛穴、胸痛穴、颈痛穴，每日1次，一次见效，经治疗1个疗程，临床症状消失。

[按　　语]

肌收缩性头痛治疗多与颈性头痛一样，其病因也是由心理到生理、从外因到内因的变化过程。治愈以后，必须养成一个良好的生活习惯，防止头颈部疲劳，避免受凉，保持心理平衡。

第三十五节　　三叉神经痛

三叉神经痛是三叉神经分支范围内反复出现的连续性短暂剧烈疼痛。临床分为原发性和继发性两种，原发性三叉神经痛病因尚未明了；继发性三叉神经痛多与眼、鼻、牙齿的炎症刺激、肿瘤压迫神经、组织营养不良有关。其疼痛常涉及一侧三叉神经的第2支或第3支。发病时疼痛突然发作，呈阵发性闪电样剧痛，一天可发作数次或数十次。说话、咀嚼、流涎及流涕等，在上颌支的眶下孔、下颌支的颏孔和眼支的眼眶上切迹常有压痛。本病属于中医学的"头痛""偏头风""面（齿）痛"等范畴。

[诊断要点]

一、疼痛部位在三叉神经分布区域内，常伴有单侧第二、三支起病，眼支发病者较少，可单支受累亦可几支同时受累。

二、疼痛特点：短暂剧痛，呈刀割、触电或撕裂样，每次持续数秒至1~2分钟后自行缓解。常在进食、讲话、洗脸、刷牙时能发现面部"扳机点"。

三、原发性三叉神经痛者神经系统无阳性体征。如果出现阳性体征者应考虑继发性三叉神经痛。可选择颅底或内听孔 X 线摄片、听力、脑脊液及头颅 CT、MRI 等查明诱发原因。

四、压痛点第 1 支位于眶上孔，第 2 支位于眶下孔，第 3 支位于颏孔部。

五、中医分型为风寒夹痰阻络型、肝阳偏亢型、胃热炽盛型、气虚血瘀型四种。

[疗效标准]

一、治愈：疼痛发作消失。

二、好转：发作次数减少或发作时疼痛减轻。

[平衡穴位]

一、主穴：头痛穴。

二、辅穴：偏瘫穴，鼻炎穴，牙痛穴。

[注意事项]

一、忌辛辣肥厚油腻刺激性食物，忌葱、蒜、鱼、虾、蟹等食物。

二、避免精神紧张，有规律的饮食，保持心情舒畅，胸怀开阔。

三、加强锻炼身体，要求室内空气新鲜、整洁、舒适，保持足够的睡眠和休息。

[典型病例]

例 1：李某，男，67 岁，离休干部，1996 年 1 月 6 日就诊。

主诉：右侧三叉神经痛 3 年。经服用卡吗西平等效果不理想，故转入我科治疗。检查眶下孔、颏孔压痛阳性，临床诊断 2、3 支三叉神经痛。隔日 1 次连续治疗 30 次，临床症状消失。

例 2：王某，女，35 岁，记者，1998 年 9 月 16 日就诊。

主诉：三叉神经痛发作 1 周。经服用西药卡吗西平效果不明显，经人介绍转入我科治疗。检查眶上孔、眶下孔压痛阳性。临床诊断 1、2 支三叉神经痛。取穴偏瘫穴、鼻炎穴、头痛穴。经 1 次治疗疼痛缓解 6 个小时，经 2 次治疗疼痛缓解 16 个小时，经 3 次治疗症状完全消失，经 3 个月随访未见复发。

例 3：李某，男，52 岁，干部，2002 年 5 月 25 日就诊。主诉：三叉神经痛8年。经服卡吗西平等镇痛药只能暂时缓解。检查右侧前额部不能触摸，病人反映，不触及时呈阵发性剧痛。不小心触摸后呈刀割样疼痛。化验莱姆螺旋体抗体 IgG 1:128。临床诊断莱姆型三叉神经痛（1支）。取穴偏瘫穴、明目穴、头痛穴，隔日1次。同时配合口服灭旋灵汤剂，2个疗程疼痛完全消失。

[按　　语]

一、三叉神经痛治疗期间必须减少面部诱发因素，使其修复加快和预防复发。

二、由莱姆螺旋体引发的莱姆型三叉神经痛，在针刺的同时还必须配合灭螺旋汤剂才能从根本上治愈三叉神经痛。

第三十六节　臂丛神经炎

臂丛神经炎是指非损伤性臂丛神经病。病因不明，多见于成年人。因风寒感冒后引起的急性或亚急性感染所致。临床表现为臂丛神经本身或周围病变所引起的患侧颈根部及肩背部疼痛为主要症状的症候群。

[诊断要点]

一、病前可有外感、手术或疫苗接种史。无牵引、贯通伤或压迫史。

二、发病急，突然发生一侧（少数为双侧）肩胛及上肢的剧烈疼痛，锁骨上下窝及腋窝等处可有明显压痛。1~2周后疼痛逐渐消失。肩、上臂外侧和前臂桡侧感觉减退。肱二头肌、三头肌肌腱反射减弱或消失。

三、逐渐出现明显的肩胛肌无力、萎缩。

四、脑脊液蛋白可有轻度增高，肌电图显示神经源性损害。肌肉活检可见少数病人出现有轴突变性和节段性脱髓鞘炎。但远端无损害或损害较轻。

五、中医分型为寒湿侵袭闭阻经络型、寒邪侵袭气血不足型、气血瘀滞型三种。

［疗效标准］

一、治愈：疼痛消失，肌力基本恢复正常。

二、好转：疼痛消失或减轻，肌力改善。

［平衡穴位］

一、主穴：肩痛穴。

二、辅穴：颈痛穴，胸痛穴。

［注意事项］

一、预防感冒受凉、颈肩部外伤。加强体质锻炼，提高机体的抗病能力。

二、及时治疗原发病。

三、急性期尽量避免局部按摩及功能锻炼。

四、轻型病例数周内症状开始改善，数月内临床恢复。重症病人一般不会在数月内好转，有的长达数年。

［典型病例］

严某，男，41岁，干部，1989年11月23日就诊。

主诉：左肩关节剧痛1周。经对症治疗效果不佳。检查病人上肢不敢上举、外展，疼痛加剧，锁骨上下窝轻度压痛。X光片检查未见异常。临床诊断为臂丛神经炎。取穴肩痛穴、颈痛穴、胸痛穴。经1次治疗，当时病人疼痛缓解，经连续治疗2个疗程，临床治愈。

［按　　语］

臂丛主要支配上肢的感觉和运动。臂丛神经炎是由其所组成的神经根、神经索和神经干的病变而引起。其病因有人认为与针刺注射间接感染和变态反应有关。病理改变为轴索变性和节段性脱髓鞘性变。

对该病的治疗除用主穴以外，还应根据病因对症选穴。如配合感冒穴、胃痛穴、头痛穴等。

第三十七节　坐骨神经痛

坐骨神经痛是指坐骨神经本身或周围组织病变所造成的坐骨神经通路

及分布区产生的自发性疼痛。一般分为原发性和继发性两种。本病属于中医学的"坐骨风""环跳风""腿股风""痿症"范畴。

[诊断要点]

一、沿坐骨神经分布区呈放射性疼痛，在压迫神经根时常因咳嗽、打喷嚏等动作致疼痛加剧。

二、压痛点多见于坐骨神经。

三、临床常见于不同程度的患肢趾背屈力减弱，小腿皮肤温度降低，皮肤色泽及出汗等改变。

四、坐骨神经牵拉试验阳性，如 kernis 征、Neri 征、Sicard 征等阳性。

五、由于病因不同，均有相应的病史、体征及实验室检查所见。

六、中医分型为风寒湿滞型、肝肾两虚型、正气不足型、气血瘀滞型四种。

[疗效标准]

一、治愈：临床症状及体征完全消失，功能恢复正常，参加正常工作。

二、显效：临床症状及体征改善，功能好转。

三、进步：临床症状及体征改善。

四、无效：临床症状及体征、功能无变化。

[平衡穴位]

一、主穴：臀痛穴。

二、辅穴：胸痛穴，膝痛穴，踝痛穴。

[注意事项]

一、卧床休息，避免进行功能锻炼。

二、防止受凉。

三、减少环境诱发因素。

[典型病例]

例1：李某，男，21岁，部队战士，1992年3月10日就诊。

主诉：右下肢疼痛2年。追问病因，发病前有受凉史。检查下肢，疼痛呈坐骨神经通路放射性疼痛，行走困难，夜间加重，自述呈针刺样疼痛。直腿抬高试验阳性，跟腱反射减弱，临床诊断为原发性坐骨神经痛。

X 线拍片未见异常。

取穴左侧臀痛穴、膝痛穴、胸痛穴，患者取坐位，局部常规消毒，采用 28 号毫针 3 寸 1 根，进针 2.5 寸左右，患者感到针感明显向肘关节放射。同时令病人活动患肢，疼痛显著减轻，起针后不用搀扶自己走出诊室。经治疗 5 次，症状完全消失。

例 2：赵某，男，51 岁，某部大校，1990 年 7 月 4 日初诊。

主诉：右下肢活动受限 3 个月。因带部队救火时从 6 米高的平房上跌下摔伤所致，经新疆军区总院 X 光拍片检查诊断为腰椎间盘脱出。检查腰肌紧张，呈板状，沿坐骨神经通路呈放射性刀割样疼痛，直腿抬高试验 15 度，屈颈试验阳性，内收内旋髋试验阳性。临床诊断为根性坐骨神经痛（亦称继发性坐骨神经痛）。取穴左侧臀痛穴、膝痛穴。经 1 次治疗病人自述疼痛显著减轻，行走时已不用搀扶和拐杖，自行走出诊室，经治疗 7 次症状消失。

第三十八节　肋间神经痛

肋间神经痛是指肋间神经支配区域出现的经常性疼痛，检查肋骨边缘可有压痛和相应皮肤区感觉过敏。本病属于中医学的"胁痛"范畴。

[诊断要点]

一、疼痛区域呈肋间神经分布。

二、疼痛性质呈刀割样或针刺样疼痛发作性加剧。可因咳嗽、深呼吸而激发和加重或向肩背部放射。

三、触诊时相应皮肤区域感觉过敏，沿肋骨边缘可有压痛，脊柱点、外侧点、前点为三个压痛点。

四、继发性肋间神经痛，应进一步明确原发病，如二尖瓣狭窄、心绞痛等。

[疗效标准]

一、治愈：临床症状消失，疼痛缓解。

二、好转：临床症状改善，疼痛减轻。

[平衡穴位]

一、主穴：胸痛穴。

二、辅穴：腹痛穴。

[注意事项]

明确诊断，积极治疗引起肋间神经痛的原发病，如胸膜炎、慢性肺炎、主动脉瘤等，脊柱和肋骨骨折，脊柱关节炎以及上腹部脏器疾患亦常有胸部牵涉痛，此外带状疱疹也可引起肋间神经痛。

[典型病例]

于某，女，35岁，教师，1991年9月7日就诊。

主诉：右侧胸痛1个月。追问病因，病人自述3个月左右，肋部患过带状疱疹，遗留左胸肋部经常性针刺样疼痛。取穴胸痛穴、腹痛穴，经1个疗程治疗，病人自述疼痛症状明显减轻，按上法巩固1个疗程，临床治愈。

[按　　语]

肋间神经痛相当少见，主要见于原发性肋间神经痛，治疗结合不同的病因，选用不同的穴位，效果更为理想。

第三十九节　癔症

癔症是最常见的一种神经官能症，又称歇斯底里症，以女性最为多见，由精神刺激或不良暗示引起的一种神经精神障碍，导致高级神经活动过度紧张，大脑皮质活动功能短暂失调。多为突然发病出现异常感觉，运动和自主神经功能紊乱或短暂的精神异常，检查则无相应的阳性体征，患者情感反应强烈，不稳定，对人处事常感情用事，好表现自己。本病属于中医学的"脏躁""郁症""厥症""梅核气"范畴。

[诊断要点]

一、症状特点：症状的发生与精神因素密切相关，特别首次发病前1~2周内常有明确的精神因素及由此引发的比较强烈的情感体验，如阵发性意识范畴缩小，出现朦胧、昏睡、梦游等状态。

二、性格特征：具有高度情感性，高度暗示与自我暗示性，自我中心倾向及丰富幻想性。

三、分离型癔症（癔症性精神障碍）：症见阵发性意识范畴缩小，具有情感发泄特点，心因性遗忘，心因性痴呆，交替人格，阵发性精神病性障碍。

四、转换型癔症（癔症性躯体障碍）：症见感觉过敏或疼痛，不符合神经分布的感觉缺失，癔症蚁行感觉，癔症性盲视野向心性缩小，耳聋，失音或不语，肢体震颤抽动舞蹈样动作，瘫痪或无力行走，分肌群挛缩，僵直或全身性痉挛发作，呕吐、呃逆、过度换气等症状。

五、应排除反应性精神病、精神分裂症、情感性精神病、癫痫及宗教迷信或低文化所致附体状态或心理生理反应等。

［疗效标准］

一、治愈：临床症状消失。

二、好转：临床症状改善。

［平衡穴位］

一、主穴：急救穴。

二、辅穴：降压穴，头痛穴，精裂穴。

［注意事项］

一、对病人精神因素较大者，配合心理暗示疗法。

二、避免不良刺激，保持情感舒畅心理平衡。

［典型病例］

曹某，女，23 岁，工人，1993 年 11 月 15 日夜间就诊。

主诉：呕吐、眼睛直视、肢体僵硬伴有全身痉挛，不省人事。检查：心电图、血常规未见异常。临床诊断：癔症。取穴急救穴、头痛穴、精裂穴。经 1 次治疗，意识清楚，肢体轻松，临床症状消失。

［按　　语］

癔症为典型的心理性疾病，应以积极进行心理疏导、暗示、精神支持疗法为主，配合一定的针刺，效果比较理想。对意识障碍较深或有自杀企图者应按急症处理。

第四十节　情感性障碍

情感性障碍是一组以心境高扬或低落为主要特征的躁狂抑郁性精神病，伴有相应的思维与行为改变的精神障碍，具有缓解与复发倾向，间歇期精神活动正常，轻者还达不到精神病的程度。本病属于中医学的"中度躁狂抑郁症"范畴。

[诊断要点]

一、具有缓解与复发倾向，躁狂与抑郁交替或单相反复出现，间歇间精神活动正常。

二、躁狂发作可见情绪高涨，首次发病持续 1 周以上，联想奔逸，意念不忍，言语多而滔滔不绝，自我评价过高，自负与夸大妄想，精力充沛，睡眠减少，社会生活、工作及性行为等活动增加，好管闲事，喜近异性，轻率，任性，不顾后果，女性可伴有月经失调或闭经。

三、抑郁发作可见神经衰弱临床表现，首次发作可持续 2 周以上，情绪低落，精力明显减弱，疲乏无力，对工作、生活和前途失去信心，内疚，绝望，自责或罪恶妄想或反复出现死亡念头，自杀企图或行为，能力下降，注意力减退，食欲不振，体重减轻，性欲减退，女性可有月经不调，工作、学习、社交或家务能力明显降低，自知力不良或具有精神病症状。

四、排除精神分裂症、情感性精神病、反应性精神、神经病及因药物中毒、脑或躯体疾病所致的躁狂或抑郁状态。

[疗效标准]

一、治愈：临床症状消失，功能恢复正常。

二、好转：症状明显好转。

[平衡穴位]

一、主穴：精裂穴。

二、辅穴：胸痛穴，腹痛穴，偏瘫穴，头痛穴。

［注意事项］

一、保持心理平衡，减少精神刺激。

二、及时进行早期治疗，疗效转好，对发病时间长的病人应配合其他自然疗法综合治疗，以巩固疗效，并要持之以恒。

三、适当增加体育运动，增强自身体质。

［典型病例］

李某，男，46岁，干部，1995年10月10日就诊。

主诉：神经衰弱6个月，近3个月来症状明显加重。患者睡眠少，情绪低落，精神与能力下降，注意力减弱，食欲不振，自责内疚，对生活前途失去信心。追问病史，1994年9月发生一重大事件后致使心情低落，越来越重，经CT、B超、心电图、体验检查未见异常，临床诊断抑郁型精神病。取穴精裂穴、胸痛穴、腹痛穴、头痛穴、偏瘫穴，隔日1次，连续治疗3个疗程，临床症状缓解。

第四十一节　神经衰弱

神经衰弱是神经易兴奋和脑力活动易疲劳为主要症状的神经症，常伴有情绪异常、睡眠障碍等多种躯体症状，多由长期过度紧张疲劳、精神创伤或病后体弱等原因引起。临床表现多见有失眠多梦、头昏脑张、记忆力减退、精神萎靡、肢倦乏力或见心悸、手足发冷、食欲减退等。本病属于中医学的"心悸""不寐""虚损"等范畴。

［诊断要点］

一、常有导致中枢神经系统机能活动过度紧张的精神因素和躯体因素。

二、情绪症状：易烦恼、激惹，往往伴有疾病所引起的继发性焦虑和苦恼。

三、睡眠障碍：入睡困难，多梦，醒后再难入睡。

四、衰弱症状：脑力易疲乏，体力不足，反应迟钝，注意力不集中，记忆力差。

五、病程在 3 个月以上，自知力完整，排除躯体疾病、脑器质性疾病、重金属中毒、酒与药物依赖、精神分裂症早期抑郁症状、焦虑症。

［疗效标准］

一、治愈：症状及临床体征消失。

二、好转：睡眠症状改善。

［平衡穴位］

一、主穴：升提穴。

二、辅穴：头痛穴，胸痛穴，胃痛穴，腹痛穴。

［注意事项］

一、睡前忌饮含咖啡因的饮料等。

二、忌食辛辣、烟、酒等刺激性食品。

三、心情舒畅，保持心理平衡，解除不良情绪，坚持长期治疗，建立与养成合理的作息制度。

四、适当参加体力劳动和身体锻炼，忌劳累过度，保持充分休息。

［典型病例］

刘某，男，29 岁，军队干部，1993 年 11 月 1 日就诊。

主诉：失眠、纳差 3 个月。询问病史：由于从事机关工作，晚上加班较多，经常引起头晕、头痛、四肢乏力，记忆力减退，伴有心烦胸闷。检查未发现器质性病变。临床诊断神经衰弱。取穴升提穴、头痛穴、胸痛穴，每日 1 次，连续治疗 2 个疗程临床症状消失。

［按　　语］

神经衰弱为临床常见病之一，采用自然平衡疗法，效果均满意，但对顽固性神衰，须在实施平衡针灸的同时，可配合其他平衡疗法治疗效果更佳，一般病人病程长，短期内很难治愈，必须持之以恒，坚持治疗方能治愈。

第四十二节　单纯性甲状腺肿

单纯性甲状腺肿是由缺碘或甲状腺激素分泌相对不足而引起的甲状腺

代偿增生肥大，一般不伴有甲状腺机能紊乱。20～40 岁的女性为多，起病缓慢，早期甲状腺质软而光滑，晚期质硬，常伴有大小不等的结节。本病属于中医学的"瘿瘤"范畴。

[诊断要点]

一、颈前下方逐渐变粗或有肿块，随吞咽上下移动，一般无疼痛。

二、甲状腺肿大，程度和质地不一，严重者可呈巨大甲状腺肿。具有大小不等的多个结节，可有囊性变，钙化，无震颤及血管杂音。

三、甲状腺显著肿大者，可引起压迫症状如咽部紧缩感，刺激性干咳，劳累后气喘，吞咽困难，发音嘶哑等。

四、基本代谢率正常，少数可偏低，血清 T_3、T_4 水平正常或偏低，血清 TSH 水平正常或偏高。

五、甲状腺扫描可发现甲状腺弥漫性增大或间有多数温结节或冷结节（囊性变），可发现胸内甲状腺肿。

六、X 光胸片可发现胸内甲状腺肿，气管受压情况。

七、除外甲状腺炎、甲状腺囊肿、腺瘤、癌肿等。

八、中医分型为气郁痰阻型、痰湿内阻型、肝火旺盛型、心肝阴虚型四种。

[疗效标准]

一、治愈：甲状腺明显缩小或消失，2 年内无增大。甲状腺摄 ^{131}I 率，血清 T_3、T_4、TSH 水平正常。

二、好转：甲状腺肿缩小或无进一步发展，但仍需治疗。

[平衡穴位]

一、主穴：咽痛穴。

二、辅穴：头痛穴，胃痛穴，胸痛穴。

[注意事项]

一、多食含碘丰富的海产品、新鲜蔬菜。

二、控制辛辣刺激及肥腻食品。

三、保持心理平衡，控制急躁易怒的情绪。

[典型病例]

王某，女，22 岁，卫生员，1993 年 5 月 6 日就诊。

主诉：颈部肿大 3 周，伴有干咳，说话多时可出现声音嘶哑。检查：甲状腺轻度增大，血清 T_3、T_4 正常。临床诊断单纯性甲状腺肿大。取穴咽痛穴、腹痛穴、胃痛穴，每周 3 次，连续治疗 2 个疗程。临床症状消失，1998 年 6 月随访未见复发。

[按　　语]

一、需与甲亢病人进行鉴别。

二、碘制剂与甲状腺片不应长期服用。

三、巨大甲状腺肿压迫邻近器官应及时进行手术治疗。

四、一般采用综合疗法效果较好。

第四十三节　甲状腺功能亢进症

甲状腺功能亢进症是由自身免疫引起的丘脑－垂体－甲状腺轴失调，形成甲状腺肿大，甲状腺激素分泌过多所致的一组常见的内分泌疾病。临床特点主要有高代谢症群、神经兴奋性增高、甲状腺弥漫性肿大、不同程度的突眼为特征。本病属于中医学的"瘿瘤""消渴""心悸"等范畴。

[诊断要点]

一、典型甲状腺功能亢进症

（1）发病前有精神刺激、感染、妊娠、手术等病史。症见怕热、多汗、易倦、烦躁、心悸、无力、手抖、食欲亢进、体重减轻、便次增多、月经紊乱或有其他自身免疫性症状。

（2）心动过速，心音增强，脉压增大，早搏，房颤，周围血管征阳性。

（3）甲状腺弥漫性或结节性肿大，可有细震颤闻及血管杂音，但可无明显的甲状腺肿大。

（4）可伴有或不伴有突眼征，舌、手震颤，局限性颈前黏液性水肿，皮肤温湿、潮红。

（5）基础代谢率升高，甲状腺摄 ^{131}I 率升高（3 小时 $>25\%$，24 小时 $>45\%$），也可用闪烁计数器在甲状腺外 15～25cm 处测定，24 小时正常值为 25% ~65%，甲状腺片或 T_3 抑制试验阴性（不能抑制）。

（6）血清总甲状腺素、T_4、T_3、FT_4 升高，血清 TSH 水平降低，且对 TRH 兴奋试验无反应。

（7）免疫学检查：甲状腺自身抗体如甲状腺球蛋白抗体、甲状腺微粒抗体的阳性率和滴度可升高，也可阴性或滴度正常。其他自身抗体如胃壁细胞抗体、心肌抗体、平滑肌抗体等也可阳性。甲状腺刺激性抗体可呈阳性。

（8）甲状腺扫描：可发现功能自主性甲状腺热结节或冷热结节交错，异位甲状腺肿，并可除外甲状腺炎、甲状腺癌、甲状腺囊肿。

二、淡膜型甲状腺功能亢进症

（1）多见于年龄大、病程长的患者。

（2）极度疲乏无力、淡漠少语、反应迟钝，危象时可有食欲不振、恶心呕吐。

（3）甲状腺轻度肿大，可触及结节。肌肉消瘦，四肢发凉，皮肤干燥，一般无明显突眼症，脉率稍快，常伴有房颤，易发生心衰，可发生危象。

三、甲状腺机能检查结果符合甲亢症。

四、中医分型为肝火伤阴型、心肝阴虚型两种。

［疗效标准］

一、治愈：症状消失，体重增加，脉率正常，甲状腺区震颤及血管杂音消失，甲状腺肿及突眼症减轻。血清 T_3、T_4、FT_4 水平正常，甲状腺片或 T_3 抑制试验阳性（可抑制），甲状腺免疫学检查正常。

二、好转：症状好转，脉率减慢，甲状腺肿缩小，血管杂音减轻。血清 T_3、T_4、FT_4 水平基本正常，甲状腺片或 T_3 抑制试验阴性（不能抑制），仍需继续治疗。

［平衡穴位］

一、主穴：咽痛穴。

二、辅穴：腹痛穴，胸痛穴，胃痛穴，升提穴。

［注意事项］

一、忌食肥腻、辛辣刺激食物。

二、忌多食含碘食物，以免刺激甲状腺肿大，使之僵硬难消，病情过延难愈。

三、忌精神紧张，保持心理平衡。

四、服用西药期间不能擅自突然停药，以免使症状加重而诱发危象。

[**典型病例**]

季某，女，42 岁，干部，1993 年 9 月 18 日就诊。

经协和医院诊断为甲状腺功能亢进。临床症状：胸闷心烦，心悸气短，体质消瘦，月经错后，甲亢眼征，手指震颤，心律 90 次/分。甲状腺扫描：可见甲状腺结节。临床诊断：甲状腺功能亢进。取穴咽痛穴、升提穴、胸痛穴、腹痛穴、头痛穴，治疗 1 个疗程，临床症状缓解，连续治疗 2 个疗程，化验 T_3、T_4 水平正常。

[**按　　语**]

甲状腺功能亢进症目前尚无特效疗法，针灸仍为安全、无副作用、见效快的方法。对全身症状与面部症状有一定疗效。在服用抗甲亢药物的同时，配合针灸既有效又能减少药物的副作用。针药结合，逐渐停药不致复发。

第四十四节　甲状腺机能减退症

甲状腺机能减退症是由甲状腺合成分泌甲状腺素不足引起的以人体代谢减退为特征的内分泌系统疾病，是西医学难治疾病之一。

[**诊断要点**]

一、有地方性甲状腺肿、自身免疫性疾病、甲状腺手术、放射性碘治疗甲亢症以及用抗甲状腺药物治疗史，甲状腺炎或丘脑－垂体疾病史等。

二、无其他原因可解释的精神萎靡、表情淡漠、智力下降、反应迟钝、乏力、形寒肢冷、少汗、体重增加、皮肤干燥、脱毛、肌肉关节酸痛、食少、腹胀、贫血、性欲低下、心音低弱、血压低等。严重者颜面、下肢或全身出现非凹陷性水肿，皮肤增厚、粗糙、苍白、干冷，毛发稀少，爪甲厚钝，裂纹，典型黏液性水肿面容。甚至可有黏液水肿昏迷，体温低于 35℃，呼吸减慢，心动过缓，血压降低。

三、基础代谢率低于 20% 以下，血清 $TT_4 < 40mg/mL$，血清 $TT_3 < 6mg/mL$，甲状腺摄^{131}I 率低平（3 小时 <10%，24 小时 <15%）。

四、血清 TSH 值

（1）原发性甲减症：亚临床型甲减症血清 T_3、T_4 值可正常，而血清 TSH 升高。

（2）垂体性甲减症：血清 TSH 水平低，对 TRH 兴奋试验无反应，应用 TSH 后，血清 TT_4 水平升高。

（3）下丘脑性甲减症：血清 TSH 水平低，对 TRH 兴奋试验反应良好。

五、原发性甲减症：血清免疫复合物（CIC）增高，IgG 升高，甲状腺球蛋白抗体、甲状腺微粒体抗体阳性，滴度增高。

六、X 线检查：心脏扩大，心搏减慢，心包积液，颅骨平片示蝶鞍可增大。心电图示低电压，Q-T 间期延长，ST-T 异常，超声心动图心肌增厚，心包积液。

七、血脂、磷酸肌酸激酶活性增高，血糖下降，葡萄糖耐量曲线低平，贫血。

八、中医分型为气血两虚型、阴虚火旺型两种。

［**疗效标准**］

一、治愈

（1）症状体征消失，黏液性水肿消退。

（2）甲状腺功能正常，血脂正常。

二、好转

（1）补充甲状腺激素后，症状体征基本消失，但仍需要维持治疗，停止治疗后即可复发。

（2）甲状腺功能检查，结果明显好转。

［**平衡穴位**］

一、主穴：升提穴。

二、辅穴：腹痛穴，咽痛穴，胸痛穴，胃痛穴。

［**注意事项**］

一、保持心理平衡。

二、防止受寒感冒等诱发因素。

三、忌辛辣刺激性食物。

[典型病例]

宋某，女，31岁，农民，1992年6月11日就诊。

主诉：自1991年3月开始不明原因出现肢体乏力，伴有智力下降，表情淡漠，反应迟钝，形寒肢冷，皮肤干燥，肌肉关节酸痛，血压90/60mmHg，纳少腹胀等症。经协和医院检查，诊断为甲状腺机能减退症。实验室检查：血清 T_4 30mg/mL，基础代谢率20%。取穴升提穴、腹痛穴、胸痛穴、胃痛穴，每日1次。经1个疗程治疗，临床症状明显改善，饮食增多，关节酸痛减轻，体力增加，继续治疗2个疗程，临床基本控制。

[按　　语]

甲状腺机能减退症为西医学难治疾病之一。临床报告甚少，针刺对此病治疗有一定疗效，对垂体－甲状腺轴功能具有良好的调整作用，能有效地改善甲状腺功能，可作为中西药物治疗的辅助疗法。严重患者应积极采用中西医结合治疗。

第四十五节　亚急性甲状腺炎

亚急性甲状腺炎又称为急性非化脓性甲状腺炎、巨细胞性甲状腺炎、病毒性甲状腺炎。病因未明，一般认为与病毒感染有关，病理发育与结核结节相似，故有肉芽肿性或巨细胞性甲状腺炎之称。本病属于中医学的"瘿气"与"瘤"范畴。

[诊断要点]

一、女性多见，发病前多有上呼吸道感染、咽痛史。

二、发热，全身不适，无力。甲状腺突然疼痛增大，常为两侧（可先为一侧，以后波及对侧），质硬，可呈结节状，块状，压痛明显，疼痛可放射至耳下部，侧头部，颈后，下牙部，吞咽、头部转动、咳嗽时疼痛加剧。

三、初期可有轻度甲亢症表现，但食欲减退，无力，后期可出现甲减症，病程可为自限性，一般数周至数月。

四、白细胞计数及分类可增高，血沉增快。

五、中期甲状腺摄 ^{131} I 率明显降低，血清 T_3、T_4 水平升高，二者呈分离现象，发病 1～2 周后，血清甲状腺自身抗体阳性。

[疗效标准]

一、治愈

（1）症状及体征消失。

（2）血沉正常。

（3）血清 T_3、T_4、TSH 水平正常。

二、好转

（1）症状或体征消失或好转，但仍需药物维持治疗，停药后可复发。

（2）血沉下降或恢复正常。

（3）血清 T_3、T_4、TSH 水平基本正常。

[平衡穴位]

一、主穴：咽痛穴。

二、辅穴：腹痛穴，胸痛穴，胃痛穴。

[注意事项]

一、忌食辛辣刺激食物。

二、保持心理平衡，减少精神刺激，注意卧床休息。

[典型病例]

郎某，女，38 岁，工人，1992 年 4 月 15 日就诊。

主诉：咽痛 1 周。检查：甲状腺压痛（＋＋）。轻度肿大，质硬呈结节状，吞咽时疼痛加重，心悸纳差。化验：白细胞 11000/mm^3，中性 71%，甲状腺扫描可见分布不均，临床诊断亚急性甲状腺炎。取穴咽痛穴、腹痛穴、胸痛穴、胃痛穴，每日 1 次。连续治疗 2 个疗程，临床症状消失，化验血常规正常。

第四十六节　高脂血症

高脂血症是指各种原因引起人体脂类代谢异常，造成血浆中胆固醇或甘油三酯等高于正常。本病属于中医学的"痰浊""瘀血"范畴。

[诊断要点]

一、血清胆固醇或甘油三酯水平超过正常值。血脂正常上限＜40岁：胆固醇4.14mmol/L（160mg/L），甘油三酯1.25mmol/L（110mg/L）。60岁：胆固醇5.7mmol/L（220mg/L），甘油三酯1.8mmol/L（160mg/L）。

二、除外继发性高脂血症、糖尿病、肾病综合征、尿毒症、甲状腺机能减退、胰腺炎。某些梗阻性黄疸、多发性骨髓瘤、红斑狼疮及某些药物（避孕药、雌激素、肾上腺皮质激素）影响等。

三、中医分型为脾肾阳虚型、肝肾阴虚型、痰浊内阻型、气滞血瘀型四种。

[疗效标准]

一、治愈：经治疗后血清胆固醇及甘油三酯降至正常水平。

二、好转：血清胆固醇及甘油三酯较治疗前明显下降，但未降至正常水平。

[平衡穴位]

一、主穴：腹痛穴。

二、辅穴：胸痛穴，降压穴，胃痛穴。

[注意事项]

一、积极参加体育锻炼，加强机体代谢，减轻体重，控制体内脂肪过多聚积。

二、雌激素对血脂升高有一定影响，许多女性血脂升高者在停服避孕药后会得到改善。

三、忌用高胆固醇食品，如猪脑、羊脑、蛋黄、奶油、小虾米、动物内脏等。

四、饮食宜清淡，如洋葱、牛奶、鱼类、大蒜、香菇、木耳、红枣、花生、黄豆、胡桃、玉米油、芝麻油、海带、苹果、茶叶等。

[典型病例]

刘某，男，45 岁，职员，1993 年 8 月 16 日就诊。

主诉：肥胖 10 年。身高 1.7 米，体重 188 斤，临床诊断为中度肥胖。伴有头晕脑胀、四肢乏力，化验胆固醇 360mg/dl，甘油三酯 220mg/dl。取腹痛穴、胸痛穴，同时配合平衡膳食综合疗法。经治疗 3 个月，体重 168 斤，化验胆固醇 210mg/dl，甘油三酯 160mg/dl。

[按　　语]

一、本病为临床顽症之一，针灸具有确切降脂作用。3 个月为 1 个疗程。同时要对原发病进行治疗。

二、临床亦可结合平衡针灸与平衡火罐、平衡推拿综合治疗。

三、平衡针灸治疗高脂血症的主穴为腹痛穴，根据病情可选胸痛穴、痔疮穴。

第四十七节　糖尿病

糖尿病是指人体内胰岛素分泌不足引起的糖代谢紊乱所致的一种内分泌性代谢性疾病。主要症状多饮、多食、多尿，伴有消瘦、疲乏、四肢酸痛、腹泻、皮肤瘙痒等。本病属于中医学的"消渴"范畴。

[诊断要点]

一、世界卫生组织标准：有下列任何一项即可诊断糖尿病。

（1）糖尿病典型症状：多饮、多食、多尿、消瘦、乏力等，伴有血糖升高，空腹血浆血糖 ≥ 7.8mmol/L（140mmg/dl），任何时候血浆血糖 ≥ 11.1mmol/L（220mmg/dl）可诊断为糖尿病。

（2）空腹血浆血糖不止 1 次 ≥ 7.8mmol/L（140mmg/dl）。

（3）空腹血浆血糖为临界值：口服葡萄耐量试验（OGTT），服糖后 0～2 小时内有 1 次以上 ≥ 11.4mmol/L（200mmg/dl）。

二、国内诊断标准

（1）有典型糖尿病症状或糖尿病性酮症酸中毒等并发症者，空腹血糖高于 7.21mmol/L（130mmg/dl）或餐后 2 小时高于 9.88mmol/L（160mmg/dl），不必作 OGTT 即可诊断糖尿病。

（2）1/2 小时或 1 小时血糖值为 1 点。

（3）4 点中有 3 点≥上述各时相标准者，可诊断为糖尿病。

（4）OGTT 中血糖值超过正常均值上限而未达到诊断标准者为糖耐量异常。

三、糖尿病分型标准

（一）1 型糖尿病（胰岛素依赖型糖尿病）

1. 发病较急。

2. 血浆血糖胰岛素水平低于正常，必须依赖胰岛素治疗，如停用胰岛素则有酮症酸中毒发生倾向。

3. 典型者发病于幼年，但可于任何年龄开始有症状或被发现。

4. 多在遗传基础上加一外来因素（如病毒感染）而发病，少数病例在第 XI 染色体上 HLA 抗原阳性率增高或减低，并伴有特异性免疫或自身免疫反应，早期胰岛细胞抗体（ICA）阳性。

（二）2 型糖尿病（非胰岛素依赖型糖尿病）

1. 常无或很少有糖尿病症状。

2. 不依赖胰岛素治疗，无酮症发生倾向，但于感染及应激反应时可出现酸中毒。

3. 典型者发病于幼年，但可于任何年龄开始有症状或被发现。

4. 血浆胰岛素水平往往正常或稍低，甚可稍高于正常，胰岛素耐药性可增高。

5. 多数发病于 40 岁以后，亦可见于幼年，后者称为幼年人中成年起病型糖尿病（MODY）。

6. 遗传因素较强，为常染色体显性遗传。

7. 肥胖常为诱因，控制进食，增加运动使体重下降时，可促使高血糖症和糖耐量异常恢复正常。

8. 胰岛素细胞抗体常阴性，与 HLA 相关抗原的关系不大。

四、中医分型

肺胃蕴热型、胃热炽盛型、肾阴亏损型、阴阳俱虚型四种。

［**疗效标准**］

一、治愈

（1）糖尿病症状基本消失。

（2）空腹血糖、餐后 2 小时血糖均正常。

（3）24 小时血糖：1 型糖尿病＜25g，2 型糖尿病微量至 10g。

二、好转

（1）糖尿病症状大多消失或减轻。

（2）空腹血糖、餐后 2 小时血糖下降，但仍高于正常。

（3）24 小时尿糖减少，1 型糖尿病仍高于 25g，2 型糖尿病＜10g。

［**平衡穴位**］

一、主穴：降糖穴。

二、辅穴：腹痛穴，胸痛穴，肾病穴，降压穴，胃痛穴。

［**注意事项**］

一、情绪宜稳定，保持心理平衡。

二、原则上不控制饮食，根据病情对辛辣热性食物酌情禁忌，如红参、鹿茸、附子、肉桂、胡椒、生姜、桂圆、羊肉、鹿肉、狗肉等。

三、饮食宜选用低糖、低脂肪、高蛋白、高纤维食品，如黄鳝、鲜牛肉、鸡肉、大蒜、芝麻、核桃、赤小豆、薏苡仁、山药、桃、梨、杨梅、樱桃、柚子、胡萝卜、冬菇等。

四、积极参加体育运动，如练习太极拳。

五、减少房事。

六、尽量不拔牙和不使皮肤受创伤。

七、忌用升高血糖的药，如速尿、苯妥英纳、强的松、肾上腺素、异丙肾上腺素、口服避孕药。协助胰岛素降糖的药有心得安、氯霉素、保泰松、阿司匹林、异烟肼、利血平等。

八、忌烟酒。

九、过多卧床休息不利糖的代谢，也容易引起肥胖以及抵抗力下降，因此要增加运动量。

十、过度限制食量，或用其他药物协同降糖不当，会引发低血糖症状（心悸、手抖、虚汗、头晕、饥饿、烦躁、全身无力甚至昏迷等）。

[典型病例]

例1：李某，男，56岁，干部，1992年6月20日就诊。

主诉：全身乏力2周，头晕脑胀、耳鸣、心烦、咽干口燥、面色憔悴、腰膝酸软无力。化验血糖10.3mmol/L，尿糖（＋＋＋＋），临床诊断：糖尿病。取降糖穴、腹痛穴、胃痛穴，每周3次，同时配合平衡火罐、平衡推拿疗法，连续治疗25次，临床症状消失，血糖7.11mmol/L，尿糖（－）。10年后随访未见复发。

例2：于某，男，司机，1993年4月4日就诊。

主诉：糖尿病3个月，血糖9.6mmol/L，尿糖（＋＋）。取降糖穴、腹痛穴、降压穴、胃痛穴。每周3次，经3个疗程治疗，血糖7.1mmol/L，尿糖（－），5年后随访未见复发。

[按　　语]

一、对糖尿病的治疗采用平衡针灸、平衡火罐、平衡推拿综合疗法进行治疗效果较好。

二、平衡针灸对2型糖尿病效果理想，能够改善临床症状，调节胰岛素分泌功能，降低血糖，增加机体免疫功能，对1型糖尿病和肾型糖尿病效果不理想，但能缓解临床症状。

三、糖尿病患者抵抗力差，极易并发感染，针刺时必须注意严格消毒，避免刺中血管，以防出血造成感染。

四、糖尿病引起的酮症酸中毒，宜采用中西医结合方法及时进行抢救。

第四十八节　单纯性肥胖症

单纯性肥胖症是因脂肪沉积过多，导致体重超过同性别、同年龄、同身高的20%（超过10%者称之为超重）。主要与摄入热量消耗有关，病因尚未明了。单纯性肥胖症包括体质性肥胖和获得性肥胖。

[诊断要点]

一、体重超过标准体重的20%以上者，或体重指数（体重kg/身高cm）超过24者。

二、有肥胖家族史，自幼肥胖，进食较多，活动过少。

三、有善饥多食，便秘，腹胀，畏热，多汗，易疲乏，下肢浮肿，闭经，不育，阳痿等症状。重度肥胖可引起骨关节炎，平足，皮肤皱折处皮炎，静脉曲张等。极度肥胖可引起肥胖换气受限综合征（少动、嗜睡、乏力、气促等）。

四、男性脂肪分布以颈及躯干为主，四肢较少，女性以腹、腰、臀部及四肢为主。皮肤多汗，可有细条紫纹，皮肤易感染。

五、空腹及餐后血浆胰岛素水平升高，糖耐量减低，胆固醇、甘油三酯、游离氨基酸增加，高脂蛋白血症（混合型或Ⅲ、Ⅴ型）血 T_3 值可偏高，BMR 正常，血浆皮脂醇及 24 小时尿 -17 羟类固醇排出量可升高。但皮质醇分泌的周日节律及小剂量地塞米松抑制试验正常。

六、肥胖患者易伴发高血压、动脉硬化、冠心病、糖尿病、胆囊炎、胆石症、痛风、关节痛、皮癣及易患感染性疾病，猝死率增高。

七、除外继发性肥胖症，下丘脑综合征，垂体瘤，库欣综合征，甲状腺、性腺功能减退征，多囊卵巢，尿潴留性肥胖症。

八、中医分型为脾胃俱虚型、真元不足型两种。

［疗效标准］

一、治愈：体重恢复至正常的 ±5 以内，症状、体征消失。

二、好转：体重减轻，但尚未达到正常标准体重范围内，症状体征好转或减轻。

［平衡穴位］

一、主穴：腹痛穴。

二、辅穴：痔疮穴，胃痛穴，臀痛穴，腹部四点十二穴。

［注意事项］

一、坚持体育锻炼，促进机体新陈代谢。

二、坚持饭后半小时慢步行走 30 分钟。不要饭后就躺下休息。

三、控制脂肪类食物和高脂胆固醇食物的摄入。

四、合理控制饮食，少吃甜食、零食，特别晚餐不宜过饱。多食粗纤维食物及减肥食物，如卷心菜、胡萝卜、芹菜、香菇、番茄、大豆、韭菜、冬瓜、黄瓜、大蒜等。

[**典型病例**]

例1：李某，女，35岁，工人，1990年5月7日就诊。

主诉：小腹部肥胖7年。病人自述婚前身体消瘦，生完小孩子后体重显著增加，尤其是小腹更加明显。检查身高163cm，体重68.5kg。临床诊断：单纯性下腹部肥胖症。隔日1次行平衡针灸治疗，6月5日复诊，体重下降2.5kg，腹围缩小4cm。经过第2个疗程治疗，体重恢复到63.5kg，腹围又缩小2.5cm。为了巩固疗效，嘱病人每天用手自我按摩小腹部49次。

例2：孙某，女，56岁，离休干部，1992年8月12日就诊。

主诉：肥胖20余年，尤以腹部肥胖明显。检查身高158cm，体重75kg，胸围76cm，伴有高血压、冠心病。临床诊断为中度肥胖。取穴腹痛穴、胸痛穴、痔疮穴、胃痛穴、腹部四点十二穴，隔日1次，经治疗3个疗程，体重下降5.5kg，腹围缩小6cm，血压基本稳定，临床症状头晕、胸闷等也随之消失。

[**按　语**]

肥胖症的研究越来越受到全社会的普遍关注。治疗方法多种多样，从内服药到外用药，从药疗到食疗，从食疗到仪疗，从仪疗到动疗等。对肥胖症的治疗主要是饮食指导疗法、运动指导疗法，然后配合一定的药物疗法、针灸疗法、推拿疗法、体育疗法等疗效才能巩固，否则体重减少是暂时的。

腹部四点十二穴即以腹部神衰穴为中轴心，上、下、左、右四个方向旁开10cm为四穴，然后针尖沿腹膜外向神衰穴方向用力提插10次，然后将针尖退回再向左右各90度进行10cm提插10次即可出针。注意针体不能进入腹腔。

第四十九节　类风湿性关节炎

本病是一种能引起严重畸形的慢性全身性（自身免疫性）疾病。病变可累及任何关节，但多累及小关节，以尺侧指关节、掌关节、趾关节最为常见，也可累及膝、踝、腕、肩、髋及骶髂关节。它的特点是慢性对称性的多关节滑膜炎，晨僵，血沉增快，类风湿因子阳性。多发于青壮年，女性多于男性。寒冷、潮湿、外伤等为主要诱因。本病属于中医学的"骨痹""筋痹"等范畴。

[诊断要点]

一、本病多发生于青壮年，好发部位为手足小关节，尤其是尺侧指间关节、掌指关节和趾间关节，呈游走性，以后发展为多发性和对称性。

二、晨僵。

三、关节部位运动时疼痛或压痛，关节肿胀。

四、类风湿因子阳性。

五、典型的 X 线改变，包括关节周围骨质疏松。

[疗效标准]

一、治愈：疼痛及临床症状、体征消失。

二、好转：疼痛及临床症状改善。

[平衡穴位]

一、主穴：升提穴，腰痛穴。

二、辅穴：偏瘫穴，膝痛穴，踝痛穴，肘痛穴，腕痛穴。

[注意事项]

一、以薏米为主，同粳米煮粥服食。

二、注意局部保暖，防止受凉。

三、调节胃肠功能，提高自己的平衡调节能力。

四、实验室检查排除莱姆螺旋体感染。

[典型病例]

梁某，女，45 岁，农民，1990 年 11 月 3 日就诊。

主诉：双膝双足双手间断疼痛 3 年。经地区人民医院、郑州市中医院检查诊断为类风湿，采用中西药治疗未见明显好转。取穴升提穴、膝痛穴、踝痛穴、臀痛穴、腕痛穴、肩痛穴，搭配治疗，隔日 1 次，经 3 个疗程治疗，疼痛消失，检查类风湿因子阴性。

第五十节　痛风

痛风是由于长期嘌呤代谢紊乱所致，即尿酸产生过剩或排出不足，使血液中的尿酸浓度增高，痛风性沉着物尿酸盐沉积在关节或其他脏器上形成痛风石，导致慢性炎症引起疼痛，多发生于 30～50 岁之间，90% 以上为男性，属于中医学的"痹证"范畴。

[诊断要点]

一、起病急骤，一般为单关节性，约 50% 的病例累及第一跖趾关节。其次踝、手、腕、膝、肘、足关节。

二、临床常有发热、畏寒、无力、头痛、厌食等症状。发病关节局部红肿热痛，活动受限，皮肤可有脱屑和瘙痒，关节腔积液，关节畸形。

三、多见于中老年人，因受寒、劳累、感染、创伤、手术、饮酒、进食嘌呤高的饮食、精神因素等常可诱发。常可伴有肥胖，糖尿病，动脉粥样硬化，冠心病，原发性高血压。

四、化验：白细胞数增高，血沉增快，血尿酸增高。男性 0.38mmol/L（6.4mg/dl）以上，女性在更年期以前在 0.3mmol/L（5.2mg/dl）以上，更年期以后同男性一样。

五、肾尿酸盐结石，肾绞痛、血尿、间歇性蛋白尿，尿比重低，血尿素氮升高，尿液中尿酸含量增高。

六、痛风石形成：多见于耳轮、跖趾、指间、掌指部位。痛风石经皮肤溃破后可排出白色尿酸盐结晶。

七、X 线可见受累关节在骨软骨沿邻近关节的骨质，可有圆形或不整齐的穿凿样透亮缺损。肾盂造影可见透光性肾结石影。

八、滑囊液中可发现白细胞内有双折光现象的针形尿酸盐结晶。

九、有痛风家族史，糖原积累病 I 型，骨髓增生性疾病，癌等，化疗后慢性肾病，铅中毒，口服速尿、乙胺丁醇等利尿剂而使尿酸排出减少。

[辨证分型]

一、急性发作型：突然发作的关节红、肿、热、痛，以第一跖趾关节多见，发热头痛、口干苦、舌质红、苔黄腻、脉弦数。

二、慢性发作型：病程长，反复发作，关节畸形，常伴有砂淋，最后转变成脾肾衰败，舌质暗，脉弦。

[疗效标准]

一、治愈

（1）临床症状消失。

（2）血及尿液中尿酸含量正常，紧功能正常。

（3）连续 2 年以上无复发。

二、好转

（1）在服药情况下，症状缓解。

（2）血及尿液中尿酸含量接近正常，肾功能好转。

[平衡穴位]

一、主穴：下肢取踝痛穴，上肢取腕痛穴。

二、辅穴：升提穴，偏瘫穴，腹痛穴，胸痛穴。

[注意事项]

一、痛风病人的饮食特点应以蔬菜、海带、水果、牛奶、鸡蛋等含嘌呤极少或不含的食物为主。

二、禁忌摄入高嘌呤食品。含嘌呤极高的食品有动物的胰、肝、肾，肉脯，沙丁鱼，脑及骨髓等。含大量嘌呤的有咸猪肉、羊肉、火腿、香肠、咸鱼、野鸡、鹅肉、鸽肉、兔肉、鱼虾类、豆类、菠菜、栗子等。

三、控制蛋白质食物的摄入，每天摄入蛋白质限制在 0.8g/kg（体重）。

四、含嘌呤甚微或无嘌呤的食品：咖啡、汽水、巧克力、各种脂肪、荤油、海参、鱼翅、面包、面食、玉米面、糖、核桃、花生等。

五、忌食酸性强的食品，如各种肉类、鱼类、家禽类、食醋、饮料等。

六、忌饮含酒精的饮料，如白酒、果酒、啤酒等。

七、限制盐的摄入，以淡味食品为主。

八、药物禁忌：噻嗪类利尿药（双氢克尿噻、环戊甲噻嗪等）。另外水杨酸制剂、抗结核药、乙胺丁醇、吡嗪酰胺等药物有诱发痛风发作的可能。

[典型病例]

于某，女，56岁，高级工程师，1994年5月就诊。

主诉：四肢末梢关节疼痛6年，有糖尿病病史。开始以右脚拇指开始逐渐发展到四肢关节。检查脚趾、手指关节轻度变形。经西药治疗效果欠佳。血沉21mm/h，血尿酸0.96mmol/L，尿酸7.6/24h尿。取穴踝痛穴、膝痛穴、偏瘫穴，每周3次，10次为1个疗程，疼痛症状明显减轻。经3个疗程治疗，疼痛控制，食量增加，尿酸检查5.6mmol/L，血尿酸检查恢复正常0.32mmol/L。

[按　　语]

一、痛风为临床常见病之一，需认真检查病因、化验方可确诊。临床易与关节炎、类风湿等疾病混淆。

二、治疗期间应配合饮食疗法，以巩固其疗效。

三、必须采用综合治疗，疗效更佳。

第五十一节　震颤麻痹

本病又称帕金森病，是以肌张力增强和震颤为特征的椎体外系的慢性进行性疾病，多发生于中年以后，主要病变在苍白球和黑质，上述部位的多巴胺及去甲肾上腺素亦略减少，病理改变为黑质色素减少，黑质和苍白球的神经细胞大量消失，不同程度胶质增生等。本病可分为原发性、继发性两种。后者多由于流行性甲型和乙型脑炎、动脉硬化、中毒、颅脑外伤、抗抑郁剂、底节肿瘤等引起。本病属于中医学的"颤振""跌厥"范畴。

[诊断要点]

起病缓慢，逐渐加重，以静止性震颤、肌肉强直、运动过少为特征。

一、震颤：常先由一侧上肢远端开始，渐波及同侧下肢与对侧上下肢，早期是静止性4～7次/秒，重者为搓丸样或数钱样，可波及口唇、舌面及头部，激动、疲劳、焦虑时震颤加剧，睡眠时消失。

二、肌肉强直和运动过少，以屈肌明显，肌张力呈齿轮样或铅管样，常出现表情呆滞，状如面具，走路呈慌张步态，仅上肢缺乏连带动作，言语吐词缓慢含糊低沉，书写困难，字越写越小。

三、腱反射一般正常，一般无病理反射，感觉障碍如肌肉萎缩，可见到自主神经症状，如唾液分泌过多、流涎、多汗、面部油脂渗出。

四、极少部分有智能减退。

五、可有角膜色素环及肝病的临床表现。

六、血清铜增高，血浆铜蓝蛋白减少。

七、中医分型为气血两虚型、肝郁血虚型、肝肾不足型三种。

［疗效标准］

一、治愈：临床症状明显好转，生活能够自理。

二、好转：临床症状改善，生活基本自理。

［平衡穴位］

一、主穴：偏瘫穴。

二、辅穴：升提穴，肩痛穴，降压穴，头痛穴，胸痛穴。

［注意事项］

一、本病的防治重在及早诊断，以便及时纠正铜代谢失调状态。

二、就其发病特点看，中老年患者多，情志不和，劳神过度又为其诱因。

三、忌饮酒，以减轻肝功能损害，保持心情舒畅。

四、以百合适量煮汁饮或黑芝麻研后经常食用，还可食用含铁量高的菠菜。

五、同时避免食用含铜量高的蚕豆、豌豆、玉米、鱼、贝类、虾蟹、猪肉、羊肉、动物肝脏和血等。

六、本病预后不良，一般病程为1～6年，合理治疗可延长生命，但有少数病历可于症状出现后4～5周死亡。但也有长达40余年者，最终因各种继发感染或肝功能衰竭而死。

[典型病例]

陆某，男，34岁，美术师，1992年3月3日就诊。

主诉：在北京医院确诊为帕金森病5年，一直服用多巴胺等进口药，近期呈进行性加重，接电话拿不住话筒，双腿走路都比较困难。取穴升提穴、膝痛穴、腰痛穴、偏瘫穴、肩痛穴、头痛穴，每周3次，连续治疗60次，临床症状明显好转可骑自行车就诊，并能上班，病情稳定。

第五十二节　尿潴留

尿潴留是因排尿障碍而致尿液潴留于膀胱之中。尿液完全不能排出全部潴留于膀胱称为完全性尿潴留。如尚能排尿，但排尿后膀胱中仍有尿液残留，属部分性尿潴留。本病在出现前，多有一段时期的排尿困难，亦可突然发生称为急性尿潴留。本病可见于多种疾病的发病过程中，本病属于中医学的"癃闭"范畴。

[诊断要点]

一、小便淋漓不尽、点滴而下或尿如细线、尿流中断、甚则小便闭塞，点滴不通，常伴有小腹拘急，胀满疼痛，烦躁不安。

二、本病有急缓之分，起病急骤，突然发生或起病较缓，慢慢加重。

三、病程中常可出现湿热下注，羁于少阴，病邪由脏及腑，湿热毒邪客于膀胱。

四、迁延日久，病情发展，湿毒潴留，可出现危证。

五、发生于50岁以上，男性较多，或有外伤、手术、泌尿系感染等病史。

六、中医分型为肺气壅盛型、湿热下注型、尿道阻塞型、肝郁气滞型、中气下陷型、肾气不足型六种。

[疗效标准]

一、治愈：临床症状消失，排尿恢复正常。

二、好转：临床症状消失，排尿基本恢复正常。

[平衡穴位]

一、主穴：升提穴。

二、辅穴：肾病穴，胃痛穴，腹痛穴，肺病穴。

[注意事项]

一、忌葱辛辣生冷刺激食物。

二、忌浓茶。

三、忌精神过度紧张。

四、禁性生活。

五、避免憋尿，防止受凉，保持大便通畅。

六、必要时宜置导尿管。

[典型病例]

刘某，女，32 岁，农民，1993 年 9 月 5 日就诊。

主诉：排尿困难 3 小时。该患者上午行胃大部切除术，术后一直未排尿，经药物治疗无效，故转针灸治疗。诊断：术后尿潴留。取穴升提穴、肾病穴，经 1 次治疗，患者排尿正常，临床治愈。

[按　　语]

一、西医学认为引起尿潴留的原因分两大类：①梗阻性，见于尿石异物、血块、肿瘤侵犯器官，前列腺肥大所压迫和炎症性水肿，先天性瓣膜结核，女性膀胱膨出，包茎，尿道外口闭锁，阴茎异常勃起等。②非梗阻性，见于神经性膀胱功能障碍（脊髓灰质炎、多发性硬化脊髓外伤），直肠或盆腔腹腔手术后反射性痉挛，老年患者膀胱松弛及功能性排尿困难和使用某些松弛平滑肌药物（如阿托品、普鲁本辛以及麻醉药、止痛药）等引起膀胱排尿肌松或尿道括约肌痉挛等。

二、针刺对反射性尿潴留引起的膀胱括约肌痉挛导致的尿潴留疗效比较理想。其他原因引起的尿潴留也有一定疗效，一般需配合其他综合疗法。

第五十三节　睾丸炎与附睾炎

睾丸炎与附睾炎是指睾丸与附睾发生非化脓性或化脓性炎症。睾丸炎主要继发于附睾的感染。临床表现为红肿热痛，可单纯发病，也可成为腮腺炎的并发症。本病属于中医学的"子痈"等范畴。

[**诊断要点**]

一、睾丸炎

（1）局部睾丸肿胀，发热，疼痛，也可向会阴部放射。

（2）化脓性睾丸炎局部红、灼热，可伴有全身恶寒发热，头痛，口渴。

（3）严重者疼痛异常剧烈，彻夜不眠，不能侧卧仰卧，只能跪床作膝胸卧式，或睡于卧椅上，取截石位，使睾丸悬空，疼痛才能稍减。

（4）化验血常规：血细胞总数及嗜中性百分比升高。

二、附睾炎

（1）轻者可为下坠感和不定期的附睾肿胀。

（2）重者则疼痛发热，并有全身急性感染症。

（3）有时合并继发性鞘膜积液，疼痛可由附睾放射至腹股沟、下腹部、会阴部。

（4）血液淋巴细胞增高。

三、中医分型为肝经湿热型、郁久成瘀型两种。

[**疗效标准**]

一、治愈：临床症状消失，睾丸基本恢复正常，无压痛。

二、好转：临床症状减轻，睾丸肿胀缩小，疼痛减轻。

[**平衡穴位**]

一、主穴：升提穴。

二、辅穴：痔疮穴，肾病穴，过敏穴。

[**注意事项**]

一、忌辛辣肥甘鱼腥刺激性食物。

二、忌产气食物。

三、忌情志不畅，心理失调。

四、远房事，忌感染。

五、忌温燥补益之品。

[**典型病例**]

赵某，男，27 岁，司机，1992 年 6 月 9 日就诊。

主诉：左侧睾丸疼痛发热 3 天。经用抗菌消炎药效果不佳，故转入针灸治疗。取穴升提穴、痔疮穴、肾病穴，每日 1 次，连续治疗 5 次，体温恢复正常，疼痛缓解。又连续巩固 5 次，临床症状消失，半年后随访未见复发。

[**按　　语**]

一、西医学认为流行性腮腺炎、感冒、伤寒为睾丸炎急性非化脓性炎症的发病诱因。大肠杆菌感染是经输精管感染引起。睾丸炎的化脓性炎症多由病原体葡萄球菌感染引起。

二、急性期在取升提穴的同时，配痔疮穴；慢性睾丸炎与附睾炎配肾病穴。

第五十四节　前列腺炎

前列腺炎是成年男性泌尿系统的常见疾病，分为特异性与非特异性两种，本节重点介绍非特异性前列腺炎。非特异性前列腺炎又分为急性与慢性两种。急性前列腺炎以膀胱刺激症状和终末血尿、会阴部疼痛等为主要症状。慢性前列腺炎以排尿延迟、尿后滴尿或滴出白色前列腺液或引起遗精、早泄、阳痿等为主要症状。本病属于中医学的"淋浊""遗精""阳痿"范畴。

[**诊断要点**]

一、急性前列腺炎

（1）发病急骤，高热寒战，恶心呕吐，腰骶部及会阴部疼痛。可伴有尿频、尿急、尿痛及直肠刺激症状。

（2）直肠指诊前列腺肿胀、压痛，局部温度增高。

（3）尿三杯试验：第三杯细菌培养高于第一杯，菌落超过5000个菌数/L可确诊。

（4）血白细胞计数增高。

二、慢性前列腺炎

（1）有急性前列腺炎发病史。

（2）反复尿路感染，伴有轻度尿频、尿痛，余沥不净感，疼痛感放射至阴茎头或会阴部，尿道内有烧灼感及尿后便后常有白色黏性分泌物从尿道口排出。

（3）常有腰骶部、睾丸精索疼痛，性功能障碍等。

（4）全身症状可伴有疲乏、失眠、腰腿痛等症。

（5）前列腺指诊可正常。亦可见一侧肿胀，局限性压痛，长期慢性炎症可使前列腺体缩小质硬。

（6）前列腺液镜检查每个高倍视野超过10个白细胞计数，有的病人可检出大量死精子。

三、非特异性前列腺炎

（一）症状与慢性前列腺炎相似。

（二）指诊可见前列腺肿胀，质软。

（三）前列腺液细菌培养阳性。

四、中医分型

湿热下注型、脾虚气陷型、下元虚衰型、气滞血瘀型四种。

［疗效标准］

一、治愈：症状消失，前列腺液检查均正常。

二、好转：症状改善，前列腺液检查仍不正常。

［平衡穴位］

一、主穴：升提穴。

二、辅穴：痔疮穴，腹痛穴。

［注意事项］

一、禁食辛辣刺激食物，以免损伤脾胃功能，造成湿热下注。

二、忌食酒，特别烈性白酒，导致前列腺充血水肿。

三、忌生冷之物，以免刺激尿道收缩，导致排尿困难。

四、忌精神过度忧虑，保持心理平衡。

五、性生活要有节律，性交次数不可过频。避免性交中断，切忌手淫。

六、急性前列腺炎禁止做前列腺按摩，以免引起炎症扩散，慢性前列腺炎按摩应轻柔，使腺管内的感染物质引流通畅，促进炎症吸收。

［典型病例］

例1：魏某，男，42岁，农民，1994年5月12日就诊。

主诉：急性前列腺炎3天。曾在北京大兴人民医院检查确诊。发热寒战，体温38.6℃，伴有腰骶部、会阴部疼痛，尿频、尿痛。肛指检查，前列腺肿大，明显压痛。化验血常规 WBC 13000/mm³，中性76%，临床诊断急性前列腺炎。取穴升提穴，配痔疮穴、腹痛穴、肾病穴，每日1次，连续治疗1个疗程，临床症状消失，化验血常规正常。

例2：哈吉斯，男，36岁，北京国贸饭店总经理，1992年5月30日就诊。

主诉：患前列腺炎3年。近期会阴部坠胀、疼痛放射至腰骶部、大腿内侧、龟头。曾在英国及中东一些国家检查确诊为慢性前列腺炎。镜检前列腺液，白细胞（＋＋），卵磷脂小体（－），尿检白细胞（＋）。B超检查为单纯性前列腺肥大。取穴升提穴、肾病穴、过敏穴。每周3次，经连续治疗9次，临床症状消失，一年随访未见复发。

［按　　语］

运用平衡针灸治疗前列腺炎360例，临床治愈320例，占88.89%；有效40例，占11.11%。

第五十五节　阳痿

阳痿是指由各种原因引起的青壮年男性在临房时不举或举而不坚的一种性机能障碍所致。本病属于中医学的"阳痿""阴痿""阴器不用"范畴。

[诊断要点]

一、临房时阴茎不能勃起或举而不坚，不能性交。

二、测定阴茎部血压，血压 1.0，如降至 0.6 应考虑动脉供应不足。测定睡眠中快速眼球颤动时期阴茎勃起程度。

三、中医分型为肾阳虚衰型、心脾两虚型、阴虚火旺型、湿热下注型、恐惧伤肾型五种。

[疗效标准]

一、治愈：临床症状消失，完成性交功能。

二、好转：临床症状基本改善。

[平衡穴位]

一、主穴：升提穴。

二、辅穴：胃痛穴，肾病穴，胸痛穴。

[注意事项]

一、忌辛辣厚味之品，忌酒。

二、忌房事过度，手淫。

三、忌劳神过度。

四、减少对性生活的恐惧心理。

五、忌服刚烈燥涩之药，要求必须对症下药，不要盲目服用壮阳之品。

[典型病例]

李某，男，36 岁，农民，1994 年 4 月 20 日就诊。

主诉：阳痿、早泄 2 年。追问病史，患有慢性前列腺炎，举而不坚，早泄，伴有头晕失眠，腰膝酸软。取穴升提穴、胃痛穴、肾病穴、腹痛穴，每周 3 次，连续治疗 3 个疗程，临床症状消失，前列腺液检查正常。

[按　　语]

阳痿为男科常见病之一，约占 10%。临床分为功能性与器质性两种，但以功能性占绝大多数。针灸治疗对功能性阳痿效果极好。但在治疗期间与治疗后应节制房事，保持心理平衡，一般自我平衡周期需要 3～6 个月。

第五十六节 早泄

早泄是指性交时间极短即行排精，甚至在性交前即行泄精的病证。本病常与遗精、阳痿等病并见。病理性早泄可见于神经官能症，生殖器官的器质性病变，多见于大脑皮质或脊髓中枢机能紊乱，内分泌功能失调等证。

[诊断要点]

一、性交时间极短即行排精，甚至在性交前即行泄精。

二、伴头晕、耳鸣、腰酸、膝软。

三、有房劳过频或经常手淫或精神刺激史。

四、中医分型为相火偏亢型、肾气亏虚型两种。

[疗效标准]

一、治愈：症状消失，性交功能正常。

二、好转：症状基本消失，性交功能基本正常。

[平衡穴位]

一、主穴：升提穴。

二、辅穴：头痛穴，胸痛穴，胃痛穴。

[注意事项]

一、忌烟酒、辛辣厚味之品。

二、节制房事。

三、避免劳神过度。

四、忌恐惧心理，保持心理平衡。

五、要在医生指导下服用刚烈燥涩之中药。

[典型病例]

孙某，男，29岁，司机，1991年3月6日就诊。

主诉：早泄2年。性交时间3~5分钟即行排精，不能控制，伴有畏寒肢冷、面色苍白、气短体懒，经多方治疗疗效欠佳。取穴升提穴、腹痛穴、肾病穴，每周3次，连续治疗6个疗程临床治愈。

第五十七节　遗尿

遗尿是指小儿年龄在 3 周岁以上，经常于睡眠中不能自醒，来控制夜间排尿，致小便自溺称之。西医学认为本病的发病机理分为器质性与功能性两类。如泌尿生殖器畸形、隐性脊椎裂、大脑发育不全等器质性疾病，泌尿系感染，营养不良等功能性疾病都可引起本病。本病属于中医学的"遗溺""尿床""小便不禁"等范畴。本节主要介绍功能性遗尿。

[诊断要点]

一、临床症状为不自由排尿，常发生于夜间。轻者数夜 1 次，重者 1 夜 1 次，甚至 1 夜数次，若精神负担过重者可形成顽固性遗尿。

二、应做其他检查，如大便寄生虫卵，X 线检查排除脊椎裂等器质性病变。

三、中医分型为下焦虚寒型、肝经湿热型两种。

[疗效标准]

一、治愈：症状消失。

二、好转：症状改善。

[平衡穴位]

一、主穴：升提穴。

二、辅穴：胃痛穴。

[注意事项]

一、忌过度劳累。

二、忌精神刺激，减少精神压力。

[典型病例]

于某，女，18 岁，学生，1992 年 6 月 12 日就诊。

其母代诉：遗尿 18 年。询问病史及其他检查，未发现器质性的病变，诊为功能性遗尿。取穴升提穴，隔日 1 次，间隔治疗 2 个疗程临床治愈。3 年后随访未见复发。

第五十八节　遗精

遗精又称为失精，是指不因房事而精液自出者。梦中性交而遗精者称为梦遗。成年未婚男子、婚后夫妇分居久未房事，偶有遗精，过后无任何不适属正常。处于清醒状态下见色而泄或过度紧张而泄者称为滑精。

[**诊断要点**]

一、不性交而遗精。

二、伴有头晕、耳鸣、腰酸、膝软。

三、重则神疲失眠，睡眠有梦或无梦。

四、青少年有手淫史。

五、梦遗型：夜梦性交，一夜几次或数夜一次滑精，伴有头晕耳鸣、腰酸膝软、心烦失眠。

六、滑精型：色动情，过度紧张或睡中无梦，泄出精液，滑泄频繁，腰部软冷，精神倦怠，自汗，盗汗，心悸气短。

[**疗效标准**]

一、治愈：临床症状消失，偶尔遗精但无其他不适。

二、好转：临床症状明显减轻，遗精次数减少。

[**平衡穴位**]

一、主穴：升提穴。

二、辅穴：肾病穴，胃痛穴，胸痛穴。

[**注意事项**]

一、忌辛辣厚味之品，忌酒。

二、忌恣情纵欲，防止肾气不固。

三、忌劳神过度，防止心肾不交。

四、忌妄想为遂，防止扰精亡泄。

五、忌心理恐惧，防止大脑皮质对勃起的抑制加强或脊髓中枢机能紊乱。

六、忌用刚烈燥涩之药。

[典型病例]

例1：徐某，男，23岁，战士，1990年11月12日就诊。

主诉：遗精3个月，伴有头晕脑胀，四肢乏力，腰酸膝软，心烦失眠。经服六味地黄丸、知柏地黄丸效果不佳。取穴升提穴、腹痛穴、胃痛穴，每周3次，连续治疗1个疗程，遗精次数明显减少，先后治疗3个疗程症状消失。2年后随访未见复发。

例2：陈某，男，32岁，已婚，职员，1991年7月28日就诊。

主诉：腰膝酸痛6个月。病人自述房事之中精液自行滑出，有时过度疲劳后精液也自行遗出。伴有自汗，心悸气短，近期症状加重。临床诊断滑精。取升提穴、肾病穴、胃痛穴、胸痛穴。每日1次，连续治疗1个疗程，滑精次数减少，临床症状明显减轻，改为每周3次，连续治疗2个疗程临床治愈。

第十六章　外科疾病
○　○　○

第一节　项韧带损伤

项韧带损伤形成的病因主要是由长期低头工作的人长期习惯性积累型劳损所致，临床急性外伤引起的较为少见。

[诊断要点]

一、颈后部酸胀不适，不能长时间视物，时间稍长，觉得颈后部即疼痛不适。

二、大多有长期低头工作或枕高枕头的习惯或有颈部过度前屈，过度扭转等外伤史。

三、项韧带分布区或附着点处有压痛点。

四、过度前曲或后伸引起颈项部疼痛加剧。

[疗效标准]

一、治愈：疼痛消失，颈部活动自如。

二、好转：疼痛减轻，时有酸胀不适感。

[平衡穴位]

一、主穴：颈痛穴。

二、辅穴：肩痛穴。

[注意事项]

一、情志舒畅，保持心理平衡。

二、局部减少活动。

三、纠正不良姿势，改变不良生活习惯。

［典型病例］

李某，男，48岁，部队干部，颈部酸痛，活动受限半年余，曾口服止痛药及理疗均未见好转。1994年6月12日来我科治疗，检查颈背部压痛（＋＋）。颈椎屈伸功能受限。临床诊断项韧带损伤。取穴颈痛穴，每日1次，经连续治疗21天，症状消失，两年后随访未见复发。

第二节　菱形肌损伤

该病青壮年较为多见，多因颈部突然后伸，两上肢突然上举等动作而致伤，遇颈部旋转或后伸时疼痛加重，在患侧肩胛骨内侧缘和下角下缘有明显压痛。本病属于中医学的"伤筋"范畴。

［诊断要点］

一、有菱形肌损伤史。

二、患肢上举时引起疼痛加剧。

三、伤后多为单侧颈部酸痛，有负重感，其疼痛由背部向颈部放散。

四、深呼吸、咳嗽、打喷嚏时疼痛加剧。患者颈部呈强直状。

［疗效标准］

一、治愈：症状消失，功能恢复正常。

二、好转：症状和功能均改善。

［平衡穴位］

一、主穴：颈痛穴。

二、辅穴：肩痛穴，胸痛穴。

［注意事项］

一、注意休息。

二、避免颈部、背部及上肢剧烈活动。

三、注意局部保暖。

［典型病例］

尚某，男，36岁，部队干部，1995年3月16日初诊。

主诉：颈肩部、背部酸痛间断 6 个月。检查右侧肩胛骨内侧压痛（＋＋）。自述遇冷、疲劳、咳嗽、打喷嚏时疼痛加重。临床诊断菱形肌损伤。取穴胸痛穴、颈痛穴，每周 3 次，经连续治疗 3 个月，临床治愈。

第三节 落枕

落枕是指一侧项背部肌肉损伤后导致肌肉强直性痉挛，导致颈肩部活动受限的一种颈部疾病，多因夜间睡眠姿势不当、枕头高度不适或风寒侵袭所引起的局部气血运行不畅，经筋挛缩所致，临床中又称为"失枕"或"急性斜颈"。

[诊断要点]

一、诱发原因：多数患者是颈椎处于强迫姿势过久而发作，长期低头手术或写字，口腔医生侧偏头工作，沉睡枕未放好（特别是酒后沉睡）等。

二、头部拒绝活动，一侧颈部活动受限，头偏向患侧。颈部不能屈伸及向对侧侧转。局部酸痛，有的向同侧肩背及上臂扩散，并兼有头痛怕冷等症状。

三、检查可见胸锁乳突肌、斜方肌等肌张力增高，一侧或双侧有压痛点，肌肉痉挛隆起，压痛阳性，但无红肿发热等体征。

[疗效标准]

一、治愈：疼痛消失，功能恢复正常。

二、好转：疼痛明显减轻，功能基本正常。

[平衡穴位]

一、主穴：颈痛穴。

二、辅穴：肩痛穴。

[注意事项]

一、睡眠时枕头不要过高，避免吹风受寒，防止复发。

二、避免长时间头颈强迫体位工作，减少颈部疲劳。

三、伴有慢性疾病时可配合治疗原发病灶。

[典型病例]

例1：徐某，女，42岁，医院副主任医师，1989年2月4日就诊。

主诉：早上起床后，突然颈部疼痛不适，继之不敢向右侧转。检查右胸锁乳突肌压痛（＋＋）。临床诊断落枕。取穴颈痛穴，针刺1次活动自如。

例2：邱某，女，13岁，中学生，1993年12月6日就诊。

病人自述早上起床后感觉右侧颈部不适，头颈部活动时剧痛，不敢侧转。经手法按摩症状明显好转。检查：右侧颈肌紧张强直，局部压痛。临床诊断为落枕。取穴颈痛穴，经治疗1次疼痛缓解，第二采用指针疗法，取穴醒脑穴、疲劳穴，症状消失。

第四节　冈上肌损伤

本病好发于中年以上从事摔跤、抬重物或其他重体力劳动者，损伤的部位多在冈上肌起点，使冈上肌的血液循环减慢，同时使冈上肌细胞活力下降，pH值增高。中医常用祛风散寒药来治疗。冈上肌受肩胛上神经支配，肩胛上神经是来自臂丛神经的锁骨上支，受颈5、6脊神经支配，所以颈5、6脊神经受压迫，也可导致冈上肌疼痛不适。

[诊断要点]

一、多见于中年以上体力劳动者。

二、有外伤史。

三、在冈上肌两头肌腱或肌腹处有压痛点。

四、肩疼痛活动受限范围主要发生于肩外展至60度~120度之间，可使压痛点处疼痛加剧。

五、X线检查，发病长及症状重者，可见冈上肌腱局部有钙化影。

六、与肩周炎鉴别。肩周炎发病年龄一般都在50岁左右；而冈上肌损伤可以发生在成年人的任何年龄阶段。肩周炎在肩部压痛点多，不止一个；而冈上肌损伤在肩部的压痛点只有肱骨大结节处一个。肩周炎关节本身活动多少有些受限；冈上肌损伤，肩关节本身功能无任何影响。以上三点可与肩周炎鉴别。

七、与神经根型颈椎病鉴别。神经根型颈椎病者痛且多有麻木，并向上肢放射达手指；冈上肌损伤仅肩部疼痛，很少麻木。冈上肌损伤有明显的外伤史；神经根型颈椎病多无明显的外伤史。神经根型颈椎病颈椎棘突旁多有明显压痛点；冈上肌损伤在颈椎棘突旁多无压痛点。

[疗效标准]

一、治愈：疼痛消失，冈上肌活动自如。

二、好转：冈上肌活动有轻微压痛。

[平衡穴位]

一、主穴：肩痛穴。

二、辅穴：颈痛穴。

[注意事项]

一、避免局部运动或过度疲劳。

二、避免受凉，减少环境诱发因素。

[典型病例]

王某，男，46岁，北京郊区农民，肩部疼痛1个月，影响劳动，曾服止痛药、针灸理疗等效果欠佳，1991年10月15日经人介绍来我科治疗。自述干活时不慎引发肩痛，检查冈上肌压痛（＋＋），上举90度时肩痛加重。临床诊断：冈上肌损伤。取穴肩痛穴、颈痛穴，每周3次，经治疗10次，临床治愈。

第五节　冈下肌损伤

冈下肌损伤是肩部软组织疾病的一种，多发于青年、中年人，患者常诉在肩胛冈下有钻心样疼痛，影响肩关节活动，尤其肩外展困难。

[诊断要点]

一、有外伤史。

二、在冈下窝及肱骨大结节处有明显压痛。

三、上肢活动受限。

[疗效标准]

一、治愈：症状消失，肩关节活动自如。

二、好转：症状改善。

[平衡穴位]

一、主穴：肩痛穴。

二、辅穴：颈痛穴。

[注意事项]

一、忌超负荷提拿东西、抬东西、抗东西。

二、忌受风、受凉。

三、注意休息，忌做肩关节剧烈活动。

[典型病例]

邹某，男，53 岁，北京某中学教师，1993 年 6 月 18 日就诊。肩关节疼痛 3 个月，经针灸按摩理疗，服跌打丸、止痛药等，症状时重时轻，近日来夜间疼痛不能入睡，检查冈下窝肱骨大结节压痛（＋＋），肩关节上举 90 度肩痛加重。临床诊断为冈下肌损伤。取穴肩痛穴，配穴颈痛穴，每周 1 次，连续治疗 21 次，疼痛缓解，每周 3 次巩固 10 次，临床治愈。

第六节　肩关节周围炎

肩周炎为肩关节周围软组织的一种退行性炎症性病变，俗称"冻结肩""五十肩"。一般认为本病与肩关节劳损、外伤、外感风寒有关。本病属于中医学的"肩痹""漏肩风"范畴。

[诊断要点]

一、发病年龄多为中老年人，继发于肱二头肌腱炎或上肢创伤。

二、肩关节疼痛多以钝痛、隐痛为主，并有逐渐加重趋势，夜间尤甚。局部压痛多见于肱二头肌腱，肩后小圆肌附着处。

三、上肢活动受限，以肩关节上举、外展、内旋、后伸时明显，严重时生活不能自理。

四、后期三角肌、冈上肌、冈下肌可出现不同程度的萎缩。

五、X 线检查，早期无异常征象，晚期病人可见骨质疏松、冈上肌腱钙化或大结节处有密度增高。

[疗效标准]

一、治愈：临床症状消失，肩关节功能完全或基本恢复正常，生活自理并能参加工作。

二、好转：临床症状减轻，疼痛压痛好转，肩关节功能改善。

[平衡穴位]

一、主穴：肩痛穴。

二、辅穴：颈痛穴，肘痛穴。

[注意事项]

一、禁止肩关节功能锻炼。

二、避免受凉，注意保暖。

[典型病例]

例 1：单纯性肩周炎

张某，女，21 岁，某部战士，1993 年 6 月 15 日就诊。主诉：肩痛 3 天，追问病史有淋雨受凉史，继逐渐加重，夜间尤甚。查右侧肩关节压痛阳性。临床诊断单纯性肩周炎。取穴肩痛穴、颈痛穴，经 1 次治疗，症状明显减轻。连续治疗 5 次，临床症状消失。

例 2：外伤性肩周炎

赵某，男，19 岁，某部战士，1992 年 7 月 12 日训练场就诊。主诉：在跳 400 米障碍时肩关节摔伤。检查肩关节活动受限，局部压痛（＋＋），未见明显红肿。诊断：外伤性肩周炎。取穴肩痛穴，经 7 次治疗，疼痛消失，功能恢复正常。

例 3：继发性肩周炎

刘某，男，54 岁，干部，1999 年 3 月 6 日就诊。主诉：左侧肩关节疼痛 6 个月。经封闭、推拿、理疗等治疗时轻时重。病人自述肩关节酸痛、肿痛、向上臂放射痛，夜间尤甚，不能入睡。查：左肱二头肌腱及肩后小圆肌附着处压痛（＋＋＋），左三角肌轻度萎缩，X 线检查颈椎 5、6、7椎体增生。临床诊断继发性肩周炎、根型颈椎病。取穴肩痛穴、颈痛穴，隔日 1 次，连续治疗 20 次，疼痛消失，功能恢复正常。

［按　语］

肩周炎是中老年常见病之一，临床主要原因为肱二头肌腱炎、冠心病、胆囊炎或根型颈椎病所致。症状主要以肩部神经痛为主，可见夜间痛甚，肩关节粘连，肌肉萎缩等。特别在病人炎症期、水肿期，绝对不能让病人进行锻炼，防止加重病人的炎症和水肿，进入恢复期可以配合功能锻炼。

第七节　肱二头肌长头肌腱炎

肱二头肌长头肌腱炎是指肱二头肌长头的鞘内发生粘连，肌腱滑动发生障碍的一种病证。在临床上是一种局限性病变，很为常见。

［诊断要点］

一、任何原因造成肱二头肌长头肌腱的急慢性炎症。

二、肱二头肌腱鞘内充血、水肿、细胞浸润。

三、重者造成纤维化、腱鞘增厚、粘连，使肱二头肌长头肌腱在鞘内的滑动发生障碍，主要影响患侧上肢的提物和外展功能。

四、X 线片提示：无骨关节改变。

［疗效标准］

一、治愈：症状消失功能正常。

二、好转：症状减轻，功能改善。

［平衡穴位］

一、主穴：肩痛穴。

二、辅穴：颈痛穴。

［典型病例］

例 1：急性肱二头肌长头肌腱鞘炎

顾某，男，21 岁，战士，1995 年 3 月 10 日就诊。主诉：右肩疼痛 1 周，追问病史在投弹时不慎扭伤肩部，疼痛难忍，检查肱二头肌长头处压痛（＋＋＋），肩关节活动度小，外展、后伸及旋转受限及疼痛。临床诊断：急性肱二头肌长头肌腱鞘炎。取穴肩痛穴、颈痛穴，每日 1 次，经治疗 1 个疗程，疼痛消失，能参加正常训练。

例 2：慢性肱二头肌长头肌腱鞘炎急性发作

王某，男，66 岁，休干，1989 年 11 月 15 日就诊。主诉：右肩关节疼痛 3 年，受凉后加重 10 天。自述夜间甚痛，影响睡眠，检查肩关节粘连，僵冻肱二头肌腱处压痛（＋＋＋）。临床诊断：慢性肱二头肌长头肌腱鞘炎急性发作。取穴肩痛穴、颈痛穴、臀痛穴，每周 3 次，经治疗 1 个疗程，临床治愈。

第八节　肱二头肌短头肌腱炎

肱二头肌短头肌腱炎是肱二头肌腱短头和喙肱肌局部的无菌性炎症，各种急慢性挫伤均可造成局部水肿、出血纤维化、粘连，导致肩关节疼痛为主的外科疾病。本病属于中医学的"漏肩风""伤筋"范畴。

[诊断要点]

一、外伤引起。多在肘关节处于屈曲位，肱二头肌处于收缩时，外力将屈曲上肢过度外展和后伸，造成肱二头肌短头附着喙突处发生撕裂，继而出血、水肿等。

二、一个月以上可出现肩关节粘连，引起上肢、外展前屈后伸等活动受限。

三、在喙突处有疼痛和明显的压痛点。

四、劳损引起。多见于肱二头肌短头肌腱的退行性改变，弹力减退、挛缩等，受凉是常见原因。

[疗效标准]

一、治愈：症状消失，功能恢复正常。

二、好转：症状和功能均改善。

[平衡穴位]

一、主穴：肩痛穴。

二、辅穴：颈痛穴。

[注意事项]

一、禁止各种功能锻炼。

二、注意防寒保暖。

三、疼痛缓解后 2 个月内该上肢避免超负荷运动。

[典型病例]

赵某，男，19 岁，战士，1992 年 8 月 12 日就诊。

主诉：右肩关节疼痛半小时，检查肱二头肌腱，附着处压痛（＋＋＋），追问病史，在训练擒拿格斗时不慎将肩关节扭伤。临床诊断急性肱二头肌短头肌腱炎。取穴肩痛穴、颈痛穴，经 1 次治疗，疼痛消失。

第九节　前斜角肌综合征

前斜角肌综合征是指前中斜角肌因发生痉挛肥厚或解剖变异等改变，致使臂丛神经和锁骨下动脉神经、血管束受压引起的症候群。为臂丛神经痛常见病之一，多见于青年女性。本病属于中医学的"痹证"范畴，中医认为多因外伤、劳损或风寒湿邪所致。

[诊断要点]

一、起病缓慢，主要表现为从肩颈开始，向患臂及手掌的尺侧放射性疼痛和感觉异常。

二、上肢伸直、外展时疼痛加剧。

三、尺神经分布区（手臂尺侧）可有感觉障碍，晚期可出现肌力减退及肌萎缩。

四、病因多见于 C8 及 T1 合成的下干与锁骨下动静脉在前中斜角肌或第一肋骨锁骨间狭窄区被压所致。

五、手部因锁骨下血管受累，经常出现发作性发凉、苍白或青紫，患肢桡动脉搏动减弱，上举过头顶时更加明显。

六、肌电图检查尺神经传导速度减慢，常有手尺侧感觉减退，严重者可有骨间肌、小鱼际肌萎缩。

七、臂丛牵拉试验阳性。

八、高举患肢症状减轻，用力向下牵拉患肢症状加重。

[疗效标准]

一、治愈：临床症状消失，功能完全或基本恢复。

二、好转：临床症状改善，功能部分恢复。

[平衡穴位]

一、主穴：肩痛穴。

二、辅穴：颈痛穴。

[注意事项]

一、禁止功能锻炼，以利局部炎症水肿吸收。

二、注意防止局部受凉。

[典型病例]

丁某，女，19 岁，战士，1996 年 6 月 18 日就诊。

主诉：右侧颈部疼痛 2 天，指压局部压痛明显，并向患肢放射，握力减弱，追问病史，是由军体训练过度所致，临床诊断为前斜角肌综合征。取穴肩痛穴，经 1 次治疗疼痛消失，临床治愈。

第十节　三角肌滑囊炎

三角肌下滑囊亦称肩峰下滑囊，肩关节周围有许多滑液囊，其中最大者为肩峰下滑囊和三角肌下滑囊。外伤和劳损均可继发肩峰下滑囊的非特异性炎症，临床以冈上肌腱炎引起本症为多，临床表现为肩外侧举动时疼痛，并从肩峰下放射至三角肌止端，影响肩关节外展、外旋、内收等功能，本病属于中医学的"漏肩风"等范畴。

[诊断要点]

一、有外伤和劳损史。

二、急性发作期：肩关节广泛疼痛，活动受限，活动则加重其疼痛，由于滑囊充血、水肿，则可在肩关节前方触及肿胀的滑囊，压痛点位于肩峰下，如果滑囊肿胀，则整个肩部均有压痛。

三、慢性发作期：疼痛部位不在肩关节而在三角肌止点处。如果肩外展位时肱骨大结节进入肩峰，则压痛不明显。

四、在肩峰下滑囊下缘，有摩擦音或弹响声。

五、早期可出现冈上肌、冈下肌肌肉萎缩，晚期可出现三角肌萎缩。

六、本病在 X 片上检查多为阴性，但若滑囊钙化时，可有钙化阴影显示。

[疗效标准]

一、治愈：临床症状及体征消失。

二、好转：临床症状及体征改善。

[平衡穴位]

一、主穴：肩痛穴。

二、辅穴：颈痛穴。

[注意事项]

一、禁止功能锻炼，减少剧烈活动。

二、防止受凉，减少环境诱发因素。

[典型病例]

孙某，男，20 岁，战士，1993 年 4 月 12 日就诊。

主诉：左肩关节疼痛 3 天。追问病史，在军事训练跳跃障碍时不慎将左肩关节摔伤。检查肩前部红肿、压痛（＋＋＋），临床诊断三角肌滑囊炎。取穴肩痛穴、颈痛穴，经 1 次治疗，疼痛缓解。

第十一节 肱骨外上髁炎

肱骨外上髁炎又称网球肘或肱桡滑囊炎，是以肘关节肱骨外上髁附着部伸肌群因外伤、劳损引起的无菌性炎症。伴有伸腕和前臂旋转功能障碍的粘连和纤维变性，多见于中年人，常见于手工操作者，如厨师或乒乓球、网球运动员等。本病属于中医学的"肘痛""肘劳"范畴。

[诊断要点]

一、发病缓慢，常与前臂反复用力有关。

二、肘关节外侧疼痛，肱骨外上髁伸肌群附着处压痛，肘关节活动正常。

三、写字、握拳、腕关节背伸抗阻力或提重物时致疼痛加重。

四、检查时肘关节外观无红肿，仅有局限性压痛。

[**疗效标准**]

一、治愈：疼痛及压痛消失，功能恢复正常。

二、好转：临床症状基本消失，功能改善。

[**平衡穴位**]

一、主穴：肘痛穴。

二、辅穴：偏瘫穴。

[**注意事项**]

一、禁止功能锻炼，至肘部功能恢复。

二、避免受凉。

三、恢复期防止上肢超负荷。

[**典型病例**]

例1：王某，女，46岁，工程师，1994年11月4日就诊。

主诉：右肘关节疼痛2年余，患手侧持物受限，活动疼痛加重，经多次封闭及理疗等治疗效果不甚理想，故转针灸科治疗。检查肱骨外上髁伸肌群附着处压痛（＋＋＋），网球肘试验阳性。临床诊断右侧网球肘。取穴肘痛穴、臀痛穴，经1次治疗，病人自述疼痛减轻，经1个疗程治疗疼痛消失，功能恢复正常。

例2：日本外宾，松下工程师，男，38岁，1992年8月15日就诊。

主诉：右肘关节疼痛2天，追问病史，因打羽毛球所致，影响上肢功能。X光拍片未见异常，临床诊断为右网球肘。取穴臀痛穴、肘痛穴，经1次治疗临床治愈。

[**按　　语**]

肱骨外上髁炎的自我平衡周期为30天，临床治愈以后，防止超负荷运动，以利于局部炎症的吸收及功能的恢复。

第十二节　肱骨内上髁炎

肱骨内上髁炎又称"高尔夫球肘"，临床多发生于相对部位的肘痛症状，是肱骨内上髁前臂屈肌腱附着处的集叠性损伤所产生的慢性无菌性炎症。多见于反复屈腕、伸腕，前臂旋前的动作使前臂屈腕肌群牵拉引起慢性损伤的学生、钳工、炉工等。本病属于中医学的"肘痛""肘劳"范畴。

[诊断要点]

一、起病缓慢，可无外伤史。

二、早期肱骨内上髁部位疼痛，局部酸痛无力，在屈伸腕关节或前臂旋前动作时症状更加明显。

三、炎症期，水肿可出现持续性疼痛，并向内侧前臂放射。

四、检查可见肱骨内上髁部、尺侧屈腕肌压痛阳性，抗阻力屈腕试验阳性。

[疗效标准]

一、治愈：疼痛及临床症状消失，功能恢复正常。

二、好转：疼痛及临床症状消失，功能大致正常。

[平衡穴位]

一、主穴：肘痛穴。

二、辅穴：偏瘫穴。

[注意事项]

一、禁止功能锻炼。

二、避免受凉。

三、疼痛缓解后，防止超负荷劳动，减少诱发因素。

[典型病例]

例1：魏某，女，16岁，学生，1992年5月16日就诊。

主诉：右肘关节酸痛1周，检查：肱骨内上髁及尺侧屈腕肌明显压痛。临床诊断为肱骨内上髁炎。取穴肘痛穴、臀痛穴，10次治愈。

例 2：英籍外宾，男，45 岁，1992 年 7 月 18 日就诊。

主诉：右侧肘关节隐痛 2 周加重 2 天。检查肱骨内上髁部压痛（＋＋＋），做抗阻力屈腕试验阳性，局部可见轻度浮肿。临床诊断为肱骨内上髁炎。取穴臀痛穴、肘痛穴，连续治疗 1 个疗程临床治愈。

第十三节　桡骨茎突部狭窄性腱鞘炎

该病是由外伤或劳损后腱鞘发生纤维性病变使肌腱在腱鞘内活动受阻而引起的无菌性炎症。多发生于长期从事腕与掌指活动的 30～60 岁的女性。

[诊断要点]

一、腕部用力或提物时疼痛，呈进行性加重或向手、肘或肩部放射，桡骨茎突处压痛，可摸到硬结。

二、拇指明显无力，以至失去正常功能，拇指运动时可有摩擦感或弹响，被动屈曲疼痛加剧。

三、腕及拇指向尺侧方向运动受到明显限制，若向尺侧方向运动则疼痛加重。

四、早期局部轻度肿胀，后期显得突出。

五、握拳尺偏试验阳性。

[疗效标准]

一、治愈：疼痛消失，功能恢复。

二、好转：临床症状基本消失，功能改善。

[平衡穴位]

一、主穴：腕痛穴。

二、辅穴：膝痛穴。

[注意事项]

一、禁止功能锻炼。

二、避免受凉。

三、疼痛缓解后，防止超负荷劳动，减少诱发因素。

［典型病例］

徐某，女，46岁，工人，1990年10月23日就诊。

主诉：右侧腕关节桡侧突起疼痛1个月，检查局部压痛阳性，握拳尺偏试验阳性。临床诊断为桡骨茎突狭窄性腱鞘炎。取穴腕痛穴，1次治疗疼痛缓解，连续治疗1个疗程临床治愈，功能恢复正常。

［按　语］

腱鞘是由深筋膜构成纤维层、滑膜层，分内、外层，是一种保护肌腱的滑囊，由脏层和壁层构成滑膜腔，能分泌腱鞘液，起着保护肌腱避免受到摩擦或压迫的作用。临床常见的有桡骨茎突部狭窄性腱鞘炎和屈指肌腱鞘炎。

第十四节　腕管综合征

腕管综合征多因屈指肌腱腱鞘发炎、肿胀、增厚，导致腕管狭窄压迫腕管内的正中神经引起的手指麻木、刺痛。属于中医"痹证"范畴，临床常与末梢神经炎、正中神经炎、风湿、癔症等混淆。

［诊断要点］

一、多发生于中年妇女，有过腕关节劳损史或外伤史。

二、早期症状为早晨或工作劳累后，感觉手指活动不便，掌指关节掌侧有局限性酸痛或疼痛。

三、正中神经支配区三个半手指（拇、食、中指、无名指桡侧）感觉减退，触觉、痛觉、温觉异常，麻木刺痛，夜间加重，活动手腕后缓解。

四、后期可出现大鱼际肌萎缩麻痹，拇指外展肌力差，对掌受限。

五、屈腕试验掌屈90度，40秒后症状加重呈阳性。

六、肌电图检查大鱼际肌可出现神经变性。

［疗效标准］

一、治愈：握力正常，正中神经支配区感觉正常。

二、好转：症状减轻，肌力感觉大部恢复。

［平衡穴位］

一、主穴：腕痛穴。

二、辅穴：偏瘫穴。

［注意事项］

一、避免用冷水洗手，减少寒冷刺激。

二、避免超负荷工作。

三、恢复期 30 天内减少环境诱发因素。

［典型病例］

崔某，女，44 岁，干部，2001 年 11 月 17 日就诊。

主诉：右侧手指麻木、疼痛 2 年，时轻时重，尤以拇指、食指、中指更为明显。检查屈腕试验阳性，叩诊试验阳性。病人自述 2 年前有过腕关节外伤史。临床诊断为腕管综合征。取穴腕痛穴、偏瘫穴，连续治疗 2 个疗程，临床治愈。

第十五节　腕部创伤性滑膜炎

腕部创伤性滑膜炎是临床常见病之一，常因跌倒撑地或过度举托、旋转拍击引起关节囊的滑膜充血、水肿，滑囊液分泌增多或合并腕关节周围韧带肌腱撕裂伤。本病属于中医学的"腕缝伤筋"范畴。

［诊断要点］

一、有腕关节外伤史。

二、局部可见有肿胀、疼痛和功能障碍。

三、局部压痛。

［疗效标准］

一、治愈：临床症状消失，功能恢复正常。

二、好转：临床症状基本消失，功能改善。

［平衡穴位］

一、主穴：腕痛穴。

二、辅穴：偏瘫穴。

[注意事项]

一、禁止用凉水洗手，减少局部刺激。

二、避免过度疲劳，防止上肢超负荷活动。

[典型病例]

谢某，男，35 岁，助理员，1989 年 12 月 28 日就诊。

主诉：右腕关节疼痛 1 天。检查可见腕关节局部肿胀，压痛（＋＋＋），伴有功能障碍。X 光拍片检查骨质未见异常。临床诊断腕部创伤性滑膜炎。取穴腕痛穴、偏瘫穴，经 1 次治疗，自述疼痛明显减轻，同时配合中药药浴疗法，1 周后症状消失。

第十六节　屈指肌腱腱鞘炎

屈指肌腱腱鞘炎多发生于拇指、中指、无名指。临床尤以拇指多见，俗称"弹响指"、"扳机指"。多发生于持、握用力较多的运动员与手工劳动者。本病属于中医学的"伤筋"范畴。

[诊断要点]

一、患指疼痛，活动受限，严重时手指不能主动伸屈，需要在另一手的帮助扳动下才能伸或屈。

二、掌指关节掌侧压痛，可触及压痛结节，手指活动有时弹响，并有猛然伸直或屈曲现象。

三、检查掌骨头局部可触及结节在皮下滑动，压痛更甚。

[疗效标准]

一、治愈：疼痛消失，功能恢复正常。

二、好转：症状基本消失，功能改善。

[平衡穴位]

一、主穴：腕痛穴。

二、辅穴：偏瘫穴。

[注意事项]

一、禁止用冷水洗手。

二、避免局部受凉。

三、避免超负荷运动。

［典型病例］

依拉（俄罗斯籍），1990 年 6 月 6 日就诊。

主诉：右手拇指于 1970 年卸大白菜时因外伤及过度疲劳加上受寒所致，使手指弯曲不能伸直。经某医院检查诊断为屈指肌腱腱鞘炎，需做手术治疗。由于害怕 20 年来一直未做。故写字、用筷、刷牙、洗脸改为左手。取穴腕痛穴、偏瘫穴，顿时感到多年僵硬的右手松软了。在左手的帮助下屈曲的手指伸直了，经连续治疗 6 次，功能显著好转。

第十七节　胸壁软组织损伤

胸壁软组织损伤主要是指直接或间接的暴力冲击或搬运重物时用力不当，造成的胸部软组织的挫伤或扭伤。临床以胸壁肿胀疼痛，痛处固定为基本特征。

［诊断要点］

一、有明显的胸部外伤史。

二、伤后疼痛明显，部位固定，疼痛性质为刺痛。

三、深呼吸、咳嗽、打喷嚏、大声讲话、大笑等胸壁运动时，可致疼痛加剧。

四、外伤部位肿胀，挫伤区可有瘀血、青紫及局部压痛。

五、X 线检查正常。

［疗效标准］

一、治愈：疼痛消失，症状体征消失。

二、好转：疼痛缓解。

［平衡穴位］

一、主穴：胸痛穴。

二、辅穴：乳腺穴，腹痛穴。

[注意事项]

一、禁止剧烈活动。

二、避免受凉。

[典型病例]

黄某，男，35 岁，农民，1991 年 8 月 5 日就诊。

主诉：外伤后胸痛 3 天。病人自述夜间骑自行车不慎摔在路边沟里，胸部撞在自行车把上。感到局部疼痛、胸闷、不敢讲话。检查右侧胸部皮肤擦伤，局部红肿，压痛，X 光片检查骨质未见异常。临床诊断胸部软组织损伤。取穴胸痛穴、腹痛穴，每日 1 次，经连续治疗 1 个疗程，症状消失。

第十八节　肋软骨炎

肋软骨炎又称为泰齐病、胸肋综合征，多发生于青壮年，本病多因外伤、闪挫、碰撞或长期的胸壁疲劳等引起的肋软骨退行性病变，是一种无菌性炎症，其特点为局部肿胀疼痛，以压痛为主。本病属于中医学的"胸胁病"范畴。

[诊断要点]

一、多发生于青壮年，女性多于男性。

二、有外伤或长期胸部疲劳史。

三、部位多发于 2～7 肋软骨连接处，尤以 2～4 肋为多，游离骨软骨连接处也常见发生。

四、局部触之坚硬，压痛阳性，时轻时重，可反复发作。

五、X 光检查无骨质变化，体温及化验血常规、生化均正常。

[疗效标准]

一、治愈：临床症状及压痛消失。

二、好转：临床症状及压痛显著减轻。

[平衡穴位]

一、主穴：左侧取胸痛穴，右侧取胸痛穴。

二、辅穴：乳腺穴，腹痛穴。

[注意事项]

一、避免剧烈运动。

二、保持心理平衡。

[典型病例]

赵某，女，42 岁，教授，1991 年 9 月 4 日就诊。

主诉：右胸痛间断 2 个月，检查胸骨柄右侧第三肋连接处压痛（＋＋＋），X 光检查骨质未见异常，化验血常规正常。临床诊断非化脓性肋软骨炎。取穴胸痛穴、腹痛穴，经 1 次治疗病人即感到疼痛减轻，经 1 个疗程治疗临床症状消失。

第十九节　急性腰扭伤

急性腰扭伤俗称"闪腰盆气"，是临床常见的外科疾病之一。多因为用力不当或肌肉自身收缩力超过腰部软组织的弹性极限时，造成的肌肉、韧带及筋膜的突然损伤，致使腰部疼痛活动受限，临床认为凡肋骨以下骶髂骨以上肌肉韧带闪挫扭伤均属急性腰扭伤范畴。

[诊断要点]

一、多有明显的跌仆、闪挫外伤史。

二、腰部一侧或双侧扭伤即时产生剧痛，也有伤后几个小时才出现疼痛。轻度扭伤疼痛尚可忍受，大多能够坚持工作，重度扭伤不敢直腰，行走困难，活动受限，咳嗽、大声讲话等腹部用力或被别人触碰时加剧。

三、检查时腰部肌肉紧张，有明显的局部压痛（＋＋＋＋）。

四、X 线拍片排除腰椎骨折。

五、压痛点用 1% 普鲁卡因局部封闭，症状明显减轻或消失。

[疗效标准]

一、治愈：腰痛症状消失，功能恢复正常。

二、好转：腰痛症状消失，脊柱活动仍受限。

[平衡穴位]

一、主穴：腰痛穴。

二、辅穴：偏瘫穴。

[典型病例]

例1：梁某，男，47岁，离休干部，北京，1992年11月4日在别人挽扶下前来就诊。自述昨日搬重物时不慎扭伤腰部。检查左侧腰肌紧张，压痛（＋＋＋＋），疼痛为持续性，X光拍片未见骨质异常，临床诊断为急性腰扭伤。取穴腰痛穴，经2次治疗，患者脊柱活动自如，疼痛消失。

例2：于某，男，21岁，战士，1989年6月17日就诊。

主诉：腰痛3天，追问病史，在百米跳跃障碍中不慎扭伤，经服止痛片和按摩治疗，症状未见好转。检查腰1~4棘突两侧局部肌肉隆起，压痛明显（＋＋＋），腰部活动受限，前屈15度后伸10度，左右侧曲各10度，拉塞格征阳性，骨盆回旋试验阳性，临床诊断为急性腰扭伤。取穴腰痛穴，经1次治疗病人活动明显自如，经5次治疗疼痛完全消失。

第二十节　慢性腰肌劳损

慢性腰肌劳损，一部分患者是由于急性腰扭伤未经及时与合理的治疗而形成慢性腰肌创伤性疤痕及粘连；另一部分患者可来自长期积累性创伤，大多与职业性体位有关，是以腰部酸困乏力疼痛为主的一种慢性疾病。本病属于中医学的"痹证"范畴。

[诊断要点]

一、长期腰部疼痛史，时轻时重呈反复发作。

二、疼痛常与气候变化或劳损有关，休息保暖后症状减轻。

三、一侧或两侧骶棘肌广泛压痛，腰部活动稍受限。

四、腰腿部被动活动无明显功能障碍。

五、X光拍片排除骨折与骨病变。

[疗效标准]

一、治愈：症状消失，功能恢复。

二、好转：腰痛减轻，功能改善。

[平衡穴位]

一、主穴：腰痛穴。

二、辅穴：升提穴。

[注意事项]

一、禁止功能锻炼和剧烈运动。

二、局部保暖避免受凉。

[典型病例]

张某，男，51岁，农民，1990年12月7日就诊。

主诉：腰部疼痛3年，病人自述时轻时重，遇冷加剧，休息后减轻。检查腰椎两侧压痛，但无下肢放射。X光拍片：腰3～5腰椎椎体轻度增生。临床诊断慢性腰肌劳损。取穴腰痛穴、腹痛穴，局部常规消毒，采用28号毫针2寸1根，行直刺法。令病人活动腰部，疼痛减轻，经连续治疗1个疗程，症状消失。

第二十一节　腰椎间盘突出症

腰椎间盘突出症好发于20～45岁的青壮年，开始椎间盘组织发生退行性改变，或纤维环变性而失去弹性，产生裂隙。而后发展的两个腰椎之间或腰骶之间，在外力的作用下，使髓核在纤维环最薄处破裂突出，或破裂的纤维环本身向后侧方突出，压迫相应的神经根，引起坐骨神经或股神经痛。本病属于中医学的"痹证""腰痛"范畴。

[诊断要点]

一、患者多为20～40岁的青壮年男性，有外伤或慢性腰痛史，一侧或两侧下肢痛放射到小腿或足背外侧，活动或腹压增加时加重，压痛及叩击痛多在腰4～5或腰5骶1棘突旁，并放射至患肢。本病在卧床休息后减轻或消退，劳累后症状加重。

二、查患侧传统腧穴、大肠俞、环跳、委中、阳陵泉或承山穴周围也常有压痛，腰肌可有痉挛，直腿抬高试验及股神经牵拉试验阳性，膝跟腱反射减弱, 拇指背伸无力, 被压迫的神经根相应皮肤感觉消退。其他如屈颈试验、颈静脉压迫试验、挺腹加压试验以及俯卧屈膝试验均有助于本病的诊断。

三、X 线平片检查一般无明显改变, 可有腰椎侧弯或腰椎生理曲度变直, 偶有椎间隙变窄或椎体骨质增生。CT 有助于椎间盘突出症的诊断及定位。典型的表现为椎管被突出髓核组织充填, 压迫马尾神经或神经根被挤压在侧隐窝内。

四、中央型椎间盘脱出, 两侧或一侧下肢放射性疼痛, 可伴有大小便、性功能障碍及马鞍区感觉减退。马尾神经受压严重者可致双下肢感觉丧失及瘫痪。

五、腰椎间盘突出症要与腰椎管狭窄症、椎管肿瘤、脊柱结核等相鉴别。腰椎管狭窄症多继发于腰椎间盘突出症、骨性关节炎等, 常伴有间歇性跛行, 蹲下、卧床可缓解, 侧隐窝狭窄常有单侧神经受压症状, 多见于 4 ~ 5 腰椎, 必要时可做椎管造影以确诊。

[疗效标准]

一、治愈: 临床症状及疼痛消失, 功能恢复正常。

二、好转: 临床症状改善, 功能好转。

[平衡穴位]

一、主穴: 腰痛穴。

二、辅穴: 臀痛穴, 膝痛穴, 踝痛穴。

[注意事项]

一、急性期严格卧床休息 3 周, 为炎症的吸收提供时间和条件, 有利于损伤组织修复。

二、禁止功能锻炼和剧烈运动。

三、临床治愈后 3 个月内避免受凉和瞬间超负荷, 如抬东西、搬东西等, 以减少环境诱发因素。

[典型病例]

何某, 男, 52 岁, 董事长, 新加坡外宾, 1994 年 2 月 10 日就诊。

主诉: 右下肢活动受限 3 个月, 经北京某医院检查诊断为腰椎间盘突出症, 建议他做手术, 因害怕手术前来我部就诊。查腰肌紧张, 压痛沿坐骨神经分布区向下肢放射，直腿抬高试验阳性，内收内旋试验阳性。取穴腰痛穴、膝痛穴、臀痛穴，隔日 1 次，连续治疗 1 个疗程临床治愈，随访10 年未见复发。

第二十二节　第三腰椎横突综合征

第三腰椎横突综合征又称腰椎横突间综合征。主要是腰部受到急慢性损伤后导致第三腰椎横突处的疼痛压痛和腰部功能障碍的一种疾病，第三腰椎横突较其他腰椎长，位于腰椎生理前凸的始点，是腰椎活动的中心。横突上附着肌纤维，两侧横突所对应的肌肉和筋膜相互起拮抗或协同作用，以维持人体重心的稳定。当腰部受到外伤、慢性劳损或腰椎的侧凸畸形，引起局部水肿、出血、浆液性渗出、无菌性炎症、压迫脊神经后支的外侧支或将神经束缚在肌肉筋膜之间，使神经的血液营养发生障碍导致神经水肿、变粗、供血不足而引发一系列临床症状。

［诊断要点］

一、有扭伤或慢性劳损史，常见于青壮年体力劳动者。

二、腰部疼痛：遇冷或劳累后症状加重，有时可向臀部沿大腿向下至膝平面以上放射痛。咳嗽、打喷嚏等腹压增高时不会加重腰痛和放射痛。不能久坐、弯腰、久站，劳累后加重，休息后可减轻。

三、腰部活动不便，尤其前屈、后伸更为明显。

四、部分患者腰椎生理弧度可改变。

五、第三腰椎横突的尖端有明显压痛，可触及能活动的肌痉挛结节或肌纤维钙化后的剥离感，腰部肌张力可增高，同侧股内收肌起点压痛，肌张力增高。

六、病程久者，臀部肌肉可发生松弛或萎缩。

七、X 线检查，无异常表现，少数患者可见生理前凸减小，腰三横突较长或肥大改变。

［疗效标准］

一、治愈：症状及临床体征消失。

二、好转：症状及临床体征改善。

[平衡穴位]

一、主穴：腰痛穴。

二、辅穴：偏瘫穴。

[注意事项]

一、病人须卧硬板床休息 3~4 周，禁止功能锻炼避免剧烈活动，促使炎症的吸收。

二、注意局部保暖，防止受凉。

三、纠正工作或学习中的不良姿势。

[典型病例]

韩某，男，19 岁，战士，1992 年 8 月 11 日就诊。

主诉：腰痛 1 天，追问病史，在训练中不慎摔伤腰部，经卫生员对症治疗疼痛未缓解。检查：第三腰椎横突尖部压痛阳性，腰肌张力明显增高。X 线片检查示第三腰椎横突特别细长。临床诊断：第三腰椎横突综合征。取穴腰痛穴、偏瘫穴，经 1 次治疗疼痛缓解，续之巩固 3 次，临床治愈。

第二十三节　梨状肌损伤综合征

梨状肌损伤综合征亦称梨状肌综合征。多由受凉、外力负重、闪挫等造成梨状肌撕裂、充血、水肿、痉挛肥厚而刺激或压迫坐骨神经所致，梨状肌是髋关节的外旋肌之一，坐骨神经一般在该肌下出骨盆，当髋关节过度或过多地内外旋、外展、拉伤或造成肌痉挛，并刺激其下方组织而出现症状，或其他疾病的累及（腰椎间盘突出症）造成梨状肌的慢性劳损。本病属于中医学的"痹证""腰腿痛"范畴。

[诊断要点]

一、臀部有外伤或受凉史。

二、单侧或双侧臀部疼痛、酸胀、麻木，并逐渐向大腿后侧、小腿后外侧放射至足背、足趾。不能伸腿平卧，行走困难或跛行，咳嗽、打喷嚏、大便等腹压增加时疼痛加剧。

三、患侧臀部可触及梨状肌呈局限性囊状隆起，钝痛及局部压痛明显，有时沿一侧下肢出现麻木疼痛。个别疼痛可向小腹会阴部放射，并伴有性欲低下。

四、梨状肌紧张试验阳性（屈髋屈膝尽量使大腿内旋内收牵拉梨状肌而发生臀部疼痛），直腿抬高试验阳性。

［疗效标准］

一、治愈：症状和阳性体征消失，功能恢复正常。

二、好转：梨状肌疼痛症状减轻，下肢功能改善。

［平衡穴位］

一、主穴：臀痛穴。

二、辅穴：腰痛穴。

［注意事项］

一、在治疗该病的同时，还应同时治疗原发病。

二、卧床休息，禁止功能锻炼，避免剧烈运动。

三、注意保暖，防止受凉。

［典型病例］

毕某，男，41岁，干部，1991年11月17日就诊。

主诉：右侧腰腿痛1周，追问病史，过去有过外伤史，因受凉而发病。

检查：右臀部压痛（+++）并向下肢放射，并可触及梨状肌囊性条状硬结，梨状肌紧张试验阳性、直腿抬高试验阳性。临床诊断梨状肌损伤综合征。取穴臀痛穴、腰痛穴、膝痛穴，同时令病人卧床休息，1个疗程疼痛基本消失，可以下床行走，即按上述治疗，隔日1次，巩固1个疗程，临床症状消失。

第二十四节　棘间与棘上韧带损伤

棘间与棘上韧带损伤为腰在前屈时遭到外力或负重，韧带处于紧张状态而腰部肌肉收缩不足而形成损伤。棘上韧带的下端绝大多数止于腰椎3、

4 棘突，少数止于腰 5 棘突。脊柱椎体间主要有前纵韧带、后纵韧带、黄韧带、棘间韧带、棘上韧带等，棘上韧带是连接胸、腰、骶椎各棘突尖的纵行韧带，棘间韧带连接于各棘突之间，两韧带主要作用是起到稳定脊柱和限制脊柱过度前屈。因此，前屈过度，棘间、棘上韧带则受到强力牵拉而损伤，临床可分为急性与慢性损伤两种。

[诊断要点]

一、有损伤史，常见于青少年体力劳动者。

二、在腰椎棘突上有压痛点。

三、X 线检查常无骨质异常改变，个别棘间韧带严重撕裂者，可见损伤部位的棘突间距离增大。

四、急性损伤特点：腰部疼痛位于正中，疼痛为断裂感，前屈活动受限，加重疼痛。检查：位于棘上或棘间处有条束状反应物或有局部肿胀。

五、慢性损伤特点：有外伤史，前屈受限，疼痛处可有触之刺痛或结节。但无感觉、运动障碍体征，压痛部位在棘间或棘上等浅表组织。

[疗效标准]

一、治愈：症状及临床体征消失。

二、好转：症状改善。

[平衡穴位]

一、主穴：腰痛穴。

二、辅穴：偏瘫穴。

[注意事项]

一、禁止功能锻炼，避免剧烈活动。

二、注意保暖，避免受凉。

三、需要卧硬板床休息 3 周。

四、平时尽量避免腰前屈的劳动和负重，减少诱发因素。

[典型病例]

例 1：棘间与棘上韧带急性损伤

田某，男，18 岁，战士，1991 年 6 月 16 日就诊。主诉：腰痛 2 天，病史有急性外伤史。检查：棘上局部肿胀，压痛阳性，前屈功能受限。临床诊断腰椎棘间与棘上韧带损伤。取腰痛穴、偏瘫穴，经 1 次治疗，疼痛消失，第 2 天巩固 1 次，临床治愈。

例 2：棘间与棘上韧带慢性损伤

马某，男，29 岁，军官，1990 年 5 月 10 日就诊。主诉：腰椎疼痛 5 年，追问病因 5 年前军体训练时有过腰部过度前屈外伤史，经治疗多次，一直未愈，时轻时重。检查腰椎棘间棘上处压痛，并可触及结节物，未检出神经放射性感觉障碍。临床诊断为棘间与棘上韧带慢性损伤。取穴腰痛穴、升提穴，每日 1 次，连续治疗 7 次，症状缓解。

第二十五节 膝部韧带损伤

膝部韧带损伤临床分为三种，即膝内（胫）侧韧带损伤、膝外（腓）侧韧带损伤及膝交叉韧带损伤。造成该病的主要原因是直接或间接暴力引起韧带的部分撕裂，轻度出血、肿胀等。

[诊断要点]

一、膝内（胫）侧韧带损伤

（1）疼痛见于膝内侧，若使小腿外展可使疼痛加剧。

（2）膝关节不能完全伸直，但能勉强行走。

（3）膝内侧可见皮下瘀血肿胀。

（4）膝关节内侧压痛阳性。

（5）膝关节侧方不稳定试验阳性。

二、膝外（腓）侧韧带损伤

（1）膝外侧疼痛，若使小腿内侧翻可使疼痛加剧。

（2）膝关节不能完全伸直，但能勉强行走。

（3）膝外侧可见皮下瘀血肿胀。

（4）膝关节外侧压痛阳性。

（5）膝关节侧方不稳定试验阳性。

三、膝交叉韧带损伤

（1）膝关节肿胀疼痛。

（2）膝关节活动受限，行走不便。

（3）膝关节后方不稳定试验阳性。病人仰卧，患者膝屈曲90度，施术者握住小腿下端，另一手放在膝关节前方，疼痛则为前交叉韧带损伤（亦称膝前方不稳定试验阳性）。反之，放在膝关节后方的手移至膝关节前方并使胫骨上端向膝后移动，另一手则握住患者小腿下端，若膝关节后方疼痛则为后交叉韧带损伤（即膝后方不稳定试验阳性）。

［疗效标准］

一、治愈：临床症状及体征消失。

二、好转：临床症状及体征改善。

［平衡穴位］

一、主穴：膝痛穴。

二、辅穴：偏瘫穴。

［注意事项］

一、应与半月板损伤、髌骨骨折、胫骨上端骨折、股骨下端骨折相鉴别。

二、急性期局部肿胀，皮下瘀血者应给予加压包扎以防继续出血。

三、急性期应卧床休息。

四、避免剧烈运动与功能锻炼，防止新的损伤。

［典型病例］

唐某，男，18岁，战士，1994年4月9日就诊。

主诉：右膝关节疼痛1周，行走膝内侧明显肿胀，皮下瘀血，压痛阳性，膝关节侧后方，不稳定试验阳性。X线检查骨质未见异常。临床诊断膝内侧韧带损伤。取穴膝痛穴，每日1次，令病人卧床休息，配合理疗，经连续治疗2个疗程，临床症状消失。

第二十六节　半月板损伤

半月板损伤是指膝关节内半月板遭到外力牵拉、挤压、慢性劳损、外伤、磨损等发生撕裂所致。半月板分为外侧半月板、内侧半月板，但以外侧半月板损伤为多，半月板损伤的特点分为横裂、纵裂、水平裂、边缘裂、前后角撕脱和混合型六种。

［诊断要点］

一、膝关节外伤史。

二、局部肿胀疼痛，尤以伤侧明显，运动中可突然造成膝关节的伸屈障碍，尤以伸直受限，腿软及关节滑落感。

三、膝关节交错症——即为膝关节放松肌肉，改变体位，自动或被动旋转伸屈膝关节，膝伸屈功能可恢复。

四、关节间隙可见局限性、周围性压痛，尤以伸膝过程中检查压痛更为明显，内侧半月板损伤的压痛在髌韧带与膝内侧韧带之间，外侧半月板损伤在髌韧带与膝外侧韧带之间有压痛。

五、麦氏试验（研磨试验）阳性，患者仰卧屈膝，术者手扶膝抓住小腿下端，然后两手配合完成小腿的外旋外展，伸直膝关节，若出现清脆响声和诱发疼痛，则为外侧半月板损伤，在内旋内翻动作后伸直膝关节，若出现清脆响声和诱发疼痛，则为内侧半月板损伤。

六、研磨试验阳性，患者俯卧屈膝90度，术者在足跟加压并旋转小腿而诱发疼痛，为半月板损伤。

七、病程2个月以上可出现肌肉萎缩。

八、膝关节空气造影、碘水造影或气与碘混合造影、CT及MRI对诊断半月板损伤有一定价值。

［疗效标准］

一、治愈：临床症状及体征消失。

二、好转：临床症状及体征明显好转。

［平衡穴位］

一、主穴：膝痛穴。

二、辅穴：升提穴。

［注意事项］

一、急性期应卧床休息，避免膝关节过屈过伸活动。

二、加强局部保暖，防止受凉。

三、平时膝关节不应超负荷。

[典型病例]

曲某，女，45岁，北京第三印染厂工人，1987年9月6日就诊。

主诉：右膝关节疼痛1个月，检查膝关节外侧明显肿胀压痛，麦氏试验阳性。临床诊断膝关节外侧半月板损伤。取穴膝痛穴、升提穴，每日1次，经连续治疗2个疗程，临床症状消失。

第二十七节　踝部韧带损伤

踝部韧带损伤主要分为踝腓侧韧带和踝胫侧韧带损伤，由于外踝低于内踝又较内踝靠后，腓侧韧带因较胫侧韧带薄弱和组成踝关节的距离为前宽后窄等因素，故临床以腓侧韧带损伤为多。

[诊断要点]

一、腓侧韧带损伤

（1）外伤史。

（2）外踝前下方或下方有明显的肿胀或皮下出血瘀斑。

（3）疼痛部位、压痛部位见于外踝前下方或下方。被动跖屈踝关节或踝关节内翻而加重疼痛、外翻时疼痛可减轻。

（4）踝关节功能活动受到一定限制。

二、胫侧韧带损伤

（1）外伤史。

（2）内踝前下方可见肿胀、瘀血。

（3）疼痛部位、压痛部位见于内踝的前下方。被动外翻踝关节能加重疼痛、内翻则疼痛减轻。

[疗效标准]

一、治愈：临床症状消失，功能恢复正常。

二、好转：临床症状减轻，功能改善。

[平衡穴位]

一、主穴：踝痛穴。

二、辅穴：腹痛穴，升提穴。

[注意事项]

一、绝对卧床休息。

二、禁止功能锻炼。

三、注意保暖，避免受凉。

[典型病例]

程某，男，18岁，战士，1992年8月9日就诊。

主诉：踝关节扭伤2天。追问病史由越野长跑所致。检查右踝关节前下皮肤肿胀、皮下瘀血、压痛阳性。临床诊断右踝部腓侧韧带损伤。取穴踝痛穴、升提穴，经1次治疗疼痛缓解。每日1次，连续治疗5次临床治愈。

第二十八节　足跟骨刺

本病多因跟骨退行性改变、钙化所致，多发生于中老年人。人体在行走时跟骨结节的滑囊及跟部脂肪垫因骨刺的刺激、挤压而发生跟部滑囊炎及跟部脂肪垫的变性、消退形成足跟痛。此外，临床常见的跟骨结节滑囊炎、类风湿性跟骨炎、跟部脂肪垫部分消退均可引起本病。中医学认为足跟病的发生是由于肝肾不足造成的。

[诊断要点]

一、足跟部平时不敢着地，在承重后出现疼痛，行走较多时疼痛加重。

二、久卧久坐后突然起立用足跟着地则疼痛加重，稍加活动后疼痛减轻，休息后症状会减轻。

三、疼痛剧烈者，足跟可见肿胀。

四、足跟部脂肪垫的前方、跟骨结节内侧可有压痛点。

五、X线检查发现，跟骨骨刺的形成或见到增厚的骨膜。

[疗效标准]

一、治愈：临床症状体征消失，功能恢复正常。

二、好转：临床症状体征减轻，功能改善。

［平衡穴位］

一、主穴：踝痛穴。

二、辅穴：偏瘫穴。

［注意事项］

一、减少走路和站立。

二、禁穿高跟鞋，宜穿软底鞋和平跟鞋。

三、保持正常体重，保持足跟的承受能力。

四、注意保暖，防止受凉。

［典型病例］

谭某，女，58 岁，职员，1995 年 12 月 26 日就诊。

主诉：右足跟疼痛 3 个月。检查跟骨骨结节内侧压痛阳性，X 线片检查跟骨骨刺。取穴踝痛穴、偏瘫穴，每周 3 次，经 6 次治疗疼痛消失，1 个疗程临床治愈。

第二十九节　　神经性皮炎

神经性皮炎是以阵发性皮肤瘙痒、皮肤增厚、皮沟加深呈多角形丘疹为特征的慢性皮肤炎症，又称单纯性苔癣或皮肤神经官能症。发病与神经、精神因素及外界刺激因素有关，亦可继发于其他皮肤病。好发于颈、项、肘、膝、骶部。病程长，易复发。中医学把它归于"牛皮癣""顽癣"范畴，发生颈项的称"摄领疮"。

［诊断要点］

一、多局限于颈部，其次是眼睑、骶部、四肢伸侧、外阴等处。严重者泛发全身。

二、皮损初起为间歇性瘙痒，出现扁平的圆形或多角形坚实的丘疹，密集成群，呈肤色，淡褐色或暗褐色，日久融合成片，容易复发。

三、中医分型为湿热型、血虚风躁型、血瘀型、肝郁化火型四种。

［疗效标准］

一、治愈：皮疹完全消失，不痒。

二、好转：皮疹明显消退，无新疹出现，痒感减轻。

［平衡穴位］

一、主穴：痤疮穴。

二、辅穴：腹痛穴，膝痛穴。

［注意事项］

一、忌精神刺激，保持心理平衡。

二、忌食辛辣刺激食物。

三、忌食鱼腥及油腻食物。

四、面部忌搔抓。

［典型病例］

解某，女，41岁，工人，1991年11月3日就诊。

自诉患颈部神经性皮炎半年，虽多方求治，效果欠佳。检查见右侧颈项部皮肤增厚，呈苔癣样。诊断为神经性皮炎。取穴痤疮穴、乳腺穴、咽痛穴，每周3次，连续治疗3个月，临床治愈。

［按　　语］

本病特点易于复发，要求治愈后每周1次巩固治疗，一般20次以上。

第三十节　玫瑰糠疹

玫瑰糠疹是一种炎症性皮肤病，主要临床症状是皮肤发生椭圆形或圆形淡红或黄褐色斑片，上覆糠秕样鳞屑，好发于躯干及四肢的近端，多发生于青年与中年人，自觉瘙痒。

［诊断要点］

一、好发于躯干及四肢近端。

二、皮损初期常与躯干部分出现一个较大的椭圆形或圆形淡红或黄褐色斑片，逐渐变为红色或暗红色。直径3～5cm，边缘微高起，被覆糠秕样鳞屑，称为母斑。其余皮疹1～2周陆续发出。皮损排列方向与皮纹一致。亦可发生于上臂屈侧及股内侧、颈部、前臂及小腿。

三、自觉症状多有轻度或中度瘙痒，少数病人可有剧烈瘙痒，或完全不痒。亦有出现轻度头痛、咽喉痛、低热及颈部淋巴结肿大。嗜酸性粒细胞与淋巴细胞可稍有增高。

四、本病为局限性，一般 4～6 周皮疹自行消退，一般不再复发。有暂时性色素沉着与色素减退。

[疗效标准]

一、治愈：皮疹消退，痒症消失。

二、好转：皮疹基本消失。

[平衡穴位]

一、主穴：过敏穴。

二、辅穴：胃痛穴，升提穴，腹痛穴，胸痛穴。

[注意事项]

一、忌辛辣刺激食物。

二、忌情绪紧张，保持心理平衡。

[典型病例]

王某，男，23 岁，战士，1986 年 5 月 6 日就诊。

主诉：胸部出现红斑 2 周。检胸部有 3 个圆形、4 个椭圆形红斑，大的似贰分硬币，边沿清楚，复有一层糠秕样鳞屑。皮科会诊诊断为玫瑰糠疹。取穴过敏穴、升提穴、腹痛穴、胃痛穴，每周 3 次，连续治疗 1 个疗程，临床治愈。

第三十一节 湿疹

湿疹是由多种原因引起的过敏性炎症皮肤病，病变主要位于皮肤浅层。皮肤损害呈多形性，弥漫性分布，对称性发作，临床以渗出明显、瘙痒剧烈、反复发作为主要特征。分为急性、亚急性、慢性。本病属于中医学的"浸淫疮""绣球风""肾囊风""旋耳疮"等范畴。

[诊断要点]

一、急性湿疹

（1）可发生于身体的任何部位，甚则泛发全身，但其大多数发生于身体的侧面，折缝如耳后、肘窝、腋窝等处。

（2）皮损呈多形性，初起面部皮肤潮红，很快出现红斑、丘疹、水疱（不形成大疱）、糜烂、渗出结痂等。病变处轻度肿胀，边界不清，常呈对称分布。

（3）剧痒，以夜间为甚，甚则影响睡眠。

（4）病程不定，急性发作 2～3 周可治愈，范围广泛的需 1 个月可治愈，反复发作者可形成慢性湿疹。

二、亚急性湿疹

急性湿疹未及时处理，迁延日久，在原发部位复发，皮损多为小丘疹、水泡及糜烂、鳞屑和结痂等，瘙痒剧烈。

三、慢性湿疹

（1）本病多由急性湿疹反复发作而致。

（2）好发生于面部、肘、腋窝、小腿伸侧、阴囊、女阴、肛门等部位。

（3）皮损为局限性，境界明显。皮肤增厚，粗糙呈席纹状，伴有少量丘疹，抓痕，血痂及色素沉着。

（4）剧痒，每当就寝或情绪紧张时加剧。发生于关节处者常有破裂，甚则痛痒兼作。

（5）慢性病程，常有急性发作。

除以上类型外，还有婴儿湿疹、自体过敏性湿疹、传染性湿疹样皮炎等类型。

四、中医分型

热重于湿型、湿重于热型、脾虚血燥型。

［疗效标准］

一、治愈：皮疹消失，可遗留色素沉着，不痒。

二、好转：皮疹和炎症明显消退，痒减轻。

［平衡穴位］

一、主穴：过敏穴。

二、辅穴：痤疮穴，膝痛穴，腹痛穴。

[注意事项]

一、忌辛辣刺激食物，忌烟酒、茶、咖啡，忌鱼虾、鸡、鸭肉等致敏之物。

二、忌情志失调，保持心理平衡。

三、忌日光、紫外线照射，寒冷、潮湿、炎热刺激及麦芒、动物皮毛、玻璃丝物质、刺激药物、油漆、染料、肥皂、化妆品等。

四、忌用力搔抓。

[典型病例]

例1：急性湿疹

郭某，男，21岁，战士，1989年7月21日就诊。肘关节处发现丘疹1周。检查：双侧肘关节外侧约有4cm×6cm红斑丘疹，散在水泡，有的已糜烂。局部肿胀，边缘不清。病人自诉剧痒影响睡眠，开始仅有一小片红斑丘疹，因痒搔抓以后而迅速发展。临床诊断为急性湿疹。取穴过敏穴、膝痛穴、腹痛穴、痤疮穴，每日1次，连续治疗21次临床治愈。

例2：慢性湿疹

周某，女，27岁，农民，1989年9月9日就诊。主诉：小腿外侧湿疹6个月。检查右侧小腿外侧有3cm×6cm大小的皮肤增厚，粗糙呈席纹状，伴有少量红疹，有的已破溃结痂，边沿色素沉着。临床诊断为慢性湿疹。取穴过敏穴、膝痛穴、痤疮穴，隔日1次，连续治疗30次，临床治愈。

第三十二节　带状疱疹

带状疱疹是由病毒引起的急性炎症性、神经性皮肤病。皮损一般为单侧成簇水泡，排列成带状，痛如火燎，痊愈后多不复发。本病病原体为水痘——带状疱疹病毒，由呼吸道进入人体，多数人感染后，并不发生临床症状，当某些传染病如感冒、恶性肿瘤、系统性红斑狼疮或创伤，放射治疗及过度疲劳等诱发因素存在的情况下，可以引起该神经区的带状疱疹。本病中医学称之为"腰火丹""蛇丹"和"蛇串疮""蜘蛛疮"。

[诊断要点]

一、多见于春秋二季，患者以成人居多。

二、皮疹好发于胸背部、面部、颈部、腰腹部等。

三、发疹前常有轻度发热，食欲不振，疲倦不适等全身症状。局部皮肤异常过敏伴有灼热感，疼痛感，亦可无上述先兆症状而突然出现皮疹，附近淋巴结肿大。

四、开始时局部出现不规则红斑，继而在红斑上出现簇集性粟粒至绿豆至黄豆大的丘疱疹，迅速变为水泡。水泡泡壁紧张，表面发亮，状似珍珠，内容透明澄清，周围有红晕，数群水泡排列成带状，各群水泡之间的皮肤正常。皮疹单侧分布，一般不超过正中线。附近淋巴结常可肿大。数日后水泡溶液逐渐混浊，干涸结痂，或部分破裂，形成糜烂面，以后干燥结痂，痂皮脱落而愈，局部遗留暂时性的淡红斑或色素沉着，不留瘢痕。

五、偶见发生大泡或血泡，甚至坏疽者，亦有仅出现红斑、丘疹而不发生典型水泡者。

六、自觉不同程度的疼痛或灼热感。

七、病程约 2～3 周，能自愈，愈后一般不复发。但少数患者（尤老年患者）皮疹消退后，疼痛可持续 1～3 个月，甚至更久。

八、中医分型为气滞血瘀型、湿热型、热盛型三种。

[疗效标准]

一、治愈：皮疹消退，症状消失。

二、好转：皮疹消退，局部遗有隐痛。

[平衡穴位]

一、主穴：胸痛穴。

二、辅穴：痤疮穴，腹痛穴。

[注意事项]

一、忌情志不调，克服急躁情绪，保持心理平衡。

二、忌食辛辣刺激之物。

三、忌烟酒。

四、忌用力搔抓。

[典型病例]

例1：李某，女，45岁，讲师，1992年5月3日就诊。

主诉：右胁带状疱疹发病已1周。检查：沿第十一、十二肋间隙神经分布区皮肤潮红，出现粟粒、绿豆粒状皮疹及大丘疹，水泡发病已局部痛痒。皮科会诊诊断为带状疱疹。取穴胸痛穴、腹痛穴、痤疮穴，痤疮穴先用三棱针点刺放血，即用火罐叩之。经1次治疗，疼痛缓解，每日1次，连续治疗1个疗程临床症状基本消失。

例2：乔某，男，61岁，离休干部。

主诉：左胁下疼痛半年。追问病史，因患带状疱疹治愈后，一直遗留局部疼痛，检查局部有色素沉着外无其他皮损。临床诊断带状疱疹愈后综合征。取穴胸痛穴、腹痛穴，隔日1次，1个疗程症状消失，临床治愈。

第三十三节　皮肤瘙痒症

皮肤瘙痒症是指皮肤剧烈瘙痒而无任何原发性皮损。呈阵发性，日轻夜重，但因搔抓可造成搔痕、血痂、色素沉着等继发性损害。临床分为全身与局部两种。本病属于中医学"痒风""痒症"范畴。

[诊断要点]

一、开始没有任何原发性皮疹，只有瘙痒，呈阵发性，日轻夜重，睡前脱衣时更甚。继则抓破出血，形成抓痕，血痂，湿疹样变，日久皮肤出现肥厚，苔藓化，色素沉或色素减退等继发性皮损。

二、原发性皮肤瘙痒症多见于老年人，尤以冬季或夏季为多。

三、局限性皮肤瘙痒症多见于肛门、阴囊或女阴处。

四、全身性瘙痒症多见于糖尿病、黄疸、肝、肾疾病、恶性肿瘤、神经功能紊乱、过敏、皮肤干燥等，局限性瘙痒多见于维生素 B_2 缺乏，肠寄生虫（如蛲虫），阴道滴虫或霉菌，白带过多等。

五、中医分型为血虚风燥型、湿热型两种。

[疗效标准]

一、治愈：瘙痒症状消失。

二、好转：瘙痒症状基本消失。

[平衡穴位]

一、主穴：过敏穴。

二、辅穴：痤疮穴，胸痛穴，升提穴。

[注意事项]

一、根据不同病因，积极配合治疗原发病。

二、排除致敏原。

三、保持心理平衡，防止情绪波动。

四、忌烟酒及辛辣食物。

[典型病例]

例1：原发性皮肤瘙痒症

孙某，男，61岁，离休干部，1991年12月15日就诊。主诉：全身皮肤瘙痒1个月，有糖尿病史。曾服中西药效果不佳，故转平衡针灸治疗。取穴过敏穴、降糖穴、腹痛穴，隔周3次，3个疗程后，症状完全消失，血糖尿糖也有明显好转。

例2：局限性阴囊瘙痒症

聂某，男，36岁，农民，1989年8月3日就诊。主诉：阴囊瘙痒3天。取穴升提穴、过敏穴，每日1次，1个疗程临床治愈。

[按　　语]

一、对本病的治疗首先了解病因采取综合疗法，标本兼治方可奏效。

二、排除致敏原，减少诱发因素。

第三十四节　脂溢性皮炎

脂溢性皮炎多发生在皮脂腺较为丰富的头面部，临床常见头皮瘙痒、覆有油腻性鳞屑或痂皮，并有干性、湿性之分。

[诊断要点]

一、好发部位以头皮为主，亦可向前额、眉弓、鼻翼两侧、耳后、胸背及外阴等处蔓延。

二、干性脂溢性皮炎：糠秕状脱屑，可累及整个头皮，鳞屑略带油腻，易于脱落，头皮炎症不明显或有轻度潮红，日久患部头发可稀疏脱落，自觉瘙痒。

三、湿性脂溢性皮炎：症见皮损为黄红色大小不等的斑片，界限清楚，其上覆有油腻性鳞屑或痂皮，可伴有渗液，严重者全头部覆有油腻性污秽性痂皮，自觉瘙痒。

四、中医分型为脾胃湿热型、血虚风燥型两种。

［疗效标准］

一、治愈：自觉症状消失，红斑丘疹消退。

二、好转：自觉症状减轻，皮疹大部分消退。

［平衡穴位］

一、主穴：痤疮穴。

二、辅穴：头痛穴，咽痛穴。

［注意事项］

一、忌辛辣油腻之品。

二、忌烟酒。

三、忌用碱性较强的洗发用品。

四、忌精神刺激，保持心理平衡。

五、外治疗法：生大黄 30g、苦参 15g、当归 15g、川芎 15g。水煎取 1000mL，外洗头皮，每日 1 剂。

［典型病例］

王某，女，35 岁，工人，1990 年 7 月 6 日就诊。

主诉：头皮痒痛 2 个月，间断发作 2 年，脱屑带血痂。曾在皮科就诊，诊断为脂溢性皮炎。取穴痤疮穴、头痛穴、痔疮穴，每周 3 次，连续治疗 2 个疗程，临床症状消失，1993 年随访未见复发。

［按　　语］

脂溢性皮炎首选针罐结合疗法。80％的病人可 1 个疗程治愈。对症状较重病人可加痔疮穴和配合中药外洗效果更佳。

第三十五节　毛囊炎

毛囊炎是毛囊的急性化脓性感染。多发生于头面、颈、背和臀部，多由金黄色葡萄球菌感染所致，属于中医学"发际疮"范畴。

[诊断要点]

一、好发于头皮、颈部、胸背部、臀部、阴部等处，亦可发生于其他部位。

二、皮疹的分布、数目多少不等。开始为针头大小的红色丘疹，丘疹顶部迅速形成黄白色小脓点，中央可见有一条毛发穿过，周围绕以红晕。数日后脓头干涸或破溃，结成黄痂，痂皮脱落后痊愈，不留瘢痕。

三、自觉症状可有轻度痒痛，一般无全身症状。有时可伴有局部淋巴结肿大。

四、个别病人可反复发作，病程迁延。

[疗效标准]

一、治愈：临床症状消失。

二、好转：临床症状好转。

[平衡穴位]

一、主穴：痤疮穴。

二、辅穴：痔疮穴，头痛穴，膝痛穴。

[注意事项]

一、忌食辛辣油腻之物。

二、忌烟酒。

[典型病倒]

柴某，男，27 岁，工人，1990 年 6 月 21 日就诊。

主诉：毛囊炎反复发作半年，经皮肤科用药治疗未见明显好转。取穴痤疮穴、痔疮穴，每周 2 次，4 次症状消失。改为每周 1 次，巩固 6 次，临床治愈，3 年后随访防未见复发。

第三十六节　痤疮

痤疮是一种毛囊皮脂腺的慢性炎症性皮肤病，好发于青年男女青春期。有人统计有30%～50%的青年都有不同程度的痤疮，一般男性发病的比例高于女性，病程长久，30岁以后病情逐渐减轻或自愈。中医学称为"粉刺""肺风"。

［诊断要点］

一、好发于颜面、上胸和肩、背等皮脂腺较丰富的部位，以青年男女多见。

二、皮损初为针头大小位于毛囊口的红色丘疹，有的为黑头粉刺，可挤出碎米样物，继续发展可产生脓包，结节性囊肿，愈后可有疤痕。

三、病程较慢，青春发育期后有自愈倾向。

四、中医分型为肺经风热型、脾胃湿热型、冲任不调型三种。

［疗效标准］

一、治愈：皮疹消退，残留色素沉着或瘢痕。

二、好转：皮疹大部分消退，偶有新皮疹出现。

［平衡穴位］

一、主穴：痤疮穴。

二、辅穴：咽痛穴，头痛穴。

［注意事项］

一、忌食刺激性食品。

二、慎用化学物质的化妆品，及碱性肥皂洗发液，油性较强的护肤品，保持皮肤清洁。

三、忌食肥甘油腻鱼虾等食品。

四、忌烟酒浓茶。

五、慎用含雄性激素睾酮、肾上腺皮质激素类药物。

［典型病倒］

单某，女，24岁，职工，1994年6月12日就诊。

主诉：面部粉刺 2 年。时轻时重，经用中西药治疗效果不甚理想。取穴痤疮穴，采用针罐结合疗法，每周 2 次，6 次症状完全缓解，改为每周 1 次，2 个疗程，临床治愈。

第三十七节　荨麻疹

荨麻疹是指皮肤黏膜血管扩张，通透性增强而产生的一种瘙痒性过敏，真皮或黏膜的水肿反应。临床分为急性荨麻疹和慢性荨麻疹。以皮肤风团为主要特征。本病属于中医学"瘾疹""风瘙瘾疹"范畴。

[诊断要点]

一、先有皮肤瘙痒，继则出现米粒至手掌大小不等、形状各异的红色或白色风团。皮肤划痕试验阳性。

二、风团持续数分钟至数小时，最长 1~2 天内自行消退。但其他部位新皮疹可陆续出现，很少持续 36 小时不退。

三、风团可发生于任何部位的皮肤，重者亦可累及黏膜而出现相应的呼吸道、胃肠道症状。

四、急性发病，一个月内者称为急性荨麻疹，病情持续超过一个月以上者，称为慢性荨麻疹。

五、瘙痒剧烈，重者可伴有发热等全身症状。

六、中医分型为风寒型、风热型、脾胃湿热型、血瘀型、气血两虚型、冲任不调型六种。

[疗效标准]

一、治愈：风团消失，不痒，结束治疗 2 周内不复发。

二、好转：风团减少，痒感和全身症状减轻。

[平衡穴位]

一、主穴：过敏穴。

二、辅穴：痤疮穴，膝痛穴。

[注意事项]

一、忌食辛辣鱼腥之物。

二、忌食生冷不洁之物。

三、忌精神紧张，保持心理平衡。

四、忌接触各种致敏物质。

五、对各种感染及时治疗。

六、忌瘙抓。

七、药物禁忌：对服用抗组织胺药为主的苯海拉明、异丙嗪等，服用时间不可过长，应交替使用，以免引起耐药性和各种副作用。各种血清、菌苗、青霉素、链霉素、痢特灵、磺胺类可因变态反应机制而产生荨麻疹。吗啡、可待因、阿托品、度冷丁、维生素 B$_1$ 等药物本身为组织胺释放剂，使肥大细胞释放组胺而发生荨麻疹。如出现严重症状，剧烈腹痛，腹泻，喉头水肿，呼吸困难等应采取中西医结合进行救治，防止贻误病情。

［典型病倒］

例 1：急性荨麻疹

齐某，男，31 岁，干部，1991 年 6 月 24 日就诊。主诉：颈部丘疹，皮肤瘙痒 1 周。经外科会诊诊断为急性荨麻疹。取穴过敏穴、膝痛穴、痤疮穴，每日 1 次，连续治疗 1 个疗程，临床症状消失。

例 2：慢性荨麻疹

董某，女，36 岁，公务员，1990 年 10 月 30 日就诊。主诉：患荨麻疹 2 个月。取穴过敏穴、膝痛穴、痤疮穴、神衰穴，隔日 1 次，连续治疗 2 个疗程，症状消失，临床治愈。

第三十八节　黄褐斑

本病是发生于颜面部的淡褐色或淡黑色斑，亦称肝斑，是面部黑变病的一种。本病属于中医学"黧黑斑""面黑皯"等范畴。

［诊断要点］

一、好发于女性，常见于妊娠、口服避孕药或其他不明原因，如口服苯妥英钠的患者和有某些慢性病患者等多有黄褐斑。

二、皮损好发于额、眉、颊、上唇等颜面皮肤，呈对称分布。

三、皮损为淡褐色或淡黄色斑，形态不规则，日晒后加重，无自觉症状。

四、病理提示表皮色素沉着，真皮中有噬黑色素细胞。

[疗效标准]

一、治愈：面部褐斑消失，与正常肤色相同，并不再复发。

二、好转：面部褐斑大部分消失或颜色减退，或偶有复发。

[平衡穴位]

一、主穴：痤疮穴。

二、辅穴：痔疮穴，腹痛穴。

[注意事项]

一、保持心理平衡。

二、忌忧思恼怒，心绪烦扰。

三、避免日光暴晒。

四、忌饥饱不调和忌辛辣刺激性食物，浓茶、咖啡等。

五、可配合西瓜皮，每日擦拭患处。

[典型病倒]

徐某，女，36 岁，护士，1990 年 8 月 15 日就诊。面部双颊、双眉等处呈浅黑色斑，形态不规则。病人自述妊娠后明显加重。皮科诊断黄褐斑。取穴痤疮穴、痔疮穴、腹痛穴，每周 3 次，连续治疗 3 个疗程，临床治愈。

第三十九节　雀斑

雀斑是一种以鼻面部发生褐色斑点为特征的皮肤病。因其色如同雀卵上的斑点，故称雀斑。本病属于中医学的"雀斑""雀子斑""面䵟"等范畴。

[诊断要点]

一、多有家族史，一般始发于 5 岁左右，随年龄增长而逐渐增多。

二、褐色斑点仅限于露出部位，常见于面部，尤其是鼻部、肩及背上方。

三、其症状与季节有关，日晒加重，故夏季重，冬季轻，无自觉症状。

四、病理提示表皮基底层黑素含量增多，但黑素细胞数目不多。

[疗效标准]

一、治愈：斑点消失或基本消失，日晒后不再加重。

二、好转：皮肤大多减退，部分消失，日晒后轻度加深。

[平衡穴位]

一、主穴：痤疮穴。

二、辅穴：咽痛穴，头痛穴，膝痛穴。

[注意事项]

一、保持心理平衡。

二、忌忧思恼怒，心绪烦扰。

三、避免日光暴晒。

四、忌饥饱不调和忌辛辣刺激性食物，浓茶、咖啡等。

五、可配合西瓜皮，每日擦拭患处。

[典型病倒]

赵某，女，28岁，农民，1991年6月28日就诊。检查面部鼻处雀斑显著增多，病人自述怀孕期间及分娩后更加明显。经市中医院皮科治疗未见明显好转。取穴痤疮穴、膝痛穴、头痛穴，隔日1次，连续治疗3个疗程皮损明显减少，黑色变浅。

第四十节　痔疮

痔疮是常见的肛门疾病。其临床表现出血、肿胀、脱出、痒痛、便秘为主。男性多见，根据发病部位的不同，临床上分为内痔、外痔、混合痔三种，本病属于中医学的痔疮漏范畴。多因饮食不节、起居失宜、大便失调、妊娠多产及内伤七情有关。

［诊断要点］

一、外痔：站立或行走较长时间后感到肛门发胀不适。查体可见肛缘处圆形或椭圆形隆起，皮肤稍呈蓝色。

二、内痔：便血、脱出，用手可托回，局部瘙痒不适，疼痛，肛诊可触及变硬的痔核，肛镜检查见痔核于齿状线以上。

［疗效标准］

一、治愈：症状及临床体征消失。

二、好转：症状明显改善。

［平衡穴位］

一、主穴：痔疮穴。

二、辅穴：痤疮穴，升提穴。

［注意事项］

一、忌辛辣刺激，温热性食物，如辣椒、烟、酒、羊肉、狗肉、猪头肉等。

二、饮食要节制，注意肛门卫生。

三、荞麦面、蜂蜜各适量，混合后涂患处。

［典型病倒］

例1：单某，女，35岁，个体户，1998年3月1日就诊。

主诉：患内痔2个月，经朝阳医院检查，明确诊断，建议手术治疗。但因害怕手术，故要求采取保守疗法。取穴痔疮穴，配痤疮穴，隔日1次，经连续治疗1个疗程，痔漏科复查，临床治愈。

例2：金某，女，52岁，职工，1998年5月12日就诊。

主诉：患混合痔2年，近来疼痛加剧，经用消炎药未见明显好转。取穴双侧痔疮穴，配升提穴，1次治疗疼痛基本消失。每日1次，连续治疗1个疗程临床治愈。

第四十一节　　肛裂

肛裂是指肛管皮肤溃疡，临床以周期性疼痛、出血、便秘为主要特征。好发于肛门的正前方和正后方。两侧极为少见。肛裂为临床象形性诊断，其病理诊断为肛管溃疡。发病率占肛门大肠疾病的 20%，仅次于痔疮，故中医学将肛裂归为"痔"的范畴。

[诊断要点]

一、排便时和排便后出现疼痛、出血、局部瘙痒。

二、出血时多为鲜血，血量不多，多因粪块擦破溃疡面小血管引起。

三、便秘：肛裂患者多有习惯性便秘，由于排便引起的剧烈疼痛使病人产生恐惧心理，人为地控制排便，使粪便在肠道内停留时间过久，水分吸收过多，粪块干硬，排便时疼痛加重。

四、轻轻分开肛门，可见溃疡。

[疗效标准]

一、治愈：临床症状消失，肛裂愈合。

二、好转：治疗后症状明显好转，但肛裂尚未全部愈合。

[平衡穴位]

一、主穴：痔疮穴。

二、辅穴：胃痛穴，腹痛穴，升提穴。

[注意事项]

一、忌辛辣刺激性食物。

二、必要时可配合香蜜茶：蜂蜜 65 克、香油 35mL。将香油冲入蜂蜜中，将沸水冲调服，早晚各 1 次。

三、宜食马铃薯、番茄、西瓜、柿子、无花果等清热通便的食物。

[典型病倒]

蔡某，男，58 岁，干部，1989 年 12 月 11 日就诊。

主诉：经民航医院检查诊断为肛裂。因吃药 2 周无效，经朋友介绍前来采用平衡针灸治疗。取穴痔疮穴、胃痛穴、升提穴，经 1 次治疗局部症状改善，特别局部疼痛、瘙痒见轻。隔日 1 次，连续治疗 2 个疗程，临床治愈。

第四十二节　丹毒

本病系乙型溶血性链球菌引起的皮肤及皮下组织的急性炎症。其特点为局限性红肿，境界明显，扩展迅速，好发颜面及下肢，且易复发。发病后，因颜面如赤丹，故名丹毒。本病中医学按发病的部位不同，游走全身者称"赤流丹"，发于下肢者称"火丹脚""流火"，发于胸腹腰胯者称"内火毒"。

[诊断要点]

一、皮疹好发于小腿和面部，也可发生于其他部位。

二、发病急骤。潜伏期约数日至 1 周。常先有恶寒、发热、头痛、烦躁、疲乏、恶心、呕吐等前兆症状，继而出现大面积红肿，症状轻重不一。

三、皮疹为略高于皮肤表面的红斑，灼热肿胀，色如涂丹，压之褪色，放手后即可恢复原状，表面紧张发亮，与正常皮肤界限清楚，常迅速向四周扩展。严重者红斑表面可发生水泡或大泡，更严重者可发展成坏疽性丹毒。

四、自觉局部灼热疼痛，附近淋巴结常肿大。

五、白细胞计数升高。

六、可复发，反复发作者称慢性复发性丹毒，日久可继发象皮肿，以小腿多见。

[疗效标准]

一、治愈：局部及全身症状消失。

二、好转：局部及全身症状部分消失。

[平衡穴位]

一、主穴：痤疮穴。

二、辅穴：膝痛穴，过敏穴。

[注意事项]

一、针具应严格消毒，防止交叉感染。

二、平时注意保护皮肤，避免皮肤破损。

三、忌饮食不节。

四、忌情志损伤，保持心理平衡。

[典型病倒]

吾某，18 岁，战士，1990 年 7 月 11 日就诊。

主诉：左下肢红肿疼痛 5 天，检查：小腿外侧皮肤鲜红成片，界限清楚，边缘不整，指压色退，局部伴有热感，临床诊断丹毒。取穴痤疮穴，采用针罐结合疗法，每日 1 次，7 次临床治愈。

[按　语]

急性或慢性丹毒均可采用平衡针灸疗法，局部可敷中药配合治疗，效果更为理想。

第十七章　妇科疾病

○　○　○

第一节　痛经

痛经是指在月经周期（经前、经期、经后）发生痉挛性腹痛，同时伴有头痛、恶心、呕吐、腹痛等症状。临床初潮后因生殖器官病变所引起的痛经称为继发性痛经；原发性痛经是指月经初潮即出现的痛经，又称为功能性痛经，属于中医学的"经行腹痛""痛经"范畴。

[诊断要点]

一、经期或其前后有严重的小腹痛或腰痛症状。

二、原发性痛经常见于未婚未育者，妇科检查多无明显异常，重时面色苍白、恶心呕吐、头晕，严重者可发生虚脱，按压或热敷可缓解。或见子宫发育稍差，偏小。

三、继发性痛经常见于子宫内膜异位症、急性盆腔炎症或宫颈狭窄等生殖器官器质性病变所引起。

四、中医分型为气滞血瘀型、寒湿凝滞型、湿热蕴积型、气血虚弱型、肝肾虚损型五种。

[疗效标准]

一、治愈：治疗后症状消失。

二、好转：治疗后症状改善。

[平衡穴位]

一、主穴：痛经穴。

二、辅穴：腹痛穴，胃痛穴。

[注意事项]

一、忌过食生冷，辛辣刺激性食物。

二、忌食酸凉食品与水果。

三、忌经期受寒。

四、忌强烈的情绪波动。

五、忌疲劳过度。

[典型病例]

例1：原发性痛经

李某，女，14岁，学生，1990年8月9日初诊。主诉：痛经6个月，追问病史，13岁月经初潮时即伴有小腹胀痛，近期经期又被雨水淋湿因而加剧。临床诊断原发性痛经。取穴痛经穴、升提穴，每日1次，连续治疗3次疼痛缓解，按此疗法治疗3个月经周期临床治愈。

例2：继发性痛经

王某，女，25岁，服务员，已婚，1990年4月2日就诊。主诉：痛经3个月，经前小腹疼痛拒按灼热，腰骶酸痛，低热，便秘，带下黄稠，妇科检查诊断为慢性盆腔炎、继发性痛经。取穴痛经穴、腹痛穴，隔日1次，经连续治疗2个疗程，临床症状消失，临床治愈。

[按　　语]

痛经穴是治疗原发性痛经的首选穴位，根据病情酌加咽痛穴、痤疮穴、肾病穴、过敏穴、升提穴。

第二节　经前期紧张综合征

经前期紧张综合征是指月经前数天出现的生理上、精神上及心理上、行为上的改变。

[诊断要点]

一、月经前7～14天出现症状，以经前2～3天加重，月经来潮后消失。

二、症状以头痛、口干、失眠、烦躁、腹胀、乳房胀痛、四肢肿胀、易于激动为主，或兼有注意力不集中、健忘、判断失常、行为不协调。周期性发作。

三、症状轻者可以忍受，重者约有8%须用药物治疗。

四、中医分型为肝郁气滞型、脾胃虚弱型、阴虚火旺型三种。

[疗效标准]

一、治愈：临床症状完全消失，3个月内无复发。

二、好转：临床症状改善。

[平衡穴位]

一、主穴：胸痛穴。

二、辅穴：失眠穴。

[注意事项]

一、忌辛辣刺激性食物。

二、忌精神刺激，保持心理平衡。

[典型病例]

吴某，女，22岁，医师，1994年6月28日就诊。

主诉：经前头痛、心烦1周，呈周期性发作，月经来潮后症状消失。临床诊断为经前期紧张综合征。取穴胸痛穴、失眠穴，治疗1次，症状消失，连续治疗3个月经周期，临床治愈。

[按　　语]

本病多为心理因素所致。治疗的同时减少精神刺激，保持心理平衡。

第三节　闭经

闭经亦称月经闭止，是妇科疾病中常见病。凡年过18岁仍未月经来潮，称为原发性闭经。月经初潮以后，又出现月经闭止超过3个月以上称为继发性闭经。妇女终身不行经而能受孕的为"暗经"，不属于闭经范畴。因精神因素、环境因素引起的一时经闭，若无其他症状，不属病态。

[诊断要点]

一、原发性闭经

（1）体态智力和第二性征正常或异常。

（2）可有腹痛，阴道盲端，阴道粘连，甚至无阴道。

（3）若阴道发育不全或子宫内膜结核则性激素测定正常，染色体测定常为 46 - XX，碘油造影可明确诊断。

二、继发性闭经

（1）伴有面部潮红，出汗，烦躁，性交困难，性欲减退或消失，乏力，怕冷，毛发脱落，反应迟钝等。

（2）子宫萎缩，宫颈内口瘢痕化，女性特征减退，乳房及生殖器官萎缩，心动过缓，血压降低等。

（3）若有肿瘤侵犯视交叉神经，可出现视力障碍，腹腔肿痛触诊可扣及。

（4）染色体组型可正常，血中雌激素、促性腺激素不正常。

三、X 线头颅片可有诊断意义。

四、中医分型为肝肾不足型、气血虚弱型、阴虚血燥型、气滞血瘀型、痰湿阻滞型五种。

[疗效标准]

一、治愈：月经及排卵恢复正常。

二、好转：停止治疗后能不定期行经甚至排卵。

[平衡穴位]

一、主穴：过敏穴。

二、辅穴：胸痛穴，升提穴。

[注意事项]

一、忌暴饮暴食。

二、忌肥甘厚腻之品。

三、忌生冷酸涩之物。

四、忌情志不调。

五、忌多产房劳，忌哺乳期延长。

六、忌临经涉水感寒。

七、药物禁忌，避免施用苦寒败胃、通利大便之药，肥胖人忌用滋补之药等。

[典型病例]

例1：原发性闭经

胡某，女，19岁，战士，1990年9月4日就诊。主诉：无月经，多方求治效果不佳，故转中医针灸治疗。取穴胸痛穴、头痛穴，每日1次，连续治疗3个疗程，月经来潮。

例2：继发性闭经

张某，女，32岁，农民，1982年5月21日就诊。主诉：停经3个月，伴有精神抑郁、烦躁易怒、胸腹胀痛、带黄量多，临床诊断：继发性闭经。取穴过敏穴、胸痛穴、头痛穴，每日1次，经连续治疗1个疗程临床症状消失，月经来潮。

[按　语]

针对功能失调的继发性闭经疗效较好，对先天性子宫、卵巢发育不全、阴道闭锁及生殖器官肿瘤等器质性闭经针灸无效。继发性闭经应与早期妊娠相鉴别。

第四节　功能性子宫出血

功能性子宫出血（简称功血）是指由神经、内分泌系统功能失调所致的子宫异常出血和月经紊乱。分为排卵性和非排卵性两大类，属于中医学"崩漏"范畴。

[诊断要点]

一、子宫不规则出血，月经量多，经期延长，经血淋漓不断，月经先期或先后不定期，经间出血。连续发生3个月经周期以上。

二、妇科检查无异常发现。

三、排除妊娠性子宫出血及器质性病变（肿瘤、炎症、血液病、甲状腺或肾上腺皮质功能异常）。

四、卵巢功能检查。

（1）无排卵性功血：经前子宫内膜活检呈增殖期或各种类型的增生，少数可见萎缩变性，阴道涂片多呈雌激素高度影响（亦有低中度者）。经前宫黏液呈羊齿状结晶，基础体温呈单相型。

（2）排卵性功血：黄体不健全可见经前子宫内膜分泌功能不良。阴道涂片有时可见角化细胞指数偏高，细胞堆积，皱折不佳，基础体温双相型，黄体期缩短，在 10 天以下，或呈梯形上升或下降，亦可为 14 天左右，但在月经前期，体温未下降即有少量出血。黄体萎缩不全可见经期第 5 天，子宫内膜活检仍呈分泌期改变，基础体温呈不典型双相型，下降延迟或逐渐下降。

五、中医分型为虚热型、实热型、肾阳虚型、肾阴虚型、脾虚型、血瘀型六种。

［**疗效标准**］

一、治愈。

（1）不规则出血停止，月经恢复正常。

（2）排卵功能恢复。

（3）子宫切除或其他治疗后症状消失。

二、好转。

［**平衡穴位**］

一、主穴：升提穴。

二、辅穴：胃痛穴。

［**注意事项**］

一、忌食辛辣刺激及生冷食物、不易消化食物及过食破气之品。

二、忌心理过度紧张。

三、避免受凉。

四、药物禁忌：活血破血药、破气散郁药、温热滋补药、抗凝血药、抑制血小板聚集药。

［**典型病例**］

席某，女，25 岁，已婚，工人，1990 年 6 月 10 日就诊。

主诉：功能性子宫出血 3 个月，月经先期量多，色黑有块，伴有轻度腹胀，曾在自治区医院妇科检查诊断为功血。取穴升提穴、肺病穴、胃痛穴，每日 1 次，连续治疗 6 次，临床症状消失，改为隔日 1 次，巩固 6 次。半年后随访，周期正常。

第五节　产后腹痛

产后腹痛是指产后以小腹疼痛为主症。主要因血虚或血瘀而致气血运行不畅，而导致产后腹痛。

[诊断要点]

一、血虚腹痛：产后小腹隐隐作痛，喜按，恶露量少色淡，头晕耳鸣，便燥，舌质淡红。

二、血瘀腹痛：产后小腹疼痛、拒按，或得热痛减，恶露量少，色紫黯有块。

[疗效标准]

一、治愈：腹部疼痛消失。

二、好转：临床症状改善。

[平衡穴位]

一、主穴：升提穴。

二、辅穴：胃痛穴，腹痛穴。

[注意事项]

一、忌食生冷刺激性食物。

二、忌乱用药物。

[典型病例]

赵某，女，27 岁，职员，1995 年 3 月 13 日就诊。

主诉：分娩后 1 周伴有小腹痛，喜暖喜按，头晕耳鸣，临床诊断产后腹痛。取穴升提穴、胃痛穴、胸痛穴，每日 1 次，连续治疗 6 次临床治愈。

第六节　产后缺乳

产妇在产后 2 ~ 10 天内没有乳汁分泌或泌乳量过少，或者在产褥期、哺乳期内乳汁正行之际，乳汁分泌减少或全无，不够喂哺婴儿，统称为产后缺乳，属于中医学的"乳汁不行""缺乳"范畴。

［诊断要点］

一、以产后哺乳时乳汁量少或全无，不足于喂养婴儿为主要表现。

二、乳房柔软或胀硬或痛或无痛或伴身热。

三、检查局部有无缺陷，授乳方式是否正确，婴儿是否早产，体弱，有无口腔疾病而不能吸吮等情况。

四、中医分型为气血虚弱型、肝郁气滞型两种。

［疗效标准］

一、治愈：症状消失，功能恢复。

二、好转：症状改善，功能基本恢复。

［平衡穴位］

一、主穴：乳腺穴。

二、辅穴：胸痛穴，升提穴。

［注意事项］

一、忌饮食偏嗜。

二、忌暴饮暴食。

三、忌精神抑郁，保持心理平衡。

四、忌限制婴儿吸吮。

五、忌劳累过度，影响乳汁分泌。

六、忌哺乳期使用雌激素类药物。

七、可配合服用猪蹄 2 只，通草 15g，加黄酒 15g，鲜汤 400mL，煮 40 分钟，注意这段时间不要加盐，这样才容易将汤汁烧浓。40 分钟后加盐、味精、葱、姜，出锅即成，饮汤食肉，通乳催乳颇佳。

[典型病例]

梁某，女，29 岁，干部家属，1990 年 10 月 5 日初诊。

主诉：分娩后 3 天后乳汁未下。取穴乳腺穴、升提穴、胸痛穴，每日 1 次，还令患者服用鲫鱼汤每日 1 次，连续治疗 3 次，乳汁充足。

[按　　语]

应掌握正确的授乳方法，按时哺乳，每次哺乳时都要将乳汁吸净。临床试验证明，针刺后可使血液中生乳素增加，随之乳腺分泌正常。

第七节　　盆腔炎

盆腔炎是是由女性上生殖道炎症引起的一组疾病，根据病程长短可分为急性、慢性及结核性三类。本病属于中医学的"痛经""带下病""癥"等范畴。

[诊断要点]

一、急性盆腔炎

（1）了解病史时应注意有无分娩、流产、手术消毒不严或月经期不卫生等情况。

（2）全身症状应注意有无下腹疼痛及阴道分泌物是否增多，呈脓性，有秽臭。

（3）一般检查可有腹部紧张，小腹压痛，确诊还须做妇科血常规检查。

（4）中医分为湿热壅盛型、瘀热内结型两种。

二、慢性盆腔炎

（1）常有急性盆腔炎病史。

（2）局部症状应注意有无下腹及腰痛，带下是否正常，本病常伴有月经不调、痛经、不孕等。

（3）须做妇科检查方可明确诊断。

（4）中医分为湿热郁结型、寒湿凝滞型、瘀血内阻型、湿热久羁型四种。

[**疗效标准**]

一、治愈

（1）症状及体征消失，停用抗生素后体温保持正常。

（2）白细胞计数恢复正常。

二、好转

（1）临床症状减轻。

（2）各项检查基本恢复正常。

[**平衡穴位**]

一、主穴：升提穴。

二、辅穴：过敏穴，腹痛穴。

[**注意事项**]

一、忌过食油腻之物。

二、忌过食生冷食物。

三、忌食辛辣刺激食品。

四、注意个人卫生，避免感染。

五、忌情志不调。

六、忌劳逸过度。

七、药物禁忌：避免长期使用抗生素，以免抑制人体正常菌群，以减少或防止诱发本病。中药忌用温里补阳药。

[**典型病例**]

例1：急性盆腔炎

佟某，女，26岁，农场职工，1990年3月就诊。自诉：经妇科检查诊断为急性盆腔炎。查阴道充血，黄色分泌物较多，穹窿触痛（＋＋），宫颈水肿充血。小腹压痛，T：38.6℃，WBC计数15600/mm³，中性86%。取穴升提穴、过敏穴、痤疮穴、腹痛穴，每日1次，连续治疗6次，体温36.7℃，WBC计数9600/mm³，中性79%。连续治疗1个疗程，症状消失，临床治愈。

例2：慢性盆腔炎

程某，女，36岁，农民，1991年11月9日就诊。自诉：妇科诊断为慢性盆腔炎。小腹部隐痛，腰骶部酸痛，白带量多，呈黄色，有臭味，月经前及经期症状明显加重，间断发作3年。取穴升提穴、过敏穴、腹痛穴，每周3次，连续治疗2个疗程，临床症状消失。

［按　　语］

为了提高疗效，对急性盆腔炎与结核性盆腔炎应绝对禁止性生活。对慢性盆腔炎性生活也应控制，保持清洁卫生。

第八节　阴道炎

阴道炎是指阴道感染致病菌或病原虫所引起的炎性病变。以阴道分泌物明显增多或伴有腥臭为主要临床特点。临床分为滴虫性阴道炎、霉菌性阴道炎、老年性阴道炎。本病属于中医学的"阴痒""带下"范畴。

［诊断要点］

一、滴虫性阴道炎

（1）白带增多，黄绿色，质较稀薄，带泡沫，外阴瘙痒。

（2）阴道及宫颈黏膜充血，常见散在小出血点。

（3）阴道分泌物中查到滴虫。

二、霉菌性阴道炎

（1）阴道分泌物增多，呈白色凝乳状，或稀薄带白色片状物。外阴瘙痒较重。

（2）阴道黏膜充血，表面可有易剥离之白色片状薄膜。

（3）分泌物中查可见霉菌（为白色念珠菌），必须时可作霉菌培养，查尿糖。

三、老年性阴道炎

（1）绝经后阴道分泌物增多，水样或脓性，偶带血，外阴瘙痒或有灼热感。

（2）阴道黏膜多平滑充血，有散在小出血点或表浅浊物，宫颈可有萎缩光滑。

（3）宫颈刮片及阴道后穹窿涂片以底层上皮细胞居多，清洁度差，未找见癌细胞。

四、中医分型为湿热下注型、脾肾亏损型两种。

[疗效标准]

一、治愈

（一）滴虫性阴道炎

1. 近期：症状及体征消失，阴道分泌物中未找到滴虫。

2. 远期：连续 3 次月经后查阴道分泌物均未查到滴虫。

（二）霉菌性阴道炎

1. 近期：症状及体征消失，阴道分泌物中未找到霉菌。

2. 远期：连续 3 次月经后查阴道分泌物均未查到霉菌。

（三）老年性阴道炎

症状及体征消失。

二、好转

症状及体征改善。

[平衡穴位]

一、主穴：升提穴。

二、辅穴：胃痛穴。

[注意事项]

一、消除诱因，勤换内裤、毛巾等，用后开水烫洗。

二、老年性阴道炎常与糖尿病并发，应同时治疗原发病。

三、忌食肥甘厚腻之品。

四、忌食辛辣刺激食物。

[典型病例]

例 1：滴虫性阴道炎

徐某，女，31 岁，已婚，工人，1989 年 7 月 23 日就诊。主诉：阴道瘙痒 3 周，平素白带色呈黄绿，质稀量多，伴有心烦易怒，腰膝酸软。妇科检查见阴道及宫颈黏膜充血。阴道分泌物镜检，查出滴虫，诊断为滴虫性阴道炎。取穴升提穴、过敏穴，每周 3 次，同时配合平衡药苦蛇煎剂熏洗坐浴。每日 2 次，治疗 2 个疗程临床症状消失，连续复查 3 次，阴道分泌物未检出滴虫。

例 2：霉菌性阴道炎

李某，女，29 岁，已婚，农民，1991 年 5 月 15 日就诊。自诉：患霉菌性阴道炎 3 个月。胸胁胀满，口苦咽干，外阴瘙痒，尿频，有时灼热疼痛，白带量多稀薄，有臭味，妇科检查见阴道黏膜充血，阴道分泌物查出白色念珠菌，诊断为霉菌性阴道炎。取穴以升提穴为主，配肾病穴，每周3 次，为强化治疗效果，配合平衡药 10 剂（苦参 30g、蛇床子 30g、黄柏15g、大黄 15g、白鲜皮 15g），每日早晚 2 次熏洗坐浴。经连续治疗 1 个疗程，临床症状消失，阴道分泌物镜检 3 次未查到霉菌。

例 3：老年性阴道炎

杜某，女，56 岁，农民，1990 年 7 月 26 日就诊。主诉：外阴瘙痒 9个月。伴有腰骶酸痛，小腹坠胀，头晕耳鸣，带下量多，呈水样脓性分泌物，妇科检查阴道黏膜光滑充血，有散在出血点。诊断为老年性阴道炎。取穴升提穴、胸痛穴、胃痛穴，每周 3 次，并配合平衡药 10 剂（蛇床子30g、蝉蜕 12g、花椒 9g、白鲜皮 15g、苦参 30g）每日早晚 2 次熏洗坐浴，经连续治疗 2 个疗程，临床症状消失。

［按　语］

滴虫性阴道炎与霉菌性阴道炎在治疗的同时可配合平衡药外洗疗法，临床疗效更好。老年性阴道炎需排除肿瘤，全身性原因引起的外阴瘙痒，治疗的同时还应以治疗原发病为主。

第九节　慢性宫颈炎

慢性宫颈炎为感染潜伏于颈管内膜而引起的慢性宫颈炎症。本病属于中医学的"腹痛""带下症"范畴。

［诊断要点］

一、多发生于分娩、流产或阴道手术后，临床常无急性过程的表现。

二、白带过多，呈乳白色，黏稠或脓性，时而带血。

三、外阴瘙痒，腰骶部疼痛，小腹胀坠疼痛，还可引起性交痛及不孕。

四、宫颈糜烂：宫颈外口周围红区与正常黏膜间有清楚的界限，表面光滑或呈颗粒及乳头状，涂碘溶液不着色，按糜烂面积大小分为以下

3度。

Ⅰ度（轻度糜烂）：糜烂面积小于宫颈的1/3。

Ⅱ度（中度糜烂）：糜烂面积占宫颈的1/3～1/2。

Ⅲ度（重度糜烂）：糜烂面积大于宫颈的1/2。

五、宫颈息肉，多见于宫颈外口，有单个或多个带蒂鲜红色息肉，蒂多与宫颈管相连，表面光滑，易出血。宫颈腺滤泡囊肿（纳氏囊肿），宫颈表面有散在的小囊肿，多呈白色，常伴有宫颈糜烂。

六、涂片或活检除外恶交。

七、中医分型为湿热下注型、脾胃虚弱型、寒瘀留滞型、肾阳虚衰型四种。

［疗效标准］

一、治愈：宫颈糜烂面为健康的粉红色鳞状上皮所覆盖，表面光滑。临床症状消失。

二、好转：临床症状改善。

［平衡穴位］

一、主穴：升提穴。

二、辅穴：过敏穴，痛经穴，腹痛穴。

［注意事项］

一、忌食肥甘厚腻之物，其性黏腻，容易影响脾胃的运化而生湿邪。

二、忌食含糖过多之品。

三、忌过食寒凉食品，以及甲鱼、螃蟹、田螺、河蚌肉等。

四、忌情志失调，保持心理平衡。

五、保持经期、产后卫生。

六、药物禁忌：偏虚者忌寒凉泻下之品，以免损伤脾胃。

［典型病例］

王某，女，35岁，工人，1990年11月20日就诊。

自诉：患宫颈糜烂2年。腰骶部酸痛，小腹下坠胀痛，胸闷心烦，咽干口苦，白带量多色黄、质稠、有臭味，排便时或月经前症状加重。妇科检查见宫颈Ⅱ度糜烂，宫颈刮片：巴氏Ⅱ级。取穴升提穴、过敏穴，隔日1次，连续治疗2个疗程，临床症状消失。妇科检查，宫颈糜烂面积小于

1/3，宫颈刮片巴氏Ⅰ级。又巩固治疗 2 个疗程，临床治愈。

第十节　子宫脱垂

子宫脱垂是指子宫从正常位置下降至坐骨棘水平，甚至子宫全部脱出阴道口外，常并发阴道前后壁膨出。本病属于中医学的"阴挺""阴疝"范畴。

[**诊断要点**]

一、自觉阴道内脱出异物，轻度不易被发现，重者感到下坠，可波及腰骶坠胀、疼痛不适，劳累及久立后更为明显。伴小便异常或大便困难。不能自行回纳。

二、急性脱垂可引起下腹剧痛，恶心呕吐，出冷汗等。

三、阴道分泌物增多，甚者呈脓性或血性，伴有排尿困难，尿潴留，尿频尿急、尿痛。或有月经频繁，过多，部分回纳困难者可影响性生活。

四、脱垂分度：Ⅰ度：轻Ⅰ度，宫颈在阴道内，宫颈口距处女膜痕4cm。重Ⅰ度宫颈已达到处女膜缘，于阴道口即可见到。Ⅱ度：轻Ⅱ度，子宫颈已脱出阴道外，但宫体尚在阴道内。重Ⅱ度，宫颈及部分宫体脱出阴道口外。Ⅲ度：子宫颈已脱出阴道外。

五、中医分型为气虚型、肾虚型两种。

[**疗效标准**]

一、治愈：治疗后子宫解剖位置基本恢复正常。临床症状消失。

二、好转：脱垂程度减轻。临床症状改善。

[**平衡穴位**]

一、主穴：升提穴。

二、辅穴：胃痛穴。

[**注意事项**]

一、忌食寒凉、滑利、肥甘厚腻食品和偏食。

二、忌大便秘结。

三、忌操劳过度。

四、忌产后哺乳时间过长。

五、忌感染。

六、药物禁忌：行气、破气药及清热泻下药。

七、可配合鲫鱼 150~200g，黄芪 15~20g，炒枳壳 9g，先煎黄芪、枳壳，30 分钟后下鲫鱼。鱼熟后取汤饮，可稍加生姜、盐调味。

[典型病例]

乔某，女，42 岁，农民，1991 年 3 月 3 日就诊。

自诉：子宫Ⅱ度脱垂 1 年 6 个月，下地劳动时病情加重，小腹及会阴部下坠，腰膝酸软，白带量多，质稀。取穴升提穴、胃痛穴，每周 3 次，治疗 1 个疗程后，小腹及会阴部下坠感消失。妇科检查，宫体Ⅰ度脱垂。连续用上述穴位治疗 5 个疗程，临床治愈。

[按　　语]

对Ⅰ、Ⅱ度子宫脱垂疗效显著。Ⅲ度患者治疗有一定效果，但不太理想，应配合其他疗法进行治疗。临床治愈后，要注意 6 个月内不做重体力劳动，不做下蹲动作，减少环境诱发因素。

第十一节　更年期综合征

更年期综合征是指更年期妇女因卵巢功能衰退直至消失，引起内分泌失调和自主神经功能紊乱为主的症候群。本病属于中医学的"绝经前后诸症"范畴。

[诊断要点]

一、多见于 45 岁以上的妇女，多有月经不规则或闭经。

二、出现潮热盗汗、心悸、抑郁、易激怒、失眠、皮肤麻木、蚁行感等。

三、血压波动，收缩压升高，第二性征可有不同程度的退化。

四、生殖器官有不同程度的萎缩，有时可并发老年性阴道炎。

五、辅助检查：血、尿促性腺激素水平升高，血中雌激素水平下降，子宫内膜活检、输卵管碘造影、腹腔镜检有助于鉴别诊断。

六、中医分型为肾阴不足型、肾阳亏损型两种。

[疗效标准]

一、治愈：临床症状消失。

二、好转：临床症状改善。

[平衡穴位]

一、主穴：升提穴。

二、辅穴：胸痛穴，腹痛穴，神衰穴。

[注意事项]

一、控制脂肪摄入量，一般不易超过总热量的20%～25%，防止胆固醇增高。

二、忌食辛辣刺激之物。

三、阴虚型病人忌食热性、油炸性之物。

四、忌忧心忡忡，精神刺激，保持心理平衡。

五、年轻时忌产乳过多，耗伤精血。

六、保持外阴清洁。

七、药物禁忌：慎用甲状腺素，控制量不要过大。慎用具有兴奋中枢神经的药物，咖啡因、士的宁、利他林等。

[典型病例]

蒋某，女，47岁，干部，1992年6月11日就诊。

主诉：头晕胸闷半年，伴心烦，失眠健忘，易怒，自汗，腰膝酸痛，尤以下腹为重，月经2～3个月1次，临床诊断更年期综合征。取穴升提穴、腹痛穴、胸痛穴，每周3次，配合背部平衡火罐、平衡推拿疗法，连续治疗3个疗程，临床症状消失。

[按　　语]

更年期是人体必然经过的一个生理过度，患者应注意劳逸结合，保持情绪稳定，适当锻炼身体，保持心身平衡。

第十二节　乳腺增生

乳腺增生是指乳腺间质的良性增生。增生可发生于腺管周围，也可发生在腺管内层上皮的乳头样增生。本病是育龄期妇女的常见病。好发于25～40岁，可发生于单侧，也可发生于双侧。可为多个大小不等的肿块，本病的发生与卵巢功能失调有关。本病属于中医学的"乳癖"范畴。

[诊断要点]

一、一侧或双侧乳房同时或相继出现单个或数个大小不等，形状不规则的结节，与周围组织分界不清，质硬，腋窝淋巴结不肿大。

二、多见于25～40岁，可无明显症状，与情绪和月经周期有关，一般行经前3～4天症状加重。

[疗效标准]

一、治愈：肿块及全身症状消失。

二、好转：局部肿块变小，全身症状消失。

[平衡穴位]

一、主穴：乳腺穴。

二、辅穴：胸痛穴。

[注意事项]

一、情志舒畅，保持心理平衡。

二、忌辛辣、生冷刺激性食物。

[典型病例]

蔡某，女，45岁，银行职员，1994年4月28日初诊。

主诉：两乳肿胀6个月，能触及肿块6个，轻度压痛，经前加重。临床诊断为乳腺增生。取穴乳腺穴、胸痛穴，隔日1次，连续治疗3个疗程，临床症状消失，肿块消失。

第十三节　急性乳腺炎

急性乳腺炎是由细菌感染引起的乳腺组织的急性化脓性炎症，绝大部分患者是产后哺乳期妇女，尤以初产妇多见。本病在初起时如治疗得当，炎症多能迅速消散，若处理不及时，则进一步形成脓肿，中医称为乳痈。

[诊断要点]

一、患者多数是哺乳期妇女，尤以初产妇为多见。

二、轻度感染者仅有乳房胀痛，伴低热，无明显肿块。

三、严重感染者有高热、寒战、疼痛较重，同时腋窝淋巴结肿大并有压痛。

四、实验室检查：白细胞总数及中性粒细胞明显增高。

[疗效标准]

一、治愈：疼痛、肿块及全身症状完全消失。

二、好转：局部肿痛减轻，全身症状减轻。

[平衡穴位]

一、主穴：乳腺穴。

二、辅穴：痤疮穴，咽痛穴，头痛穴。

[注意事项]

一、保持乳头清洁卫生。

二、采用合理的哺乳方法。

三、保持心理平衡。

四、必要时可配合服用穿山甲 15g，皂刺 24g，桃仁 9g，乳香 9g，香附 9g，木通 9g，鹿含草 30g，白花蛇舌草 30g，煎汤代茶饮。

[典型病例]

韩某，女，26 岁，干部，1990 年 6 月 28 日就诊。

患者产后哺乳 20 天，突感右侧乳房疼痛，质硬。乳汁无法排出，用手推挤和吸乳器均未见效，发热，前来就诊。临床诊断为急性乳腺炎。采用平衡针灸疗法，取穴乳腺穴、咽痛穴、痤疮穴，每日 2 次，连续治疗 3 次临床治愈。

第十八章　儿科疾病

○ ○ ○

第一节　消化不良

儿童阶段是人体一生中生长发育最快的时期，需要高蛋白质、脂肪、碳水化合物以及各种维生素均衡摄取，但是儿童消化功能弱，酶分泌不足，脾胃不足以全部消化摄入的营养物质，加之喂养方法不当，容易造成食物沉积在体内，出现腹泻、便秘、拒食、口臭、大便恶臭、夜卧不宁等一系列症状，谓之消化不良。

[诊断要点]

一、腹泻：①单纯性消化不良：一天腹泻 10 次以下，大便黄色或带绿色，水分不多，腹部胀气，偶有呕吐，有时发热，病人食欲不振但精神尚可。②中毒性消化不良：高热，每天排便在 10 次左右，亦有次数更多者。大便常呈水状或蛋花汤状，无里急后重感。呕吐频繁，严重脱水。甚至抽风，意识消失，不及时治疗可造成死亡。

二、大便恶臭：伴随少许不消化食物残渣。

三、拒食：消化不良的小儿常有食欲减退、拒食或食不香等表现。

四、夜卧不宁：小儿容易出现烦啼、手心热、踢被揭衣等表现。

五、面色潮红：特别是在午后、晚上面颊潮红更甚。

[疗效标准]

一、治愈：食欲恢复正常，便秘、腹泻、夜卧不宁等症状消失。

二、好转：食欲转好，相关症状减轻。

［平衡穴位］

一、主穴：胃痛穴。

二、辅穴：腹痛穴、痔疮穴。

［注意事项］

一、小儿消化不良，在积极对症治疗的同时，还需要配合适当的饮食调养。病初期可以采取限制饮食，以减轻胃肠道的负担。

二、细心呵护，做好口腔护理和各种清洁消毒工作，勤换尿布，便后用温水清洗肛门，防止发生臀红。患儿腹部要保暖，以减轻腹痛等发生。

三、呕吐、腹泻严重者，应及时补液，谨防电解质紊乱等发生。另外，患儿应注意卧床休息，保持身心愉快。

［典型病例］

田某，男，3 岁，1987 年 4 月 6 日就诊。

主诉：便秘伴食欲减退 7 天。触诊见腹部胀满，听诊肠鸣音亢进。经外院儿科诊断为消化不良，予药物治疗 2 天未见好转。取穴胃痛穴、痔疮穴、腹痛穴，每日 1 次，连续治疗 3 次食欲渐佳，腹满消失，精神状态转好，临床治愈。

第二节　小儿舞蹈病

本病又称感染性舞蹈病或风湿性舞蹈病，系神经系统急性感染中毒性疾病，常为急性风湿病的一种表现，多见于儿童。特征为不规则的舞蹈样动作和肌张力降低，常伴心理障碍，预后较好，但可复发。本病属于中医学的"颤证"范畴。筋脉拘急，筋脉弛纵为血虚生理所致。

［诊断要点］

一、好发于 5 ~ 10 岁的儿童，女：男比例为 2.3:1。

二、风湿病的临症表现：发热、皮肤苍白、关节炎及心动过速、心脏杂音、血沉增快、抗链 "O" 增高等。

三、常急性发作，表现为多变而不控制的挤眉弄眼、吐舌、佯笑、耸肩、伸臂、踢腿等，还可见掷筷、失碗、进食掉饭等，每因情绪紧张而加剧，睡眠中可消失，可累及单肢、偏身或全身，但上肢为重，并可见舞蹈症等。肌张力常降低，有共济失调，还可见智力及情绪改变，兴奋失眠，甚至狂躁、抑郁等。

四、一般经 3~10 周可自行恢复，部分患者可经数周至数年后复发。

五、呈缓性或急性发展。

六、中医分型为心血不足型、肝阳偏亢型、阴虚不足型、肝风内动型四种。

［疗效标准］

一、治愈：舞蹈样动作及精神症状消失，风湿症状基本改善。

二、好转：舞蹈样动作及精神症状减轻，风湿症状有所改善。

［平衡穴位］

一、主穴：升提穴。

二、辅穴：膝痛穴，肩痛穴。

［注意事项］

一、本病与急性感染中毒有关，故预防及原发病的及早治疗，尤其是儿童见于风湿病时。

二、卧床休息，室内光线要暗。

三、给予营养丰富的饮食。

四、本病程一般 2~3 个月，重者可达 1 年以上。40% 的病人可以复发，多数病例可恢复正常。少数病人可留有手指或面肌不自主运动。

［典型病例］

周某，男，9 岁，学生，1991 年 1 月 12 日就诊。

主诉：四肢不自主抽动 3 天，儿科诊断感染性舞蹈病。取穴升提穴、膝痛穴、肩痛穴，采用飞针，隔日 1 次，经连续治疗 10 次，临床症状减轻，连续治疗 2 个疗程，临床治愈。

第三节　流行性腮腺炎

流行性腮腺炎是由腮腺炎病毒所引起的急性呼吸道传染病。多发生于学龄前及学龄儿童，四季均可发生，冬春季节易于流行。本病属于中医学的"痄腮""蛤蟆瘟""含腮疮"范畴。

[诊断要点]

一、流行病学：冬春季节，当地有本病流行或患者于病前 2～3 周内有与流行性腮腺炎患者接触史。

二、临床特点：发热、一侧或双侧腮腺非化脓性肿痛，以耳垂为中心，触之有弹性感及轻度压痛，腮腺口管红肿，且可并发颌下腺炎、舌下腺炎、睾丸炎、脑膜炎、胰腺炎等。

三、实验室检查：白细胞总数大多正常或略低，淋巴细胞相对增多。并发感染时白细胞计数可增多。

[疗效标准]

一、治愈：体温正常，症状及局部体征消失，无并发症。

二、好转：症状及局部体征消失。

[平衡穴位]

一、主穴：痤疮穴。

二、辅穴：明目穴，头痛穴，咽痛穴。

[注意事项]

一、忌辛辣及酸性刺激食品。

二、注意口腔卫生。

三、注意卧床休息。

[典型病例]

田某，男，11 岁，学生，1988 年 4 月 26 日就诊。

主诉：右腮肿痛 3 天。检查见右侧耳垂前压痛（＋＋），肿胀，触之有弹性。经传染科会诊诊断为流行性腮腺炎。取穴明目穴、咽痛穴，每日 1 次，连续治疗 7 次临床症状消除，临床治愈。

第十九章　五官科疾病

○　○　○

第一节　非化脓性中耳炎

本病多因咽鼓管发生急性阻塞后加上感染因素所致急性非化脓性中耳炎。急性迁延不愈而转为慢性。本病属于中医学的"风聋""耳胀""耳闭"等范畴。

［诊断要点］

一、急性非化脓性中耳炎：耳胀堵感或微痛，伴有耳鸣似风声，听觉障碍。病初有发热恶寒、鼻塞流涕、咽干口苦、咽痛、脉浮弦数、舌质微红、苔薄白或黄等风热表证。检查鼓膜轻度充血，内陷。听力检查呈传导性耳聋。

二、慢性非化脓性中耳炎：症见耳内胀闷，日久则有阻塞感，闻声不清，听力渐差，耳鸣。或有食欲不振，腰膝酸软，头晕眼花等。检查鼓膜明显内陷，增厚，有钙质沉着，听力检查呈传导性耳聋。多由急性非化脓性中耳炎迁延失治而成。

［疗效标准］

一、治愈：临床症状消失，功能恢复正常。

二、好转：临床症状减轻，功能好转。

［平衡穴位］

一、主穴：耳聋穴。

二、辅穴：痤疮穴，头痛穴，咽痛穴。

[注意事项]

一、忌过食辛辣油腻之品，辣椒、生葱、姜、蒜、芥末、韭菜及烤鸡等各种动物脂肪、油炸食品和鱼虾类腥发之物。

二、忌烟酒。

三、可配合平衡膳食疗法，槐花、菊花、绿茶各 3g，沸水冲泡，代茶频饮或苦瓜 1 条切片水煮，加冰糖 50g 代茶饮。

[典型病例]

例 1：急性非化脓性中耳炎

贾某，男，25 岁，战士，1992 年 6 月 18 日就诊。主诉：左耳胀痛 3 天，伴鼻塞流涕、发热、耳胀、听力减退、咽干。五官科检查耳膜轻度充血、内陷，诊断为急性非化脓性中耳炎。取穴耳聋穴、感冒穴、咽痛穴，3 次治疗后临床症状消失。

例 2：慢性非化脓性中耳炎

崔某，女，46 岁，工人，1991 年 6 月 16 日就诊。主诉：耳鸣 9 个月，伴听力减退，右耳内胀闷感，腰膝酸软，头晕目眩。耳鼻喉科检查见：鼓膜明显内陷，增厚，有钙质沉着，听力呈传导性耳聋。临床诊断为慢性非化脓性中耳炎。取穴耳聋穴、头痛穴、腹痛穴、胃痛穴，隔日 1 次，连续治疗 2 个疗程临床治愈。

第二节 感音性耳聋

感音性耳聋又称突发性耳聋和感觉神经性耳聋。主要是指耳蜗螺旋器，听神经或听觉中枢发生损害时，造成部分或全部感觉传入障碍所致。临床以能听到较大声响，但不能辨清语言，并有高音性耳鸣为特点。

[诊断要点]

一、发病突然，1 个小时到 1~2 天内迅速加重。

二、多为单侧，好发于中老年人。

三、伴有低音调耳鸣。个别病人伴有不同程度眩晕。

四、病因多由内耳血管痉挛、血栓及出血、病毒感染有关。

五、听力曲线显示气导及骨导均有下降，以高频区下降或升高。低频区同时下降者最多，有不同程度的重振现象。

六、中医分型：肝郁气滞型、肝风内动型、肾阴亏虚型、心气不足型、脾失健运型五种。

［疗效标准］

一、治愈：临床症状消失，功能恢复正常。

二、好转：临床症状减轻，功能好转。

［平衡穴位］

一、主穴：耳聋穴。

二、辅穴：肩痛穴，头痛穴，明目穴。

［注意事项］

一、忌精神紧张抑郁，保持心理平衡。

二、忌过食辛辣油腻之品及鱼、虾腥发之物。

三、忌烟酒。

四、药物禁忌：慎用阿司匹林、奎宁、氨基甙类抗生素，以上药物禁与利尿剂同用。

［典型病例］

于某，男，46 岁，副教授，1993 年 5 月 18 日就诊。

主诉：1 个月前突然感到左侧耳朵听力下降，2 天后明显出现听力障碍，伴有耳鸣、心烦、胸闷、头晕。经对症治疗效果欠佳。经耳鼻喉科会诊，电测听检查，诊断为感音性耳聋。取穴耳聋穴、肩痛穴、头痛穴，治疗 3 次后，症状有所减轻，连续治疗 1 个疗程，听力恢复正常。

［按　　语］

此穴对神经性耳聋、爆震性耳聋早期治疗效果较好，但对药物中毒性耳聋治疗效果较差。

第三节　内耳眩晕症

内耳眩晕症又称为耳源性眩晕、美尼埃综合征。临床是以突发性眩晕，同时伴有恶心呕吐、耳鸣等症状。起病与心理因素、物理刺激、月经妊娠有关，本病属于中医学的"眩晕"范畴。

[**诊断要点**]

一、剧烈性眩晕突然发作，并有严重的外旋转或自身摇晃感，不能坐立，体位改变时症状加重。

二、伴有恶心、呕吐或耳鸣等症。

三、听力检查可见一侧感音性耳聋，响度平衡试验阳性，眩晕发作时可自发，并伴眼球震颤及平衡功能障碍。

四、中医分型：肝阳上扰型、脑髓不足型、痰浊中阻型三种。

[**疗效标准**]

一、治愈：临床症状消失，功能恢复正常。

二、好转：临床症状改善，功能好转。

[**平衡穴位**]

一、主穴：耳聋穴。

二、辅穴：胃痛穴，头痛穴，颈痛穴。

[**注意事项**]

一、忌精神失调，保持心理平衡。

二、忌烟酒过度。

三、劳逸适度，坚持合理用脑，不要超负荷工作。

四、配合饮食疗法：①黑豆、浮小麦各30g，同煎，去渣取汁，代茶饮。②天麻炖鸡：天麻9～15g放入鸡腹内，煮沸后再文火炖烂，然后分食之。

[**典型病例**]

张某，男，53岁，干部，1994年6月1日就诊。

主诉：眩晕4个月，伴有恶心呕吐、耳鸣，右耳偏重，头晕痛，在北京某医院确诊为美尼埃综合征。取穴头痛穴、耳聋穴、颈痛穴、胃痛穴，1次治疗后发作次数减少，仍有头晕，未见恶心呕吐，经治疗1个疗程后，临床症状消失，2年后随访未见复发。

第四节　鼻炎

鼻炎为临床常见病、多发病，一般分为急性鼻炎、慢性鼻炎、萎缩性鼻炎、过敏性鼻炎、副鼻窦炎五种。病因复杂，多由体质虚弱或外感六淫之邪所致。

[诊断要点]

一、急性鼻炎：多由风热或风寒所致，鼻内干燥或痒感，打喷嚏，伴有全身不适，继之鼻塞流涕，嗅觉减退，说话呈闭塞性鼻音。检查鼻黏膜呈弥漫性充血、肿胀。中医分为风寒、风热两型。

二、慢性鼻炎：多由急性鼻炎未能及时治愈所致。症见持久性鼻塞流涕，伴有咽喉不适，多痰等症状。中医分为气滞血瘀、邪滞鼻窍两型。

三、萎缩性鼻炎：病因不明。症见鼻腔黏膜干燥萎缩，鼻气腥臭，鼻甲黏膜变薄，有黄绿色痂皮附着。多见于女性青年。中医分为肺虚、脾虚两型。

四、过敏性鼻炎：多因过敏体质接触过敏原、情绪波动等引起人体敏感性增高而在鼻黏膜呈现出的一种变态反应。症见阵发性鼻痒，伴有喷嚏、鼻塞、流大量清鼻涕，症状消失即如常人。检查可见鼻黏膜淡白或暗灰色水肿、鼻甲肥大，分泌物检查有大量嗜酸性粒细胞。中医分为肺虚、脾虚、肾虚三型。

五、副鼻窦炎：多由窦口小、各窦开口彼此邻近的生理特点，加之外感六淫，肝经湿热内郁所致。急性期以鼻塞、脓涕和头痛为主，多见于一侧，伴有发热，可见鼻黏膜肿胀充血或有息肉样变。慢性期头痛不明显，不发热，鼻黏膜红肿，鼻甲肥大或见息肉，X光片及鼻窦穿刺冲洗可协助诊断。中医分为肝经湿热、脾经湿热、肺气虚弱、脾气虚弱四型。

[疗效标准]

一、治愈：临床症状消失，功能恢复正常。

二、好转：临床症状减轻，功能改善。

［平衡穴位］

一、主穴：鼻炎穴。

二、辅穴：急性鼻炎风寒型配感冒穴，风热型配痤疮穴。慢性鼻炎配腹痛穴，胃痛穴，咽痛穴。过敏性鼻炎配过敏穴，升提穴。萎缩性鼻炎配痤疮穴，头痛穴，腹痛穴。副鼻窦炎配痤疮穴，咽痛穴，头痛穴。

［注意事项］

一、忌烟酒。

二、忌饮食不节，过食辛辣刺激之物或肥甘厚腻之品，宜食富有维生素的食物。

三、忌长期接触烟草、水泥、煤炭、花粉、棉花、岩石等物理和化学因子刺激。

四、保持心理平衡，忌情绪失调。

五、加强体育锻炼，防止感冒。

六、慎用血管收缩剂（滴鼻净），长期使用可引起药物性鼻炎。

［典型病例］

例1：急性鼻炎

韩某，23岁，战士，1993年11月20日就诊。主诉：鼻塞流涕2天，伴有低热及全身不适，说话呈闭塞性鼻音，检查鼻黏膜弥漫性充血，临床诊断为急性鼻炎。取穴感冒穴、鼻炎穴，1次治疗症状改善，2次临床治愈。

例2：慢性鼻炎

于某，女，42岁，工人，1992年3月26日就诊。主诉：鼻塞流涕3个月，时轻时重，伴有咽痛不适，经五官科会诊诊断为慢性鼻炎。取穴鼻炎穴、咽痛穴，每周3次，10次临床症状完全消失。

例3：萎缩性鼻炎

孙某，女，26岁，服务员，1993年10月12日就诊。自述患鼻炎2年，鼻腔黏膜干燥，有时鼻出血，嗅觉减退，经期加重。五官科检查鼻甲萎缩，黏膜变薄，干燥，有黄绿色痂皮，诊断为萎缩性鼻炎。取穴鼻炎穴、头痛穴、咽痛穴、腹痛穴，每周3次，10次为1个疗程。连续治疗2个疗程，临床症状消失，五官科复查，鼻腔黏膜恢复正常。

例 4：过敏性鼻炎

李某，女，31 岁，工人，1994 年 6 月 21 日就诊。自述患过敏性鼻炎 3 年，阵发性鼻痒、鼻塞、喷嚏，时轻时重。北京某医院诊断为过敏性鼻炎。检查：鼻甲肥大，鼻黏膜暗灰色。实验室检查：鼻腔分泌物可检查出嗜酸性粒细胞。取穴鼻炎穴、过敏穴、腹痛穴、升提穴，每周 3 次，10 次为 1 个疗程，经 1 个疗程治疗症状基本消失，2 个疗程临床治愈。

例 5：副鼻窦炎

高某，女，49 岁，工人，1992 年 4 月 19 日就诊。主诉：流脓性鼻涕 1 周，伴有头痛、低热。五官科检查诊断为急性副鼻窦炎。取穴鼻炎穴、痤疮穴、咽痛穴、头痛穴，每日 1 次，6 次治疗后临床症状明显减轻，改为隔日 1 次，1 个疗程临床治愈。

［按　语］

萎缩性鼻炎、过敏性鼻炎机体内在因素是主要致病原因之一，治疗本病的同时，重点调节机体平衡，增强抗病能力。副鼻窦炎是一个复杂的病变，必须采取综合措施，控制感染及预防并发病，对早期症状轻的病人效果较好。

第五节　急性咽炎

急性咽炎是指咽部黏膜与黏膜下组织的急性炎症。临床以咽部红肿为主要症状。多数为上呼吸道感染的一部分。主要由病毒感染，少数为细菌感染，另外烟酒过度、高温、粉尘、烟雾及刺激性气体等物理化学因素的刺激，也可引起本病，相当于中医的“风热喉痹”“嗌肿”范畴。

［诊断要点］

一、临床表现为咽喉肿痛，咽部红肿，喉底或有颗粒突起，吞咽困难或语言謇涩，痰黄而黏稠。悬雍垂肿胀，扁桃体亦有充血，颌下淋巴结可有肿大及压痛。严重者伴有寒战高热，全身不适等症状。

二、与伴有上呼吸道症状的急性传染病如麻疹、猩红热相鉴别。

［疗效标准］

一、治愈：咽痛、发热消失，黏膜炎症消退。

二、好转：发热消失，咽痛减轻，咽部黏膜充血基本消退。

［平衡穴位］

一、主穴：咽痛穴。

二、辅穴：痤疮穴。

［注意事项］

一、忌辛辣刺激性食物。

二、减轻精神刺激，保持心理平衡。

三、可配合平衡饮食疗法。

（1）菊花茶：菊花9～15g，开水冲泡，代茶频饮。

（2）白菜绿豆饮：白菜头一个，洗净切成片，绿豆芽30g，共煎汁饮用。

（3）鲜芦根30g，土牛膝根9～15g，煎汤后冲藕粉吃，1日2～3次。

［典型病例］

沈某，女，20岁，工人，1988年2月9日就诊。

主诉：咽痛1天，伴有鼻干、头晕、乏力等症状。查体见咽部红肿，扁桃体充血。血、尿、便常规未见异常。临床诊断急性咽炎。取穴咽痛穴、感冒穴、痤疮穴，1次治疗后症状缓解，3次治疗痊愈。

第六节 急性扁桃体炎

急性扁桃体炎是指腭扁桃体的急性非特异性炎症，以咽部疼痛、发热、单侧或双侧扁桃体肿大为主要特征，多发于儿童及青年人。急性非化脓性扁桃体炎一般由病毒感染所致。炎症仅侵犯于扁桃体黏膜及其表浅组织，急性化脓性扁桃体炎，多为溶血性球菌、肺炎双球菌通过飞沫、食物或直接传染而感染。本病属于中医学的"乳蛾""喉蛾"范畴。

［诊断要点］

一、急性非化脓性扁桃体炎：临床表现为全身和局部症状均较轻，扁桃体表面充血肿胀，但无脓性渗出物。

二、急性化脓性扁桃体炎：咽部疼痛，从单侧痛到双侧疼痛，吞咽或咳嗽时疼痛加剧，甚者可放射到耳、颈部，伴有吞咽困难。常伴发热恶寒、周身疼痛、倦怠乏力等症状。检查可见扁桃体肿大，表面有黄白色脓点，逐渐形成伪膜，甚者咽峡红肿，颌下淋巴结肿大、压痛，白细胞总数与中性粒细胞增高。

三、中医分型为外感邪毒型、虚火上炎型、气郁痰结型三种。

[疗效标准]

一、治愈：临床症状消失。

二、好转：临床症状改善。

[平衡穴位]

一、主穴：咽痛穴。

二、辅穴：痤疮穴，头痛穴。

[注意事项]

一、忌过度疲劳。

二、忌烟酒。

[典型病例]

段某，26 岁，干部，1992 年 5 月 12 日就诊。

主诉：咽痛 2 天，伴有恶寒发热，咽干。检查双侧扁桃体Ⅱ°肿大，深红色。化验血常规 WBC136000/mm³，中性 78%，体温 38.6℃。临床诊断：急性扁桃体炎。取穴咽痛穴、痤疮穴、头痛穴，1 次治疗后疼痛缓解，体温 37.2℃。连续治疗 6 次临床症状消失，体温血象检查均正常。

第七节　颞下颌关节功能紊乱

颞下颌关节功能紊乱又称颞下颌关节功能障碍综合征。主要表现为颞下颌关节疼痛或酸胀不适，关节弹响，张口活动受限，局部压痛等症，多发生于 20 ~ 40 岁的青壮年，单侧发病为多。

[诊断要点]

一、关节区疼痛与下颌运动（讲话、咀嚼）有关。咀嚼肌局部有压痛点，晨起时较轻，随下颌运动增强而疼痛加剧，有时放射到眼眶、额颊、顶枕、肩、颈等部。

二、部分病人关节弹响即张口闭口或咀嚼时可出现一侧或双侧的弹响声。早期响声轻微，仅病人自己听到，病情严重时他人可听到。

三、下颌关节运动时咀嚼肌痉挛，升降下颌的肌肉共济失调，使张口受限，严重时甚至牙关紧闭。

四、有的病人可伴有传导性耳鸣、耳聋、耳痛等症状，往往闭口时加重，张口时减轻或消失。

五、此外还可出现眼胀畏光，口干舌麻，眩晕无力，心悸等症状，X线拍片显示髁突位置不正常。

[疗效标准]

一、治愈：临床症状消失，功能恢复正常。

二、好转：临床症状改善，功能明显好转。

[平衡穴位]

一、主穴：牙痛穴。

二、辅穴：鼻炎穴，明目穴。

[注意事项]

一、忌食生冷坚硬之物。

二、忌张口过度。

三、慎食水果及粗纤维蔬菜。

[典型病例]

张某，女，22岁，战士，1998年6月22日就诊。

主诉：下颌关节疼痛3天，经口腔科会诊，诊断为颞下颌关节功能紊乱症。取穴牙痛穴、明目穴，治疗1次疼痛消失，下颌关节活动正常，临床治愈。

[按　　语]

本病发病原因多与咬合错乱、牙齿缺失过多、下颌关节嚼肌解剖异常、创伤、寒冷刺激、神经衰弱、肌肉无力及精神紧张等因素有关。早期治疗效果好，关节紊乱阶段只要坚持治疗，2 个疗程或 3 个疗程亦可治愈。针刺治疗的同时需要及时消除致病因素。

第八节 近视

近视是以视力减退，视远物模糊不清为主要特征的一种常见眼病。临床分先天性近视与后天性近视，后天性近视又分为真性近视与假性近视。形成的主要原因为先天眼轴的前后径过大或屈光间质的屈光力增强，使进入眼内的平行光线在视网膜前成像，或因青少年儿童用目不当，调节太过，导致睫状肌长期痉挛，导致晶状体也持续处于凸度增加的状态，而出现近视症状。这类由睫状肌痉挛引起的近视称为调节性近视，或功能性、假性近视。日久失治可由假性变为器质性近视。本病属于中医学的"能近怯远证""视近怯远证"范畴。

[诊断要点]

一、多见于青少年。

二、近期内视力显著下降，但休息后可有不同程度的恢复。

三、眼底检查正常，高度近视可致眼底发生退行性改变。

四、一般视近物清晰，视远处目标模糊不清，中度近视者可觉眼前黑花飘动，蚊蝇飞舞。

五、在睫状肌麻痹下视力可增加，验光可发现近视程度消失或很轻，甚至为远视。

六、散瞳后验光可确定诊断。

七、中医分型为气虚神伤型、肝亏肾虚型两种。

[疗效标准]

一、治愈：临床症状消失，功能恢复正常。

二、好转：临床症状减轻，功能明显改善。

[平衡穴位]

一、主穴：明目穴。

二、辅穴：升提穴，腕痛穴。

［**注意事项**］

一、防止双目疲劳。

二、体虚型可增加养肝明目的食疗。

三、注意用眼卫生。

四、每天坚持做眼部保健操。

［**典型病例**］

王某，女，13岁，学生，1992年7月15日初诊。

主诉：视力下降3个月。检查右眼0.5，左眼0.5。视近物清晰，远物模糊。眼底检查未见异常。临床诊断近视。取穴明目穴、升提穴、腕痛穴。经连续治疗1个疗程，视力提高到1.0。

［**按　　语**］

一、此穴主要治疗青少年的假性近视，对先天性近视及中老年的近视不甚理想。

二、治疗后保持良好的眼睛卫生保健习惯，减少看电视、小说，切不可在暗淡的光线下连续较长时间看书学习，减少眼肌过度疲劳，以免影响针刺效果。

第九节　电光性眼炎

电光性眼炎是由电光发射的紫外线照射眼部所引起的眼结膜和角膜的炎症反应。临床以双目不适、充血、畏光、流泪、疼痛为主症。常见于电焊工，军人在雪地沙漠行军时，以及紫外线灯，高能光源和原子弹爆炸时刺激眼组织所致的职业性眼病。

［**诊断要点**］

一、有接触紫外线照射史或有雪地、沙漠行军史，潜伏期最短30分钟，最长24小时，一般多为3～12小时。

二、突然发作，最初双眼有异物感及刺激痛，继则剧痛、畏光、流泪、眼睑痉挛、睫状神经痛、头痛、闪光幻视及视力下降等症状。

三、检查可见有不同程度的眼睑红斑及肿胀，眼结膜轻度充血，球结膜混合充血和水肿，角膜混浊，裂隙灯检查角膜水肿，浅层上皮细胞有点状脱落，荧光与染色时，角膜表面有密集着点，瞳孔缩小。

四、中医分型为邪毒侵目型、肝肾阴虚型、脾胃虚弱型三种。

[疗效标准]

一、治愈：临床症状消失，功能恢复正常。

二、好转：临床症状减轻，功能明显改善。

[平衡穴位]

一、主穴：明目穴。

二、辅穴：腕痛穴。

三、指针穴：醒脑穴，明目穴，鼻炎穴。

[注意事项]

一、忌精神紧张，需要静养。

二、忌食辛辣之物。

[典型病例]

孙某，男，35岁，工人，1986年6月21日就诊。

主诉：眼部疼痛2小时。追问病因，有电焊光刺激史，畏光流泪，伴有头痛。临床诊断电光性眼炎。取穴明目穴、腕痛穴，1次治疗即愈。

第十节　白内障

本病是由多种原因引起的晶体混浊型老年眼病。西医学对老年性白内障的病因和发病机理迄今尚不十分清楚，一般认为与生理老化、营养不良、晶体蛋白分解、辐射损伤、全身代谢及内分泌紊乱有关，本病属于中医学的"翳内障""胎患内障""惊震内障"等范畴。

[诊断要点]

一、除少数先天性白内障外，均有视物模糊并逐渐加重的自觉症状，并可出现随眼球运动的黑影，眼睛容易疲劳，注意灯光等明亮物体时可有单眼复视或多视，但可消失。

二、应排除因屈光不正，眼底疾患造成的视力障碍。

三、经散瞳后裂隙灯检查，晶体状中有部位、形态、颜色、程度不一的混浊，即可确诊本病。

四、注意检查病人的尿常规、尿糖。

五、皮质性白内障

（1）初发期：晶状体混浊最先发生于周边部，常需扩瞳后始能发现，早期不影响视力，当混浊发展到瞳孔区时，患者自觉视力轻度减退，眼底象略感模糊。

（2）膨胀期（未成熟期）：晶状体内水分含量增加，晶状体纤维逐渐肿胀，皮质膨胀，混浊逐渐加重，呈青白色。此期晶状体皮质尚未完全混浊故用电筒光斜照晶状体时，可出现新月形虹膜投影。患者视觉障碍已较明显，且日渐加重。

（3）成熟期：晶状体水分逐渐减少，晶状体渐呈全面有光泽的灰白色混浊，斜照时虹膜阴影消失，视力严重障碍。

（4）白内障成熟期多年后，晶状体皮质逐渐分解液化，整个体积缩小，襄膜收缩变厚，黄褐色的硬核下沉。

六、核性的白内障：亦称为硬性白内障。其特点为晶状体核部发生灰黄色均匀性混浊，发展缓慢，最后整个晶状体变为棕黄色或琥珀色混浊，故有棕色白内障之称。

七、除上述外，还有先天性白内障、并发性白内障、外伤性白内障、代谢障碍性白内障。

八、中医分型为肝肾亏虚型、肝火上炎型、阴虚挟湿型、气血瘀阻型四种。

［疗效标准］

一、治愈：临床症状消失，功能恢复正常。

二、好转：临床症状减轻，功能明显改善。

［平衡穴位］

一、主穴：明目穴。

二、辅穴：腕痛穴。

［注意事项］

一、保持心理平衡，忌精神刺激，情志不调。

二、忌辛辣刺激食物。

三、忌肥甘厚味之品。

四、可配合平衡膳食疗法。常食水果，尤以桔、橙、柑更佳，因含维生素 C。西红柿，每日 1 只，或多食绿色蔬菜，以供应充足的维生素 C。

[典型病例]

冒某，女，56 岁，退休教师，1991 年 6 月 9 日初诊。

主诉：双眼视物模糊 2 个月，进行性加重。经北京某医院专科检查，诊断为老年性白内障。取穴明目穴、腕痛穴，每周 3 次，连续治疗 2 个疗程，临床症状消失，复查晶状体水分吸收，皮质正常，眼底正常，临床治愈。

[按　　语]

老年性白内障早期症状（初发期、膨胀期）均可采用平衡针灸治疗，有较好疗效。能够改善临床症状，提高视力。但对后期（成熟期、过渡期）效果不甚理想。应采用白内障针拔术，但技术要求高，需在专科医院进行。特别对老年性核性白内障最为适宜，而外伤性、继发性、先天性、代谢障碍性白内障一般采用综合疗法，单纯靠针灸根治有一定困难。

第十一节　青光眼

青光眼是由眼压（眼压正常值为 10 ~ 21mmHg、1.33 ~ 3.2Kpa）升高而引起的视乳头凹陷，视野缺损，视力损害，甚至导致失明的眼病。多发生于中老年人，临床分为原发性、继发性和先天性三种。原发性青光眼分充血性青光眼和非充血性青光眼两种。继发性青光眼由其他眼病继发而来，多见于角膜前黏性白瘢、虹膜腱状体炎、撞击伤目等。先天性青光眼主要为先天性房角发育不良。前者有急性和慢性之分，后者又称慢性单纯性青光眼。本病属于中医学的"绿风内障""青风内障"的范畴。

[诊断要点]

一、轻者可无自觉症状或仅有一过性视物不清，头眼胀痛，休息后缓解。

二、因精神刺激、疲劳、昏暗处视物等诱发头痛、眼痛、视物不清、虹视等。急性发作者突然剧烈头痛、眼痛、视力下降，伴同侧鼻根酸痛、恶心呕吐等。

三、眼压高于 22mmHg（3Kpa），急性发作时眼压可达 80mmHg（11Kpa）。

四、诱发试验可早期诊断：眼压描记可帮助诊断，前房角检查可明确诊断。

五、中医分型为肝胆火炽型、心火内动型、肝郁气滞型、阴虚阳亢型、肝肾不足型五种。

［疗效标准］

一、治愈：临床症状消失，功能恢复正常。

二、好转：临床症状减轻，功能明显改善。

［平衡穴位］

一、主穴：明目穴。

二、辅穴：头痛穴，胸痛穴，腕痛穴。慢性期加升提穴。

［注意事项］

一、忌辛辣之品，如辣椒、葱、姜、蒜等。

二、忌过食肥甘之品。

三、忌暴饮暴食。

四、限制饮水量，每昼夜 2000mL 为宜。

五、忌用眼、用脑过度，平时限制看电视、电影，避免久居暗室，以免加重病情。

六、忌精神紧张。

七、药物禁忌：颠茄、阿托品等瞳孔散大药物及阿司匹林、去痛片忌用。

八、可配合平衡膳食疗法。车前草 10g、大枣 7 枚，煎服。或赤小豆30g，金针菜 30g，水煮煎服。

［典型病例］

李某，男，54 岁，高级工程师，1991 年 5 月 17 日就诊。

主诉：患者头痛眼痛、视力下降 2 个月，伴便秘，视力右眼 0.6，左眼 0.5，眼压 65mmHg。取穴明目穴、头痛穴，1 次治疗后眼痛、头痛消失，经连续治疗 2 个疗程，视力恢复至右眼 1.0，左眼 1.2，眼压 32mmHg。

[按　语]

青光眼是眼科疑难病之一，平衡针灸疗法对单纯性青光眼有较好疗效。对急性期及目痛头痛、恶心呕吐等症状针刺见效较快，其他病情较重者，则应采取综合治疗。

第十二节　眼睑下垂

上睑下垂是眼肌功能不全或丧失而出现的一种眼睑病变。

[诊断要点]

一、单目或双目当自然睁开平视时，上睑遮盖角膜上缘超过了 3mm，个别严重者遮盖部分或全部瞳孔。

二、单侧者额部皮肤常有明显的横皱纹，眉毛高竖。双侧者常需抬头视物。

三、紧张眉弓抑制额肌，测量提上睑肌力量，上下注视时，眼睑动度低于 4mm 表示差、5～7mm 为中等、8mm 以上为佳。

四、本病可分为先天性、后天性、癔症性三种类型。

五、中医分型为外风中络型和脾气虚弱型两种。

[疗效标准]

一、治愈：临床症状消失，功能恢复正常。

二、好转：临床症状减轻，功能明显改善。

[平衡穴位]

一、主穴：明目穴。

二、辅穴：头痛穴，偏瘫穴。

[注意事项]

一、忌食发物。

二、减少冷水刺激。

三、保持心理平衡，减少精神刺激。

［**典型病例**］

周某，男，36 岁，农民，1991 年 6 月 7 日就诊。

主诉：右侧眼睑下垂 1 个月，经当地医院对症治疗效果不佳。取穴明目穴、头痛穴、偏瘫穴，治疗 1 次后，症状明显好转，治疗 6 次，症状消失，临床治愈，随访半年未见复发。

第十三节　麦粒肿

麦粒肿又称睑腺炎，为细菌侵入眼睑内的腺体而形成的急性化脓性炎症，内睑腺炎主要感染睑板腺所致，外睑腺炎主要感染眼睑皮脂腺、毛囊所致，本病属于中医学的"针眼"范畴。

［**诊断要点**］

一、外睑腺炎初期眼睑疼痛或沉重，眼睑红肿，压痛明显，皮下可能有硬结，3～7 天后软化可有脓头，呈黄白色，溃破后红肿。

二、内睑腺炎睑皮肤红肿不甚，睑结膜局限性充血隆起，其中心有黄白色脓点，可自行溃破或逐渐吸收。

三、中医根据临床实际分为三型：外感风热型、热毒上攻型、脾胃积热型。

［**疗效标准**］

一、治愈：临床症状消失，功能恢复正常。

二、好转：临床症状减轻，功能明显改善。

［**平衡穴位**］

一、主穴：痤疮穴。

二、辅穴：明目穴。

［**注意事项**］

一、忌食辛辣食物及厚味之品。

二、忌精神紧张，保持心理平衡。

三、忌患部进行不适当挤压，如出现全身感染症状应积极配合中西医结合治疗。

[典型病例]

赵某，男，18岁，战士，1991年6月18日就诊。

主诉：左目疼痛、红肿3天，眼科检查诊断为麦粒肿。取穴痊疮穴、明目穴，隔日1次，经3次治疗，症状完全消失。

第十四节　牙痛

牙痛是口腔疾患中常见的临床症状，无论是牙齿本身的疾病或牙周组织以及颌骨的某些疾病，甚至神经疾患等都可表现为牙痛。

[诊断要点]

一、引起牙痛的原因很多，必须询问有无牙髓病、冠周炎、龋齿，阻生牙以及牙齿损伤等病史。

二、区别疼痛的性质

（1）牙周炎：急性临床表现为牙龈红肿热痛或有脓血性分泌物，伴有口酸口臭。慢性常有牙齿松动、移位、牙间隙增宽、牙周萎缩、牙骨质露出、牙冠变长、牙周炎症不明显；兼有头晕、目眩、腰酸等。

（2）牙髓炎：牙痛较剧，酸甜冷热均可引起，甚至见阵发性、自发性剧痛，夜间痛甚，疼痛不能定位。

（3）龋齿：牙釉表面粗糙或部分剥落，失去光泽，继而龋齿进入牙本质，形成龋洞，遇冷热酸甜刺激疼痛加剧。

三、客观检查有无器质性病理改变。

四、须与三叉神经痛区别。

五、中医分型为风热牙痛型、胃火牙痛型、虚火上炎型三种。

[疗效标准]

一、治愈：疼痛与临床症状消失。

二、好转：疼痛减轻，症状改善。

[平衡穴位]

一、主穴：牙痛穴。

二、辅穴：头痛穴。

[**注意事项**]

一、忌冷热、酸甜食物的刺激。

二、禁食辛辣、酒、鱼、肉等高热量饮食。

三、配合治疗原发病。

四、可配合用花椒一粒，放龋齿上用力咬住，即可止痛。

[**典型病例**]

例1：冒某，男，42岁，副总经理，1994年2月15日就诊。

主诉：左侧牙痛24小时，呈自发性阵发性加剧，夜间更甚。经口腔科诊断为牙髓炎。取穴牙痛穴、头痛穴，1次治疗即愈。

例2：失某，女，38岁，工人，1993年8月11日就诊，

主诉：左侧牙痛3天，时轻时重伴有头晕、目眩、腰酸等症状。经口腔科会诊，诊断为牙周炎。取穴牙痛穴、升提穴，1次治疗疼痛缓解，连续治疗6次，临床治愈。